国医大师

石学敏学术思想传承录

主审　石学敏
主编　张春红

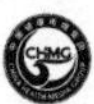

中国健康传媒集团
中国医药科技出版社

内容提要

本书主要从学术思想、临床研究、典型案例、实验研究四个方面收集整理了石学敏院士的学生及弟子发表的学术论文，以期从不同侧面、不同角度对石学敏院士“醒脑开窍”等思想的发展历程以及最新研究加以总结诠释。供广大针灸爱好者阅读、参考。仅此献给国医大师石学敏院士行医五十五周年及八十岁寿辰。

图书在版编目(CIP)数

国医大师石学敏学术思想传承录 / 张春红主编. —北京：中国医药科技出版社，2017.5

ISBN 978-7-5067-9313-1

Ⅰ.①国… Ⅱ.①张… Ⅲ.①针灸疗法–临床应用–经验–中国–现代 Ⅳ.①R246

中国版本图书馆CIP数据核字（2017）第102070号

美术编辑 陈君杞

版式设计 友全图文

出版 **中国健康传媒集团** | 中国医药科技出版社

地址 北京市海淀区文慧园北路甲22号

邮编 100082

电话 发行：010-62227427 邮购：010-62236938

网址 www.cmstp.com

规格 710×1000mm 1/16

印张 22 1/4

字数 348千字

版次 2017年5月第1版

印次 2018年11月第2次印刷

印刷 北京市密东印刷有限公司

经销 全国各地新华书店

书号 ISBN 978-7-5067-9313-1

定价 45.00元

编　委　会

前言

石学敏院士是享誉中外的针灸学专家、国医大师，现代针灸的奠基人。

半个多世纪以来，石学敏院士带领其针灸团队，艰苦奋斗，勇于创新，在医疗、教学、科研等方面处于国内领先水平。已成为国家教育部、国家中医药管理局重点学科，国家临床重点专科，国家中医药管理局重点专科，国家中医（中风病）临床研究基地，拥有一支学术水平高、技术精湛、学缘结构合理、富有创新精神的队伍，荣获国家教育部“脑病创新团队”称号。

石院士创立“醒脑开窍”针刺法，开发研制了国药准字新药“丹芪偏瘫胶囊”，率先建立了以针药结合为特色的“石氏中风单元疗法”，开辟了中风病治疗新途径，提高了中风病的治愈率，降低了致残率、致死率，列入国家科技惠民计划推广项目。提出的“针刺手法量学”理论，使传统针刺手法向规范化、量化发展，推动了中医现代化进程。该技术建立了60家针灸临床研究分中心、18个院士工作站，形成了辐射全国的临床科研协作网络。

他先后获得国家、省部级科技进步奖57项、专利4项，出版了《石学敏针灸学》《当代针灸治疗学》等44部专著。《实用针灸学》《当代中国针灸临证精要》《汉英中医辞典·针灸卷》等著作展示了其学术研究的广博。《石学敏针刺手法系列》被译成英、法、日、韩、西班牙语等五国语言在世界各国发行。荣获国家教委颁发的高等教育国家级一等奖，香港“何梁何利基金科学与技术进步奖”及“求是科技基金会杰出科技成就奖”,2016年获“中医针灸传承贡献奖”。

他致力于针灸学术交流，积极推动针灸走向世界，先后赴世界100余个国家及地区讲学与诊疗，在许多国家和地区掀起了中医针灸热，并就针灸临床与机制研究，开展与德国、法国、日本、新加坡等国的国际合作，为中医针灸走向世界做出突出贡献，被誉为“针灸外交家”。

值庆祝石学敏院士行医55周年及八十寿辰之际，我们收集整理了其学生和弟子发表的体现导师学术思想、临床研究的论文，以理论指导实践、实践诠释理论为原则，深度挖掘“醒脑开窍”等思想的理论渊源、分层条析“醒脑开窍”等思想的临床运用以及实验室研究，从文献到临床、从试验到实验，多层次、多角度，汇辑本书以示庆贺。由于时间仓促，仅收集了部分发表论文，不免有纰漏及笔误，望原作者及读者谅解。

编　者

2017年4月30日

目 录

学术理论篇

临床研究篇

典型病例篇

实验研究篇

学术理论篇

针灸临床适应病症与未来展望

石学敏

针灸是在中国特定的自然与社会环境中生长起来的科学文化知识，蕴含着中华民族特有的精神、思维和文化精华，涵纳着大量的实践观察、知识体系和技术技艺，凝聚着中华民族强大的生命力与创造力，是中华民族智慧的结晶，也是全人类文明的瑰宝。2006 年 5 月 20 日，针灸经国务院批准列入第一批国家级非物质文化遗产名录。2010 年联合国教科文组织保护非物质文化遗产政府委员会第五次会议审议通过中国申报项目“中医针灸”，将其列入“人类非物质文化遗产代表作名录”，这是对中国中医学文化的认可。继 1972 年针灸治疗在内达华州和加利福尼亚州合法化后，美国各州立法承认针灸，及世界其他 160 余个国家和地区均已开展了针灸医疗。目前，国外从事针灸的医务人员多达 30 万人。近年来，西方发达国家深受医源性疾病和不断上涨的医药费用负担所困扰，对替代医学的关注程度日益提高，针灸医学也越来越受到国际主流医学界的重视。

随着国际“针灸热”的持续升温，国内针灸现状更加值得关注。国内针灸学科的发展状况，从整体看，针灸学科的队伍得到了扩大，针灸疗法同现代技术相结合的应用及针灸治疗病种的拓展，取得很大程度上的创新和发展。但是目前国内针灸学的发展现状并不乐观，各地发展不均衡，其主要表现在针灸医疗基地和治疗病种上，部分呈现萎缩状态，教学体系难以适应临床需要，人才外流，临床科研缺乏规范化、标准化，更缺乏循证医学依据，及研究思路不清晰等。在有些地区针灸科被看作附属科室，有的中医院甚至无针灸病房，无法形成学科的规模和环境。据调查，目前在三级甲等中医医院里，针灸科病床大多在 20~80 张，而且病床使用率极低，在一个三级甲等医疗单位，针灸如果要作为学科来发展，针灸病床起码应在 55~150 张。有些过去曾经在全国针灸学科处于优势的医院已出现严重的滑坡。这不能不使我们认真地思考针灸学科的前景。如果不迅速改变这种情况，后果将不堪设想。那么了解和把握针灸医学在国内外的发展状况以及今后的发展趋势，对针灸的发展有十分重要的意义。

（一）全国各地针灸学科发展不均衡

1. 各地针灸科病床数量参差不齐

天津中医药大学第一附属医院针灸学科是医院最大的医疗特色和品牌科室，2008 年被国家发改委及国家中医药管理局确定为国家中医临床研究中风病基地，被海内外誉为“天津针”，以“醒脑开窍”法、针刺手法量学及刺络疗法等一系列成果的研究和临床应用作为主要特色。针灸科拥有 600 张住院病床，28 间门诊诊室，日门诊最高达 2000 人次，病床使用率超过 100%。

天津 3 个三级甲等中医院针灸病床总数 848 张，日门诊总量约 3000 人次；安徽中医药大学（原安徽中医学院）附属针灸医院（第二附属医院）实际开放床位数 350 张；广东省第二中医医院针灸科设床位 260 张；广州省中医院针灸科开放床位 150 张；浙江中医药大学第三附属医院设有中医病床 120 张；黑龙江省中医研究院针灸科设床位 200 张；徐州市中医院针灸脑病科设有床位 180 张；陕西中医医院设有针灸病床实际开放 180 张；长春中医药大学附属医院针灸科床位数 60 张，脑病科床位数 180 张；无锡市中医院设有针灸床位 60 余张，更多医院没有针灸病床。

2. 门诊量亦具有一定的地域性差异

有学者对全国针灸临床现状初步调查与研究显示，广东、福建等地各医院门诊量，无论是省级医院还是县级医院，无论是综合医院还是中医医院，年门诊量都很高。

（二）针灸疗法的多样化

针灸疗法在中医学理论基础上，结合西医学理论及西医学技术，不断产生新思想、新方法和新技术，使得针灸疗法呈现出多样化，如平衡针灸学疗法、头皮针疗法、三才进针法疗法、靳三针疗法、贺氏针灸三通法、项针疗法、热敏灸疗法、舌针、眼针、腹针等临床应用较为广泛，均有良好的临床疗效。针灸替代疗法亦初具规模，如针刀疗法、穴位注射疗法、埋线疗法、贴敷疗法、激光疗法、新型电针疗法、磁疗方法以及蜂针疗法等。以上替代疗法均通过针具改进或利用电、声、光、热、磁等现代技术，结合传统针灸的基础理论和临床经验，研究出新的治疗方法和针灸仪器，从而扩大针灸治病的范围，提高了针灸疗效。其中，针刀疗法是由朱汉章教授创立的、以小针刀为主要治疗手段的一门新学科，是一种不开刀的闭合性微创手术疗法，对慢性软组织损伤和部分骨关节损伤后遗留的组织粘连有独特的疗效，对消化系统和循环系统也有明显效果。热敏灸，因不用针、不接触人体、无伤害、无痛苦、无不良反应，对生殖系统疾病、风湿、类风湿、面瘫等病变有较好的临床疗效，提高了临床灸疗效果。

（三）基于临床疗效的针灸病种研究

针灸病种的研究是一项系统工程，前期文献研究表明，针灸治疗病症范围非常广泛，有学者对新中国成立以来 76 种中医期刊的 56267 条信息进行整理、归纳和分析，结果新中国成立以来针灸临床所涉及的病症数达 972 种，也有的总结为 16 个系统的 461 种病症。

我们都在关注和研究针灸的适宜病种和所谓的疾病谱，但迄今仍没有大量的临床研究和实验数据证实针灸的最佳适宜病种（现今的结果多用文献整理或问卷方式获得）。在目前医疗行业专业化程度越来越高的情况下，我们必须从临床观察、实验研究等多个方面来解决这个问题，真正找到应该首先属于我们针灸治疗的病症，花大力气进行舆论和宣传针灸的疗效及其优势。

我们团队经过 40 余年的大样本临床研究及 30 余项应用基础研究，得出以下结论：可以把针灸适宜病种划分为针灸独立治疗、针灸为主治疗以及针灸辅助治疗 3 类病种。需要指出的是，随着疾病的发展，针灸起到的作用也不一样。比如针灸治疗脑血管病效果很好，但是脑梗死急性期、出血量 30ml 以下的脑出血急性期，针灸介入越早越好；出血量 30ml 以上的脑出血需脑外处理，当病情稳定后尽早针灸治疗。再如轻型贝尔面瘫，单纯针灸就可痊愈，但中重度面瘫急性期应予 3~5 天综合治疗，以后完全针灸治疗。急性感染性多发性神经根炎急性期、脊髓炎侵犯中枢呼吸者应同时配合激素。不同疾病的病理性质不同，针灸治疗的效能不同；就是同一个疾病也有分期的不同，分型的不同，严重程度的不同。动态的理念和发展的视角是真正理解针灸治病的重要方面。

1. 神经系统疾病

主要分为中枢神经系统和周围神经系统疾病两大部分。现代研究证实经络、腧穴以及针刺效应与神经系统有密切的关系，在针刺作用和机制中神经系统是主要实现途径之一，针刺的调节作用离不开神经系统的参与，这也奠定了针灸治疗神经系统疾病的优越性。研究表明，针刺可改善脑细胞的代谢，减轻脑细胞损伤；可协调周围神经功能，促进周围神经的再生；可调节神经 - 血管反射，改善循环；调节神经 - 内分泌功能以及神经 - 内分泌 - 免疫网络等。因此，神经系统是针灸发挥各种调节功能产生治疗作用的基础。

“醒脑开窍”针法是针对中风病的基本病机，即瘀血、肝风、痰浊等病理因素，蒙蔽脑窍导致“窍闭神匿，神不导气”而提出的治疗法则和针刺方法，在选穴上以阴经和督脉穴为主，并强调针刺手法量学规范，是一种规范、科学的针刺方法。通过大量的实验研究和临床验证，“醒脑开窍”针刺法的疗效关键在于其严格的针灸处方、配穴、针刺量学手法以及其多层次、多靶点的作用途径，使这一学术思想成为目前指导临床治疗脑中风最为普遍的理论。

“窍闭神匿，神不导气”不仅仅是中风病的病机，更是多种疾病的最终病机，因此应用该针法，不仅对中风及中风后出现的一系列并发症有明显疗效，而且对临床神志、精神疾患、厥闭脱证、顽固疼痛、现代脑病及各种疑难杂症多有良效，在中国针灸治疗学中独具特色。

本系统中，脑卒中、短暂性脑缺血发作、小儿脑瘫、中重度贝尔面瘫、偏头痛、三叉神经痛、血管性头痛、枕神经痛、臂丛神经痛、眶上神经痛、坐骨神经痛、原发性肋间神经痛、臀上皮神经炎、股外侧皮神经炎，桡神经、尺神经、正中神经麻痹（外伤性）及感染性多发性神经根炎、外伤性不全瘫等疾病可以单独采用针灸治疗。癫痫、震颤麻痹、一氧化碳中毒等可以采取针灸疗法为主、其他疗法为辅的治疗方案。

2. 肌肉骨骼系统和结缔组织疾病

以疼痛为主要特征的肌肉骨骼系统和结缔组织疾病是针灸治疗病症最多的系统，针灸治疗作用突出体现在活血通络、调神止痛等方面。现代研究证实，针灸具有缓解肌肉痉挛、协调肌肉运动、促进血液循环、促进炎性物质吸收和代谢产物的清除、调节机体免疫功能以及良好的镇痛作用。

在本系统中，颞下颌关节功能紊乱综合征、颈椎病、肩关节周围炎、腰椎间盘突出症、第 3 腰椎横突综合征、膝关节骨性关节炎、肱骨内上髁炎、肱骨外上髁炎、梨状肌损伤、胫前肌综合征、腱鞘炎、腱鞘囊肿、下颌关节炎、类风湿关节炎、肌肉劳损、单纯性腓肠肌痉挛、落枕、肌腱炎、肌筋膜炎、急性滑膜炎、肋软骨炎、强直性脊柱炎早期、骨质增生症、增生性脊柱炎、肌性斜颈、痉挛性斜颈、创伤性关节炎、慢性滑囊炎等病症是可以单用针灸治疗的。

继发性骨质疏松症、膝关节骨性关节炎晚期、类风湿关节炎晚期、强直性脊柱炎晚期、椎管狭窄、髌骨软化症Ⅲ期、股骨头坏死、髋关节骨性关节炎晚期等病症针灸可作为不可或缺的治疗手段之一。

3. 消化系统疾病

针灸对消化系统有良好的调节作用，针刺可通过协调自主神经功能，对胃的运动、胃液的分泌具有明显的调整作用，故可治疗多种胃部疾病。针刺具有促使胃肠运动功能正常化的作用，即可使胃肠运动功能低下者增强，功能亢进者减缓。针刺还可促进消化腺分泌消化液，促进食物的消化和吸收。针灸可拮抗平滑肌痉挛，缓解消化系统出现的疼痛症状。

本系统中，膈肌痉挛、功能性便秘、单纯性肠胀气、术后胃肠功能紊乱、功能性消化不良、单纯性胃肠痉挛、泥沙型胆石症、胃下垂、慢性非特异性溃疡性结肠炎、单纯性小儿厌食症、原发性胃轻瘫综合征、单纯性阑尾炎等均可单独采用针灸疗法治疗。而急性胃肠炎、慢性浅表性胃炎、急慢性胆囊炎、机械性肠梗阻（不完全性）、消化性溃疡、痢疾等应采取针灸疗法为主、其他疗法为辅的治疗方案。

4. 精神和行为障碍疾病

在本系统中，短暂性抽动障碍、轻中度失眠、神经衰弱、神经性呕吐、非器质性性功能障碍、癔病、轻中度抑郁症、痴呆症、肠易激综合征、多动障碍、戒断综合征、焦虑症、慢性疲劳综合征、强迫症均可单独采用针灸疗法。而儿童孤独症、精神分裂症、精神发育迟滞应采取针灸疗法为主、其他疗法为辅的治疗方案。

5. 循环系统疾病

在本系统中，轻度雷诺病、原发性红斑性肢痛症、多发性大动脉炎（无脉证）、原发性高血压、脑动脉硬化症等可单独采用针灸疗法。单纯性下肢静脉曲张、血栓闭塞性脉管炎、慢性冠状动脉硬化性心脏病、心肌缺血、休克等，应联合针灸治疗。

6. 呼吸系统疾病

本系统中，急性扁桃体炎、急性单纯性喉炎、声带麻痹、急性咽炎、单纯性鼻炎、普通感冒、支气管哮喘发作等可单独采用针灸疗法。慢性单纯性咽炎、慢性支气管炎缓解期、支气管哮喘非急性发作期等，应采取针灸疗法为主、其他疗法为辅的治疗方案。

7. 泌尿生殖系统疾病

在本系统中，动力性梗阻所致尿潴留、尿道综合征、前列腺炎、前列腺肥大、阳痿、遗精、小儿遗尿、尿失禁、不孕症（功能性）、不育症、经行乳房疼痛、乳腺增生、痛经、月经不调、围绝经期综合征、产后抑郁、胎位不正、产后乳汁分泌不足、慢性附件炎、无卵月经、输卵管粘连、功能性子宫出血、子宫脱垂、分娩痛等可单独采用针灸疗法。

机械性梗阻所致尿潴留、泌尿系感染、慢性盆腔炎、妊娠恶阻、产后子宫复旧不全、产后出血、胎盘滞留应以其他疗法为主，联合针灸治疗。

8. 眼科疾病

睑腺炎、急性结膜炎、假性近视、麻痹性斜视、视疲劳综合征、弱视、视神经炎、结膜干燥症、眼睑下垂、视神经萎缩、视网膜动脉闭塞等，可单独采用针灸疗法。老年性白内障初期、中心性浆液性视网膜脉络膜炎等，应采取针灸疗法为主、其他疗法为辅的治疗方案。

9. 耳和乳突疾病

功能性耳鸣、神经性耳聋、梅尼埃病可独立应用针灸疗法。聋哑、器质性耳鸣、中耳炎应联合针灸治疗。

10. 皮肤及传染病系统疾病

斑秃、皮肤瘙痒、急性淋巴管炎（浅表性）、急性荨麻疹、急性湿疹、寻常痤疮、颈部毛囊炎、丹毒、带状疱疹、风疹（不伴有并发症）、流行性腮腺炎（轻症不伴有并发症）、脊髓灰质炎后遗症、脑炎后遗症等可独立应用针灸疗法。

黄褐斑、雀斑、神经性皮炎等应采取针灸疗法为主、其他疗法为辅的治疗方案。

白癜风、银屑病、糖尿病足、慢性乙型肝炎等应以其他疗法为主，联合针灸治疗。

其他：如多发性硬化早期、运动神经元疾病早期（肌萎缩侧索硬化症、进行性脊肌萎缩症、原发性侧索硬化和进行性延髓麻痹）、烟雾病早期、运动障碍系统疾病（Meige 综合征、帕金森病、舞蹈病等）、损伤或外科手术后遗症、癌症放化疗后不良反应等列为针灸治疗主要病种。

近年基于临床的“863”“973”计划，对若干疾病的针法和灸法进行了应用基础研究，揭示了部分针刺理论，取得了一些成果。

病例 1：患者，女，73 岁，美籍华人。2000 年因患扁桃腺癌在美国采用伽马刀和化疗治疗，2004 年肿瘤转移至鼻后方并靠近脑部，继续予伽马刀治疗。经伽马刀等放射线治疗后，唾液腺严重受损，并成为不可逆性损伤。2010 年 3 月来院就诊时，唇干、口干、咽干，张口不全，焦虑不安，呛咳，吞咽困难，语言不清，睡眠倒错，平衡差，小便频数、夜尿多；舌质干红、少苔，舌痿，伸舌右偏，脉弦细数。西医诊断为放射性口干症（radiation-inducedxerostomia）。针刺 3 天后，即见患者语言较前清楚，吞咽困难较前改善。针刺 1 周后，患者睡眠好转，小便能自控，诸症均见缓解。针刺 40 次后患者唇、舌、咽湿润，有唾液分泌，吞咽正常，呛咳频率明显减少，讲话清晰，睡眠倒置现象消失，血压控制平稳，行走自如。治疗 3 个月后返美。年底来信附有 1 份动态血压及心率监测报告单，报告显示：在未服用任何降压药的前提下，患高血压病近40年的她，血压平稳且平均血压保持正常。MAYOCLINIC医院体检结果显示："肿瘤消失，恢复良好，总体情况良好"。目前，放射性口干症患者仅依赖人工唾液和抗菌液冲洗法。针灸治疗除增加唾液分泌外，还可改善味觉、减少唾液黏稠度、改善睡眠及减少疲劳等，针刺治疗口干症是目前有效的治疗方法。

病例2：2008年9月，39岁的美国患者米歇尔（Michelle）住进了天津中医药大学第一附属医院针灸特需病房。她身患淋巴癌，同时又患有不孕症，虽然经过了3次人工受精，也没能实现自己的愿望。在美国，请了许多西医著名专家治疗过，由于大量使用激素，她的子宫出现了萎缩，相当于60岁以上老年妇女的状况。她的病被宣布为不治之症，甚至有个著名专家对米歇尔和她的丈夫说，米歇尔患的不孕症是不可能治好的。米歇尔住院后，我为她制定了"益气扶正、调神解瘀"的整体治疗方案，亲自为米歇尔扎针治疗，并辅以中药康莱克输液和中药汤剂治疗。米歇尔的病情得到了控制，精神和身体状况有了明显的好转，肥胖的身体也明显减重。2009年10月，我到美国加利福尼亚州和亚利桑那州访问讲学期间，大腹便便的米歇尔热情地打招呼，才知道米歇尔已经怀孕7个多月了，经过检查，她的体内已经查不到癌细胞了，淋巴癌已经得到有效控制。那年的12月5日，米歇尔在美国生下了胖胖的儿子。这件事在当地引起了轰动，中国银针治好了不治之症，曾经为米歇尔治疗过的著名西医专家目瞪口呆、称赞不已，后来许多美国科研机构纷纷与我院联系，探求针灸治疗这些不治之症的奥秘。

病例3：患者，女，54岁，于2009年11月25日就诊。主诉：眼肌痉挛2年余。病史：2007年3月无明显诱因出现双眼干涩，在当地眼科医院就诊，主要给予人工泪液和太阳穴注射复方樟柳碱，无效。2007年8月出现眼肌痉挛。在多家医院均诊断为干眼症，以人工泪液治疗为主，效果不明显。2009年5月，在北京某医院诊断为Meige综合征，给予氯硝西泮和妙纳治疗，效果不明显。后又辗转多家医院就诊，眼肌痉挛症状无改善。刻诊：患者双上眼睑下垂，目闭难睁，频繁地挤眉眨眼、噘嘴、吐舌，寐可；舌淡红、苔白腻，脉弦滑。患者自诉不能单独过马路，眼睛睁不开，需用手帮忙。查体：各项神经系统检查无异常，精神疲惫。治疗以醒神开窍为主，配合针刺八脉交会穴及眼睛局部穴位。治疗2天后即感觉比治疗前轻松很多，以后眼肌痉挛频率逐日下降，睁眼时间延长，治疗8次后，患者独自前来就诊，已能独自过马路，一个疗程后基本恢复正常。

（四）针灸诊疗技术推广

近年来，国家中医药管理局高度重视中医临床诊疗技术，特别是面向农村和社区基层适宜技术的整理、研究和推广，40余项安全、有效、规范的针灸适宜技术已覆盖到全国各省、市、区，真正实现了群众得实惠、基层针灸学有技术、中医院有效益的多赢局面。

（五）针灸学科发展建议

1. 加强应用研究和应用基础研究的人才培养

针灸的生命力在于临床疗效，针灸学的研究应以应用研究为先，努力提高临床疗效，阐明针灸作用机制，推动针灸学科发展。所以培养既有深厚的理论基础、又具备临床应用和基础研究能力的人才是针灸学发展的关键所在。

2. 建立国家级应用研究及应用基础研究示范基地

学科发展、人才培养离不开高水平实战性的基地建设，建立国家级应用研究及应用基础研究示范基地，组织、协调多个大型医院、中医药高等院校、研究机构多学科交叉合作攻关，运用现代科学手段，对中医针灸学包括腧穴学、不同腧穴的作用特性、腧穴间的配伍及针灸治病机制等进行全方位的研究探索，经过努力，必将最终揭示出针灸的治病原理，推动中医针灸理论走向世界，促进现代生命科学的发展。

中医针灸临床是主战场，基础研究则是第二战场，按照现代科学的发展规律，基础科学方面的突破可以引起整个科学的革命性变化。在世界“针灸热”的浪潮中，我们一定要抓紧时机，建立起一支理论水平高、实践能力强的针灸医学专家队伍，致力于针灸的理论、临床和基础科学研究，揭示针灸奥秘，让针灸医学在中国和世界人民的卫生保健事业中发挥更大、更好的作用。

［中国针灸，2011，31（11）：961-964.］

石学敏院士学术思想探源

卞金玲　张春红

石学敏院士，1938年6月生于天津，著名针灸学专家、中国工程院院士。石学敏院士从医40余年来，始终如一地坚持学习、继承、发展、弘扬以针灸为主的中国中医学，坚持“中西结合，融西贯中”，“针药并用，形神兼备”，不仅创立了目前治疗中风有效的“醒脑开窍”针刺疗法；而且他的多项针灸、中西医结合科研成果取得了举世瞩目的成绩，他主持研究的重大科研课题及成果达30多项，出版学术专著17部，发表专业论著30余篇。石学敏院士被中国工程院院长、著名科学家朱光亚誉为“鬼手神针”。

石学敏院士为中华民族针灸医学的发扬光大，为中国针灸走向世界做出了突出的贡献。下面就石学敏院士的主要学术思想总结如下。

（一）重经络辨证赋经旨以新意——破译“是动”“所生病”内涵

石学敏院士非常重视中医基本理论的学习和研究，尤其尊崇《内经》，他认为《内经》是中国中医学理论与实践的渊源，学好中医，精通针灸，必先通《内经》。几十年来，他不遗余力地研究《内经》，崇古而不泥古，借古而不守古，不断充实完善自己的学术观点，且用于指导临床实践，对中国中医学进行发扬光大，《灵枢·经脉》篇在详述十二经循行的基础上，以“是动”“所生”为体例，有规律地反映了每一经脉由于病理变化所产生若干病候，这一独有的病候体系，以其与经络循环息息相关，真实再现发病证候，指导临床确有卓效三大特点而一直作为针灸学科的奠基理论著称于中外医学界之林，然而由于其年代久远，文意古奥，故自《内经》成书以后，两千余载，虽然历代医家从不同的师承传授和各自的医疗实践出发对十二经候进行多方面的疏注校释，但多“以字解字”，使学习者很难领会其实质。石学敏院士认为，在针灸已成为世界医学一个组成部分的今天，作为针灸发源地的中国的针灸工作者，应该对十二经候有一个确切完整的概念，还《灵枢》经旨以本来面目，赋历代认识以新的内容。

他针对《灵枢·经脉》篇“是动病”和“所生病”深入研究，反复探讨，结合大量临床研究，摆脱了诸家之争论，从更高的层次指出：“是动”“所生病”是一个广义的概念，是对十二经脉及其相联属脏腑由生理转变为病理所产生的各种症状、体征、转变和转归的综合性记述，应包括病因、病位、发病缓急、病程长短、标本、虚实、转归、预后。石学敏院士认为，“是动病”多为实证，多为急性病。如手太阴肺经，“是动则病肺胀满，膨膨而喘咳，缺盆中痛，甚则交两手而瞀，此为臂厥”。这是一组正盛邪实之证，由肺气壅闭而至胸部满闷，咳声洪亮，频繁的剧烈咳喘，至缺盆部疼痛，如病情进一步发展，肺气不宣，精气不得上达于脑，可出现眼目昏花，视物不清，甚则昏厥的“瞀”的症侯群，肺气闭塞，不得朝百脉可出现上肢手臂厥冷，肤色变紫，无脉，手腕下垂。以上诸症，病因为外邪侵袭，病位在外在表，正气未虚，属阳热实证，发病急，病程短，如果能得到及时正确的治疗，一般预后是好的；是动病中也有急性发作的虚证，如足少阴肾经，“是动则病饥不欲食，而如漆柴，咳唾则有血，喝喝而喘，坐而欲起，目睆睆如无所见，心如悬若饥状，气不足则善恐，心惕惕如人将捕之，是为骨厥。”这一组病证多为肾气亏损所致，其与所生病的区别之点在于：本组证皆为虚衰危急之象，反应强烈。以上分析说明，是动病除足少阴肾经外，一般多为外邪引起的急性病证，其病位浅，多在表在气分，多为正盛邪实的实热之证，其症状表现多明显而强烈。“所生病”为病已发展为里证虚证，如手太阴肺经的“咳、上气、喘喝、烦心、胸满”描述了一组气短而喘促，声音沙哑，口干咽燥，饮水自救的症候群，是肺气虚以至肾气也虚，脏腑之真精已伤。这些病证多为慢性过程，脏腑已伤，故主要表现为本经之虚证；某些阳经的所生病为虚中挟实或外邪入里化热，但正气也同时受到了损伤。如手阳明大肠经的“目黄、口干、鼽衄、喉痹”是阳明之热证，但“目黄”“口干”已说明了津液的耗损；某些“所生病”仅表现为本经经络受阻，经气失调，阴阳不相平衡。

十二经脉的“是动”“所生”之间并非不相关的两个体系，而是按照一定规律相互传变一般“是动病”可因正气虚弱或邪气太盛，损及脏腑而转为“所生病”，其转归有二：一是病情加重，更损正气，如手太阴肺经是动病的“膨膨而喘咳”，为表实证，是疾病的早期，若损及肺、肾二气，则发展为所生病的“咳、上气、喘喝”，二是病情减轻，邪减正虚而变为慢性阶段，如脾经是动病有身体皆重”，是湿邪重着之实证，损及脾阳，则转变为所生病的“体不能动摇，食不下”，是脾虚的慢性阶段。

对“厥”证概念的认识，石学敏院士认为：对六经之“厥”的概念，应从文理和医理的结合去考虑，提出这六经之厥不是六经“是动病”诸证的归结性总论，而是“是动病”的病候之一，“是为”“此为”的“是”“此”二字如果做为指示代词，则其所指应是本经的经脉，而不是对本经经脉“是动病”中症候群的病名结论，以肺经为例，是动病表现为胸部胀满，咳声洪亮，由于频繁的咳嗽，至缺盆部疼痛，病情加重可出现视物昏花，甚至晕厥的“瞀”证，本经的是动病可出现手臂逆冷，肤色变紫，无脉，腕下垂的臂厥病，而决不能把肺部胀满，膨膨喘咳，缺盆中痛和瞀统称为“这就是臂厥病”。

“是动”“所生”病、“厥”证的概念澄清后，石学敏院士结合现代临床实践对每一条经脉的病症群进行剖析、划分，并与现代相关疾病进行了对照研究，对十二经脉的病候体系进行了破译和阐发，确定了治疗大法和针灸处方，用之指导临床。尤其对于各种厥证（无脉症、人动脉炎）、痹证（坐骨神经痛、臂丛神经痛）、面瘫等经脉、经筋病变效果显著，发展了经络学理论。

（二）发岐黄精微规针灸以方圆——立针刺手法量学

在临床治疗过程中，辨证准确，取穴合理和操作规范是取得临床疗效缺一不可的重要环节，古代医家对针刺手法虽有论述，但欠规范操作，医生难以掌握，石学敏院士认为，针灸学属自然科学范畴，应该有自己明确的、科学的量学观，在对古医籍深入研究的基础上，借助现代化科学手段，首创“针刺手法量学”理论，对针刺作用力方向、大小、施术时间、两次针刺间隔时间等针刺手法的 4 大要素进行了科学界定，改变了历代针刺忽视计量的状态，填补了针灸学历史上的一个空白，使针刺疗法更具有规范性、可重复性、可操作性。

捻转补泻手法“4 大要素”，即①作用力的方向是决定补和泻的重要因素之一，即捻转补泻手法第一定义，十二经脉以任督二脉为中心，两手拇指开始捻转时作用力切线的方向为标准，医生采用面向病人的体位，规定作用力的方向向心者为补，离心者为泻，即左侧捻转的方向为顺时针（相对病人而言），右侧捻转方向为逆时针为补，具体操作为捻转时加作用力，倒转时自然退回，一捻一转连续不断，至于捻转泻法与补法正相反，其作用力起始的方向左右两侧均为离心，即左侧为逆时针，右侧为顺时针，任督二脉腧穴则采用迎随补泻、呼吸补泻或平补平泻，这一临床研究，较之古代医家“迎夺右而泻凉，随济左而补暖”，及近代“大指向前为补，大指向后为泻”等论述更加具体化、规范化。②捻转补泻与作用力的大小有直接关系，即捻转补泻手法第二定义：捻转时，小幅度、高频率其限度为 1/2 转，其频率为每分钟 120 次以上为补；捻转时，大幅度、低频率，其限度为 1 转以上，频率在每分钟 50~60 次为泻。此观点的提出使古人“捻转幅度小，用力轻为补，捻转幅度大，用力重为泻”的论述，从宏观进入到有数据可循的量学范畴。③施行捻转补泻手法所持续时间的最佳参数是，每个穴位 1~3 分钟这一参数是经过对正经 361 穴，经外 50 余穴的逐一考察对比提出的。④两次施术间隔时间的最佳参数为3~6小时，针刺治疗后其持续作用时间因病而异，为找出针刺治疗有效作用的蓄积时间，经50余病种的逐一勘测，提出每个穴位在治疗不同病种中所持续时间的最佳参数，如针刺人迎穴治疗脑血管疾病，施术3分钟其脑血流图改变最为明显，施术后6小时其脑供血开始衰减，因此对此疾病应该6小时蓄积1次治疗。再如，针刺治疗哮喘施捻转补法3分钟后，肺内哮鸣音减少，病人症状缓解，最佳有效治疗作用持续3~4小时，此后继续针刺治疗才能达到有效的蓄积作用。

（三）以脑府立论辨病与辨证结合——创立“醒脑开窍”针刺法

1.“醒脑开窍”针法的理论基础

《内经》称中风为“大厥”“薄厥”，“血之于气并走于上，则为大厥”，对于中风的病因病机，历代医家认识及学说颇为不一，没有形成统一的认识。石学敏院士在继承古代各家之论的基础上，结合西医学，针对中风病的两大症状——神志障碍和肢体运动障碍，其主要原因是脑血管的闭塞不通，脑功能异常，亦即“元神之府”失用，脑窍闭塞则神无所依，肢无所用，明确提出中风病的根本病因病机为“窍闭神匿，神不导气”，确立了以醒脑开窍，滋补肝肾为主，疏通经络为辅的治疗大法，创立了“醒脑开窍”针刺法，并分“主方Ⅰ”和“主方Ⅱ”两种临床方法。“主方Ⅰ”取手厥阴心包经内关和督脉人中二穴，主要用于心神昏瞀，意识丧失及某些疾病的急性期，因患病初期，病人精神紧张，神不守舍，故应调整心神，以利疾病的治疗，如中风的脱证、闭证、惊悸、癔病、癫狂痫、中暑、中毒导致神志昏迷等，以内关、人中为主穴，注意了整体的神的调整，同时根据各种疾病的临床症状不同，进行临床辨证辅穴随证加减，这样就将整体观念与辨证论治有机地结合起来运用于临床。“主方Ⅱ”取督脉上星、印堂、百会、内关、三阴交诸穴，主要用于中风病的恢复期及非器质性的心悸、遗尿、阳痿、遗精等，三穴相配既可宁心安神，又减少了针刺人中穴的疼痛之苦。

2.“醒脑开窍”针法的处方特点

（1）开创了中风病因、病机及治则的第三阶段

中医治疗中风的第一阶段以唐宋以前的“外风”学说为主。《灵枢》认为中风的病因主要是真气不足而邪气独留。《金匮要略》亦认为是经络空虚，风邪乘虚入中。治则上以疏风祛邪，扶助正气为主。第二阶段以唐宋以后的“内风”学说为主，不论是刘河间的“心火暴甚”，或是李东垣的“正气自虚”，还是朱丹溪的“湿痰生热”最终都是引动了“内风”，正如清代叶天士总结的“精血衰耗，

水不涵木……肝阳偏亢，内风时起”。治则上以滋阴息风，补阴潜阳为主。石学敏院士经过长期临床观察，“主不明，则十二官危”，“血菀于上，使人薄厥”，“血之与气，并走于上”，“忽忽眩冒而颠疾”，剖析了中风病的病位在脑，病理机制是“窍闭神匿，神不导气”，《灵枢·本神》云：“凡刺之法，先必本于神”，醒脑开窍针刺法就是立足于“醒脑”“醒神”“调神”。从中医治疗中风历史发展来看，如果说“风”“痰”学说是第一、二阶段的主流，那么立足于“醒神”“调神”的醒脑开窍针刺法则开创了中医治疗中风的第三阶段。

（2）选穴配方上的创新

因《素问·痿论》有“治痿独取阳明”之说，故针灸治疗中风偏瘫历来以取阳经腧穴为主，这样就忽略了患者病变部位在脑，而脑为元神之府这一重要方面，没有从整体观的角度对中风病进行全面的分析研究，“醒脑开窍”针刺法大胆改变了多年的常规选择，取以开窍启闭，改善元神之府——大脑的生理功能为主的阴经腧穴，以内关、人中、三阴交为主穴，辅以极泉、尺泽、委中疏经通络，人中为督脉、手足阳明经之会，督脉起于胞中，上行入脑，取之可调督脉，开窍启闭以“醒脑”“醒神”。内关为八脉交会穴之一，通于阴维，属厥阴心包之络穴，有养心宁神，疏通气血之功。三阴交为足太阴、足厥阴、足少阴三经之会，有益肾生髓之效。肾藏精，精生髓，脑为髓海，髓海有余可促进脑的生理功能的恢复，三穴相配可促进脑组织的代谢和修复，改善人脑的生理功能，收到“醒神开窍”之功，其余肢体穴为疏通经络之用。

（3）针刺操作手法量学上的特殊要求

在手法操作上，古代医家基于“正气本虚，风邪外入”而致中风的观点，以“疏经活络”“风取三阳”法治疗中风，故行针施术多以“补”法为主。石学敏院士基于中风病“神窍匿闭”之病机学说和“启闭开窍”针刺法的确立，提出行针施术以“泻”法为主，并对每一腧穴的操作进行了严格的规定，即先刺双侧内关，直刺1~1.5寸，采用捻转提插相结合的泻法，施术1~3分钟，继刺人中用雀啄泻法，至流泪或眼球周围充满泪水为度。三阴交沿胫骨后缘进针，针尖向后斜刺与皮肤呈45° 角，进针1~1.5寸，采用提插补法，至患侧下肢连续抽动3次为度。极泉穴直刺进针1~1.5寸，用提插泻法以上肢抽动3次为度。尺泽穴同极泉穴，委中仰卧位直腿抬高取穴，进针1~1.5寸，采用提插的泻法，以患侧下肢抽动3次为度。

3.“醒神”法的临床应用

石学敏院士在运用“醒脑开窍”针法治疗中风等急危重症的同时，在临床上强调“醒脑”即“醒神、调神、安神”的重要性，形成了以脑统神、以神统针、以针调神的学术思想石学敏院士多年来对“神”的生理、病理、诊断、治疗进行研究，得出4点认识：神之所在，心藏神，脑为元神之府；神之所主，人体一切生命活动的外在表现；神之所病，百病之始，皆本于神；神之所治，凡刺之法，先醒其神，极大地丰富了中医学“神”的理论学说，用以指导临床，屡起沉疴。

（1）调神法治疗顽固性疼痛

顽固性疼痛，可见于多种疾病，缠绵难愈古代医家认为疼痛为经脉气血不通，取穴多以局部为主，石学敏院士根据《素问·灵兰秘典》“主不明，使道闭塞不通”之意，认为疼痛病机在于各种原因引起的经脉气血运行不畅，而经脉气血的流行又与心和神关系密切，神能导气，气畅则道通，通则不痛，“心寂则痛微”。故治痛调神，重用内关、人中理气调神，“调其神，令气易行”，能收“以意通经”而镇痛之效。

（2）安神法治疗小儿遗尿

小儿遗尿，历代医家多归纳为肾气不足，下元虚冷和脾肺气虚，摄纳无权两类病。治疗多用培元补肾，健脾益气，敛肺缩泉诸法，而据石学敏院士观察，精神紧张，过度疲惫是小儿遗尿的主要诱因，其病机亦应属于“心神昏瞀，治理无权”，故立法以调节心神为主，重用人中、印堂、百会等健脑宁心，安神益志之穴，临床收到很好的疗效。

（3）醒神调气法治疗癃闭

排尿功能障碍属于中医学“癃闭”范畴，其根本原因在于膀胱气化失权，经云：“膀胱者州都之官，津液藏焉，气化则能出矣”，“膀胱不利为癃，不约为遗溺”，明确指出，癃闭一证，是膀胱本经发病，但此病与膀胱经气不利，神不导气有密切的关系，用醒脑开窍法先醒其神，配以有关穴位，关元、气海、秩边，促使膀胱排尿肌功能及膀胱气化功能恢复正常，尿液则自能排出。

（4）醒神通窍法治疗耳聋、耳鸣

耳聋、耳鸣是中老年人多发病，尤其神经性耳聋、耳鸣，多顽固不愈，病之日久可使患者精神恍惚，情绪不定，对本症日前国内外尚无好的办法。石学敏院士根据《内经》“髓海不足，则脑转耳鸣”，“脑为之不满，耳为之苦鸣”之论，提出耳聋、耳鸣的病机为“心神昏瞀，清窍不利”，代故治宜健脑聪耳，醒神通窍，临床重用内关、人中、百会等腧穴醒神开窍，配翳风、听宫、听会聪耳通窍，收到良好疗效。

（5）安神理气法治疗呃逆

呃逆虽属轻症，然持续频繁发作亦为顽疾，石学敏院士认为，呃逆病机关键在于胃气不降，而常以情绪波动，精神刺激为诱因，故尊“制其神，令气易行”经旨，取内关、人中为主，配天突、人中二穴，效果理想。

石学敏院士从医几十年来，博览群书，一直精于攻读研习中医古典，广采众家之长，集中外之萃，学验俱丰，高尚的医德，精湛的医术，深受患者信赖，被誉为华夏第一针，以上所述只是他学术思想的一部分，他独特的学术思想和创新意识，有待于我们继续探讨。

［上海针灸杂志，2003，22（4）：3–5.］

石学敏院士学术思想探寻

马岩璠

导师石学敏院士系饮誉海内外的著名针灸学家，国家级有突出贡献专家，中国工程院院士，天津中医学院（现天津中医药大学）副院长，天津中医学院（现天津中医药大学）第一附属医院院长。他勤奋求实，博大精深，学验俱丰，尤其善于临床治病，善于用针灸治疗急危重症，广得病家信誉。笔者在博士研究生学习期间，有幸跟从导师学习，亲聆教诲，受益良多。兹将导师的学术思想胪列如下。

（一）弘扬针灸，倡导正统

导师非常重视中医基本理论的学习和研究，尤其尊崇《内经》，他认为《内经》是中医学术理论和原则的渊薮，要学好中医必先通《内经》。多年来，他不遗余力地研究《内经》，并不断以新成果充实、完善自己的学术观点，且用以指导临床实践。去芜存真，刮垢磨光，发皇古义，崇古而不泥古，是导师治学的一条原则。遇有疑难，他尤其重视旁征博引，反复推敲，从理论和实践两方面加以发扬光大，提出自己的见解。譬如关于腧穴功效主治，历代文献对于腧穴功效主治的认识只是罗列了一些病症，而缺乏用中医理论对穴位的功效进行高度的归纳和总结，以确立其主治证候。导师根据历代文献并结合现代临床实践，首次对14经脉361个穴位的功效进行了系统的归纳和总结，完善了腧穴学的理论体系。

又如关于《灵枢·经脉》篇“是动”“所生病”的概念，历代医家认识极不一致，聚讼纷繁，各执一端。对此与真实再现发病证候息息相关并与针灸临床实践密切相关的问题，导师通过对历代文献的反复研究，又结合大量临床研究，摆脱了诸家之争论，从更高的层次指出：“是动”“所生病”是一个广义的概念，是对十二经脉及其相联属脏腑由生理转变为病理所产生的各种症状、体征、传变和转归的综合性记述，应包括病因、病位、发病缓急、病程长短、标本、虚实、转归、预后。他将“是动”“所生病”的概念进行了具体概括。如表1-3-1。

再如，历代针刺手法在刺激的计量方面概念模糊，欠乏规范操作，使得医生难以掌握，并影响了临床疗效的提高。导师认为针刺手法的实施是针刺治疗疾病的关键环节，自1981年以来，在中风治疗的基础上总结了九种疾病针刺规律，首先提出针刺作用力方向、大小、施术时间、两次针刺相隔时间等针刺手法量学的四大要素，改变了历代针刺忽视计量的状态，提出了针刺手法量学新概念，丰富和发展了刺灸学。

表 1-3-1 “是动”“所生病”概念分析

分析项目	是动病	所生病
病因	多为外因引动而诱发	①是动未愈转化而来 ②脏腑自病
病程	发病急，病程短	发病缓慢，病程长久
病位	多在外，在表	多为里证
正气与邪气消长	正气一般不虚，多为正盛邪实	多为损伤正气，成正虚邪盛、邪减正衰
性质	多为阳热实证	多为里虚寒证
转归	可因邪气盛或正气虚而入里，损及脏腑转为所生病	有时为是动病的加重
预后	多为良好	多为不良

（二）阐发经旨，明辨病候

成书于2000年前的《灵枢·经脉》篇是经络理论的基础，十二条经脉的主治病候是其中的重点内容，是指导针灸临床实践的重要依据。然而由于古代汉语深奥难懂，历代对于病候的诠释和阐发多“以字解字”，使学习者很难领会其实质。导师认为：在针灸已成为世界医学一个组成部分的今天，作为针灸发源地的中国针灸工作者，应该对十二经病候有一个确切而完整的概念，还《灵枢》经旨以本来面目，赋历代认识以新的内容。导师结合现代临床实践，对每一条经脉的病候群进行了剖析、划分，并与现代相关疾病进行了对照研究，科学地对十二经脉的病候体系进行了破译和阐发，确立了治疗大法和针灸处方，发展了经络学理论。兹举例以见一斑：对手太阴肺经的病候，《灵枢·经脉》云：“是动则病肺胀满、膨膨而喘咳、缺盆中痛。”《铜人》注云：“膨膨，谓气不宣畅也。”马元台说：“膨膨肺胀者，虚满而喘咳。”等等，众说纷纭。导师指出“肺胀满”是病人的自觉症状，是患者的主诉，是指憋气、短气、动则气不够用。“膨膨而喘咳”，是形容咳喘时声音的洪亮有力，咳时面部青紫，喘则张口抬肩。这些气机升降方面的病变，主要是由于肺失肃降所致。“缺盆中痛”，缺盆指锁骨上窝，是两个肺尖部；作为肺的发病，首先反映的是肺尖部，但也反映到下部，出现胸痛；从经络学说讲，缺盆部虽为十二经之通路，然距肺尤近，故在剧烈而频频的喘咳振动下出现缺盆疼痛。这组病候病因上为外邪诱发，发病急，病程短，其性质属热属实。临床见于大叶肺炎、支气管炎、哮喘性支气管炎、支气管扩张、上呼吸道感染、肺结核等。导师相应提出以下治法。（1）咳嗽治则：宣肺止咳。选穴：①鱼际、太渊、列缺。②孔最、天突、尺泽。操作：鱼际直刺1寸，太渊直刺0.5寸，列缺逆经而刺1~1.5寸，孔最直刺1.5寸，尺泽直刺0.5~1寸，诸穴均施捻转提插相结合的泻法。天突针尖与胸骨柄呈平行线直刺1.5~2寸，施捻转的泻法。以上两方可对证选用。（2）喘（急性期，属热属实阶段）治则：宣肺平喘。选穴：①背部大杼至膈俞华佗夹脊穴。②风门、肺俞部刺络拔罐。操作：华佗夹脊穴均施捻转的泻法，刺络拔罐疗法以每罐出血量5~10ml为度。对两方同时施术。

（三）醒神调神，拯救急危

醒脑开窍针刺法是导师在辨证辨病相结合的指导思想下，结合西医学，立足于中医“神”的学说而创立的治疗中风病的大法。导师提出中风病的根本病因病机为“窍闭神匿、神不导气”，确立了中风病的治疗法则以醒脑开窍、滋补肝肾为主，疏通经络为辅，在取穴上改变了以阳经穴为主的传统配穴原则，而以阴经穴为主，取水沟、内关醒脑开窍，三阴交滋补肝肾，极泉、尺泽、委中疏通经络，并对所选腧穴的进针方向、针刺深度和施术手法等方面做了重大创新，使之操作严格规范，从而创立了醒脑开窍针刺法，创立了“醒神”“调神”的学术思想。

导师认为：百病之始，必本于神，凡刺之法，先醒其神，神调则气顺，百病除矣。导师倡用“醒神”“调神”法治疗急危重症，疗效显著，取得重大突破。如，导师用醒脑开窍针刺法治疗中风患者3000多例，治愈率达56.47%，总有效率达98.47%；用醒脑开窍针刺法治疗假性延髓麻痹患者325例，治愈率达68.92%；用醒脑开窍针刺法治疗病窦综合征患者30例，治愈率20%，显效率63.3%；用醒脑开窍针刺法抢救中枢性呼衰患者26例，抢救成功率为50%，存活率达25%。此外还将醒脑开窍针刺法用于血管性痴呆、心肌梗塞合并心律失常等的治疗，均取得良好的疗效。

（四）推崇泻血，祛邪扶正

近世针灸医学渐有存毫针刺法和部分灸法而忽视九针中砭法的倾向。导师详研刺血疗法，如《灵枢·小针解》云：“满则泄之者，气口盛而当泻之也，菀陈则除之者，去血脉也。”《素问·腰痛》篇云：“刺之血射以黑，见赤而已”“横脉出血，血变而止”等等。

指出刺络疗法具有清热解毒、通经活络、消痈散结、活血止痛、祛瘀除邪之功效，对于表虚阳热，气血瘀阻，风毒疫邪所致之病症确有良效。只要辨证准确尽可大胆用之。导师对支气管哮喘，面肌痉挛，周围性面瘫急性期，风湿、类风湿关节炎，诸神经痛，软组织损伤，丹毒，急性乳腺炎，淋巴腺炎，静脉炎，带状疱疹等多种疾病应用刺络疗法。导师指出：在临床治疗中泻血以祛邪，疏经祛风，务求其尽，单纯刺络法为血液自然流出，或稍稍挤压针刺局部，往往瘀血留驻不消，贼邪伏而不退，用闪火罐造成罐内负压，可达血尽邪出，且可控制出血量，以求疗效。导师的刺络术操作包括刺络术、闪火拔罐术。

导师运用刺络疗法，强调选穴配方。如对臂丛神经痛，导师治以行气活血，通经止痛之方。养老为手太阳郄穴，主治急性疼痛，天宗、肩外俞系小肠经穴，痛点多位于手太阳小肠经之所过，取之可疏通经络，活血以止痛。导师治疗臂丛神经痛取养老、痛点、天宗、肩外俞等腧穴。

（五）选穴精当，讲究配伍

在针灸处方配穴方面，导师主张用穴要少而精。他在辨证分析的基础上，归纳和运用正统的配穴方法，灵活机动，力专效宏。导师善用特定穴，并化裁出其他配穴方法，现介绍如下。

1. 善用特定穴

临床上如急性热病，肢端麻木，昏厥，常用各经井穴刺络放血；喘逆气急，多取肺经的郄穴——孔最，配八会穴中气会——膻中；咳嗽、喘急的呼吸系统疾病，多取肺脏的俞穴——肺俞和募穴——中府。导师十分欣赏“经络所过，主治所及”的观点，认为循经取穴，远近相伍，是针灸治病的重要原则。

2. 同名经配穴法

所谓同名经即手足太阴、手足厥阴、手足阳明、手足少阳、手足太阳等十二经脉的概括。这六对同名经在人体头面躯干上部交接联系构成经络系统上下联系的一种途径，即中医文献中常提及的六经。同名经配穴法是在同名经“经气相通”的理论指导下，在手足同名的两条经脉上各取一穴，组成“穴对”而应用于临床。导师常运用同名经配穴法来组成不同的配穴处方。如：高血压、癫、狂、痫取两厥阴的内关、太冲；胁肋痛取两少阳经的支沟、阳陵泉等。这种“穴对”精巧玲珑，圆机活法，为导师临床屡验不爽的常用处方。

3. 交汇经配穴法

交汇经配穴法即按经脉的交叉、交汇情况来配穴。某一病变部位有数条经脉交汇或某一病症与数条交汇经脉有关，都可按此法配穴。导师临床常运用此法，如其创立的醒脑开窍针刺法就是依此法配穴的。中风病的总病机是“窍闭神匿，神不导气，肝肾阴虚”。督脉起于胞中，上行入脑达颠，故泻督脉与手、足阳明经之会穴水沟，调督脉、开窍启闭以醒神安神；补足厥阴肝经、足太阴脾经、足少阴肾经的交汇穴三阴交以滋补肝肾、醒脑开窍，且足厥阴肝经上入颃颡，连目系，上出额，与督脉汇于颠；内关为八脉交会穴，通于阴维，属手厥阴心包经之络穴，泻内关以宁心安神、疏通气血。又如：髀枢部有足太阳、足少阳经交汇，故临床髀枢部疼痛常取环跳配秩边、承扶、阳陵泉、承山。泌尿、生殖系疾病多与任脉、冲脉以及足三阴经病理变化相关，临床常取气海、关元、中极，配太冲、太溪、三阴交治之。

（六）以神统针，注重感传

针灸治病，自古就强调“得气”。《灵枢·九针十二原》云：“气至而有效。”气至何处呢？据《针灸四书》言“气至病所”。在历代师传中，对如何才能气至病所，言及不多。笔者3年来跟随导师查房，观摩导师的针刺手法，其手法独成一家，稳健、轻柔、有韵律，充满灵活机动，循、摄、弹、旋、刮、震、颤，或慢如流水，或迅如闪电，潇洒自如，尤其是他的凤凰展翅飞法更是惟妙惟肖，漂亮得好似凤凰在飞翔。笔者还有幸亲身体验了导师的针感，他进针手法快捷、轻巧、无痛，最奇妙的是进针的同时就有舒适的得气感。

导师指出：进针时既要遵循《素问·针解篇》“义无邪下者，欲端以正也”，进针的姿势必须端正，又要遵循《针灸大成》所云：“凡下针要病人神气定，息数匀，医者亦如是，切不可太忙，又须审穴在何处……少待方可下手”，只有这样才能达到无痛与入穴的要求。欲使针感直中病所，必须注意治神和守神，不断实践，历历不爽。现在导师在临床上“气至病所”已成为必然效应的一项准则。其具体操作如下。

1. 专心致志

针刺或艾灸时，按《灵枢·终始》规定：医者应严肃认真，“必一其神，令志在针”，必须全神贯注，精力集中，细心观察病人神气的变化，体会针下的感应。同时令病人专心致志，使其精神高度集中，静心而意守病所，如此才能使医患之间心心相印，神气相随，得神取气，提高疗效。

2. 凝意治神

用针之际，必使患者凝意、精专而不散，乃可刺。即针刺或艾灸时，嘱患者将注意力有意识地移往病所，守定不移；医者根据患者神气的变化，选用适当的针刺补泻手法。怎样才能使病人神定而气至呢？一是要用医者的双目观察病人的神态、目光，通过医患间的目光暇接，使病人安定下来。二是要通过谈话减轻病人对针刺的恐惧和疾病的忧虑等，使病人精神聚合，心情舒畅，神气内守，安静地接受治疗，然后进针。针刺时针尖方向依病情而定，为达到气至病所，针尖方向应朝向病所，配合适当的手法，患者立即或逐渐出现酸、麻、胀、重、触电感，有时还可能出现凉、热、痒、痛、虫行感、气流感、上下传导及水波样感的针刺或灸治感应直达病所；医生手下可有沉、紧、涩的感觉，用手触摸输穴周围，可感到肌肉由原来的松弛变为紧张，有些原来因病而痉挛的肌肉可由紧张变为松弛，病症立即减轻，某些久治不愈的症状也霍然而去。正如《灵枢·九针十二原》所言："效之信，若风之吹云，明乎若见苍天。"

3. 密意守神

《内经》谓："针已得气，密意守气勿失。"针刺或艾灸时，出现经气感传，针刺得气后，病人应摒弃杂念，牢牢意守病所，以意领气，自然气至病所。此点至关重要！若半途放弃意守，针感亦往往随之消失。此时医者仍专心致志于针端，手法亦和缓轻柔、均匀绵软，才有利于针下神气不散。若手法快速猛烈，或骤然终止施术，其结果与病人放弃意守病所相同，针感亦容易消失。当气至病所，病人感到病症减轻或消失时，方可停止施术。此即《灵枢》"刺之而气至，乃去之，勿复针"。亦即《灵枢·终始》"气至乃休"之意。

4. 接经通气

若患者因个体差异或精力分散一时未能获得经气感传时，医患双方应进一步强化诱导，彼此配合密切，遵照《灵枢》"刺之而气不至，无问其数"的古训，或用后世的"接经通气法"，在同一经脉距离病所的近端，选 2~3 个穴位依次针刺，或用"以意通经广按摩法"，在与病所相同的经脉路线上，循、切、扪、按，使其经气感传，"气至病所"以获良效。此即《灵枢·终始》篇的"必一其神，令志在针，浅而留之，微而浮之，以移其神，气至乃休"之旨的灵活运用。

（七）针药合用，力求实效

导师十分赞赏古代针灸先贤张仲景、孙思邈"针药合用"的主张。该主张源于"毒药治其内，针石治其外"的原则。导师临证，遇疑难痼疾，也往往针灸药物并用。他指出：以药辅针则十二经气血和，以针辅药则脏腑功能调匀，针药合用，则经络脏腑如被甘霖而无虞矣。例如导师治疗中风病，常用针灸以醒脑开窍、滋补肝肾、疏通经络，同时又自配方研制成"脑血栓片"以活血化瘀、醒脑通络、潜阳息风，每收捷效。

导师擅长针灸治疗技术，对中医内科、外科、妇科、儿科、皮肤科等亦颇有研究。他极力主张《伤寒》《金匮》及历代方药之书，习医者不可不学。药之理即针之理也，只有谙熟中医内科杂病，方能成为优秀的针灸医师。他指出："针药各有适应证，只有谙熟中医理论，通晓二者之所长，临证时方能方寸不乱，施药用针切中肯綮。"

（八）用夏变夷，融西贯中

导师行医近四十载，他尊崇孙思邈"兼收博览、推陈出新、用夏变夷、恪守《内经》"的精神，而形成了自己独特的诊疗风格。在他的学术思想中渗透了中西医结合、中医现代化的思维方式。导师的用夏变夷的学术思想的核心就是立足发扬光大中医的立场，吸收西医学理论要素，将其融入中医理论中。导师作为中医针灸专家，一贯坚持中西医结合以取长补短，在教学与临床中，常与西医同道切磋，共同探讨疑难问题，应用中医和西医两套理论和诊疗方法会诊疑难病人，并从中汲取西医学的种种营养以丰富自己的学识，提高了教学和临床医疗质量，积累了大量宝贵的经验，主编了《中西医临床急症学》。

（九）小结

导师精攻典籍，博览群书，采众家之长，集中外之萃，深入研究，著书立说，诸如，全国高等中医药院校统编教材第六版《针灸治疗学》《石学敏针灸学》《中医纲目》《石学敏针灸临证集验》《中国针灸奇术》《当代针灸治疗学》《中风病与醒脑开窍针刺法》《汉英双解针灸大辞典》等。导师在中医理论上，弘扬针灸，倡导正统，首次对 14 经脉 361 个穴位的功效主治进行了系统的归纳和总结，完善了腧穴学的理论体系；阐发经旨，明辨病候，科学地对十二经脉的病候体系进行了破译和阐发，确立了治疗大法和针灸处方，发展了经络学理论。在临床实践上，倡用"醒神""调神"法治疗急危重症；推崇泻血，祛邪扶正；选穴精当，讲究配伍；以神统针，注重感传；针药合用，力求实效；坚持中西医结合，用夏变夷，融西贯中。导师以上述独特的学术思想启迪后学，每每令我们获益匪浅。

［上海针灸杂志，2001，21（7）：421-424.］

国医大师石学敏院士对中医学的贡献——创建中医脑科学

许军峰　卞金玲　吕建明　李军　指导：石学敏

石学敏，中国工程院院士，中国第二届国医大师，世界著名中医针灸学专家，天津中医药大学第一附属医院名誉院长，针灸学科学术带头人，国家有突出贡献专家，国务院特殊津贴专家，中国针灸学会高级顾问，天津针灸学会会长，博士生导师，教授。从事针灸学医教研工作50余年。创立“醒脑开窍针法”治疗中风病，成立石氏中风单元疗法，开发了“脑血栓片”“丹芪偏瘫胶囊”中成药，率先提出针刺手法量学理论，对捻转补泻手法确定了新定义和量化操作，开展针灸治疗高血压的研究，在中医针灸界取得了巨大成就。在针灸治疗中风病、延髓麻痹、中枢性呼吸功能衰竭、各种痛证、病窦综合征、老年期痴呆、前列腺肥大、无脉症及各种神经系统疾病等方面，有卓著疗效并名扬海内外。

中医学对脑的论述并不十分明确，但是早在《内经》中已有论述。石学敏院士对“脑”与“神”的认识颇有见地。他以脑府立论，指出“窍闭神匿，神不导气”是中风病的总病机。《灵枢·本神》：“凡刺之法，先必本于神。”醒脑开窍针刺法就是立足于“醒脑”“醒神”“调神”的原则上而确立的。石学敏院士认为，中医学理论来源于大量临床实践的积累和归纳。其博大及深奥不是现代科学的某一学科所能解释。因此，现代人用现代思维理解我们古老的中医学需要逾越历史的鸿沟。逾越的方法就是用大量的临床实践来检测我们的理解和认识。在以“脑神”为核心的理论指导下，他将针刺调神法广泛应用于临床诸多的脑病及疑难杂症，收到非常理想的疗效。在此基础上，中医脑科学逐渐形成，并指导临床、应用于临床。

（一）针刺“治神”的内涵

中医学的“神”有狭义和广义之分，狭义之“神”，仅指思维、意识、精神状态、认知能力等；广义之“神”，则泛指一切生命活动的外在表现，同时，广义之“神”，也主宰一切生命活动的正常运转。人能视物辨味、站立行走、感受自然、认知社会和五脏六腑功能正常运转均为“神”所主，《素问·宝命全形论》：“凡刺之真，必先治神。”说明在临床工作中，对于针刺效果的成败，“治神”起着决定性作用。但如何“治神”，历代医家所论模糊不清，均没有指出具体方法。

石学敏院士从临床实践出发，遍览医籍，深刻体悟，创建了“醒神”“调神”的针刺治神的独特学术体系。中医学对“神”的定位，一直秉承“心主神志”。但明代李时珍明确指出：“脑为元神之府。”元者，起始也。说明古人已经认识到脑与神的关系密切。因此，广义之“神”应该是“元神”“脑神”。石学敏院士认为，中医学广义之神包含了西医学的整体高级中枢神经系统。因此，所有通过调节高级中枢神经系统而达到缓解、治疗的疾病。都可以运用调神法而达到治疗的目的。

（二）“醒神”“调神”，注重脑府

脑在人体位置最高，“脑位于头颅之内”“其输上在于其盖，下在风府”“为髓之海”（《灵枢·海论》）。《本草纲目·辛夷》：“脑为元神之府，而鼻为命门之窍，人之中气不足，清阳不足，则头为之倾，九窍为之不利。”石学敏院士认为“脑主神明”的功能对针刺“治神”有着重要的意义。他认为脑为元神之府，乃神之所在；支配人体一切生命活动的外在表现，故又为神之所主。神之所病，百病之始，皆本于神；神之所治，凡刺之法，必先调神。藉此理论，极大地丰富了中医学关于“神”的理论学说，用以指导临床，屡起沉疴。

（三）“脑主神明”论是中医脑病学的核心

“脑为元神之府”“得神者昌、失神者亡”，故神为脑府功能之本。《灵枢·海论》：“髓海有余，则轻劲多力，自有其度；髓海不足，则脑转耳鸣，胫酸眩冒，目无所见，懈怠安卧。”另者，五脏藏五神，五神上归于脑，受其统帅。四肢百骸通过督脉、诸经与脑关联。神制则明、神妄则乱。脑主神明意即人脑是人体生命活动，包括精神、意识、情感、认知等高级神经活动的统帅，而元神正是这种统帅功能和生命活动的外在表征。神制即为神治，系指脑的激发、制约、调整、平衡功能。只有脑神为制，才能保持五脏六腑及脑府本身的水火相济、阴平阳秘、功能正常。“醒脑开窍”针刺法的创立，丰富了中医学脑府理论，推动了人们对脑府功能的进一步探讨和认识。

（四）脑病范畴

脑病病因通常包含外感性、内伤性、外伤性、先天性、中毒性、心因性及其他一些原因，涵盖内容甚广。涉及的中医病证有头痛、眩晕、昏迷、中风、口僻、急慢惊风、厥证、脱证、闭证、痿证、痉证、癫狂证、郁证、颤证、痹证、痴呆、健忘、不寐、多梦等。

脑病之为患，除自身的气血阴阳失调之外，尚与心肝脾肺肾诸脏相关，惟主次稍异。中医脑病可以分为以下 4 种，即脑府损伤的器质性脑病、脑神失守的功能性脑病、与脑神相关的器质性疾病和元神失职引发的全身性疾病。

中西医脑病范畴之所以有差异，主要是由于中西医对疾病命名的着眼点不同。与其他疾病命名一样，西医以解剖学、病原学为理论依据，侧重于病位、病因，故脑病是指恒定在头部或颅内病理变化而表现的外部反应。而中医学多从藏象学、证候学分析病机，注重于病状和整体变化，故中医脑病所指具有整体性和外延性。中医学远远超出了西医所指的脑病范畴。

（五）脑病治则

中医脑病证治以脑为本，或针或药，或洗或服，另有浸洗、贴敷、熏蒸、艾灸，结合五脏辨明虚实，虚则补其气血阴阳之不足，实则去其痰瘀风火之肆虐。临床常有醒脑、开窍、安神、定志、镇惊、息风、清热、涤痰、祛瘀、通络、益气、养血、补阴、温阳等法备用，可选药物及方法甚广，此处不一而足。

（六）调神理论及脑病治疗法则

石学敏院士秉承“凡刺之真，必先治神”的理念，擅用针刺治疗各种疑难杂病，特别善于用“醒脑开窍”针法治疗疾病，对百病以调神为先，临床研究颇为深入。他在临床上强调“醒脑”即“醒神、调神、安神”的重要性，形成了以脑统神、以神统针、以针调神的学术思想，极大地丰富了中医学“神”的理论学说，形成了针灸调神理论。

早在 20 世纪 60 年代中叶，石学敏院士被国家选中参加“高级针灸研修班”，亲身跟随国家顶级中医针灸专家学习，深刻领悟到中医学“神”的深奥理论。在长期的临床实践中，用其广博的学识和科学的智慧，逐渐形成以“醒脑调神、健脑宁神、通关利窍、醒神启闭”为轴心的系列治疗中医脑病的新法则。

（七）“醒脑开窍”治则的建立

石学敏院士在认真分析历代医家关于中风病病因病机论述的基础上，结合自己的临床观察及对中医理论中“神”的深刻领悟，总结出直接引发中风病一系列症状的关键病理基础——“窍闭神匿、神不导气”，即中风病的总病机。基于对中风病总病机的理解，石院士于 1972 年确立了“醒脑开窍针刺法”，其治则为“醒脑开窍、滋补肝肾为主，疏通经络为辅”。其中“醒脑开窍”就是针对“窍闭神匿、神不导气”这一中风病发展的最终病机而设立。

“醒脑开窍”针刺法中，内关、水沟醒脑开窍；印堂、上星醒神调神；百会、四神聪宁神安神；风池、完骨、天柱健脑养神；风池、完骨、翳风通关利窍；四白调神开窍。诸穴合用，形成了一系列作用于“脑神”（元神）的配方，并广泛应用于临床。

许多疾病的症情千变万化、错综复杂，但探本求源，多责之于神，故用“醒”法，调神醒脑，开窍启闭，使神转志移，气复神使，气血调和，阴平阳秘，机体恢复正常。故“醒脑开窍”是调神理论的核心。

国医大师石学敏院士“醒脑开窍”针刺法的建立，为针灸学增添了“醒神开窍”的治则，发挥了针灸“治神”的作用。“醒脑开窍”在针灸治疗中发挥着极其重要的作用，使诸多疾病的治疗体系更臻完善。

（八）脑病与“醒脑开窍”的关系

《灵枢·营气》:“五脏不和则七窍不通。”是因为五脏精华之血、六腑清阳之气，皆上注于头。凡内生之邪或六淫外袭，均可上犯颠顶，阻抑清阳，阻蔽清窍，瘀阻经络，导致气血逆乱而出现头痛、耳鸣、鼻塞、眩晕、痴呆等病证。

当20世纪70年代前期醒脑开窍针刺法刚刚面世的时候，在中医界引起了一场学术上的争论，争论的焦点有二，其一是醒脑开窍针刺法的病机“窍闭神匿、神不导气”的“神”字；其二是醒脑开窍针刺法治疗原则“醒脑开窍”的“脑”字。心藏神的“神”字是狭义的神，而论及其他的“神”字是广义的神。把神作为表现生命指征的参考值是我们临床上常用的观测手段，《素问》中“移精变气论篇第十三”中写到“得神者昌，失神者亡”，这指的是外在的能给医生以更多的观察指标以辨别病情的轻重程度和有无治疗前途。广义之神就是人的生命活动的外在表现，如目能视、口能言、鼻能嗅、耳能听、手能握、足能行，不一而足，任何一种活动都是神的外在表现，如若其中任何一种表现失常也都是病态。

醒脑开窍针刺法治疗中风病，其病机所选用的神正是对“神”的认识跨越了一步。“窍闭神匿”中清空之窍即“脑”，可以理解为，脑是物质基础，有了物质基础必然有其功能活动，这个功能活动我们是用“神”这个词来概括的，如若清空之窍闭塞，其神必然隐伏不能发挥正常的功能活动，此时即会出现神识昏冒，语言謇涩，肢体废用。

“醒脑开窍”为脑病治疗的重要法则，可使脑窍清阳得复，阴阳得平，气血得畅，官窍得利。醒脑开窍针法的根本在于调神，因而适用于各种失神的病证，如神机失调、心神失主、筋脉肢体失控的振掉；情志不舒、气机郁滞、心神抑郁的郁证；元神失控、意识丧失的痫疾；脏器不平、阴阳失调、神机逆乱的癫狂；气机突然逆乱、升降失常的厥证；心窍闭阻、心神郁逆的百合病；以及痹证、痿证、呃逆、胸痹等病证，体现了该针法具有广泛的适用范围，证明该针法乃至针刺疗法具有强大的生命力和实用价值。

“醒脑开窍”法以脑府立论，注重“神不导气是百病始生”，依“主不明则十二官危”的理论根据，不仅对中风及中风后出现的一系列合并症、并发症均有明显疗效，而且对现代脑病及各种疑难杂症多有良效，在中国针灸治疗学中独具特色。

（九）“醒脑开窍”针刺法的临床应用

1.“醒脑开窍”针刺法治疗中风病

“醒脑开窍”针刺法是石学敏院士 1972 年针对中风的基本病机，即瘀血、肝风、痰浊等病理因素蒙蔽脑窍导致“窍闭神匿，神不导气”而提出的治疗法则和针刺方法，选穴上以阴经和督脉穴为主，强调针刺手法量学规范，通过大量的实验研究和临床验证，使这一学术思想成为目前指导临床治疗脑中风最为普遍的理论。

“醒脑”包括醒神与调神两个概念，旨在开启匿闭之神气，恢复脏腑气血之功能。该针法经过长期多中心、大样本各种临床和实验研究，均证实了其有效性、可操作性、重复性和科学性，被医学界公认为是治疗中风病最有效的方法，被国家中医药管理局确立为全国十大科技推广项目之一，并成为新世纪全国高等中医药院校规划教材的教学内容。

2.“醒脑开窍”针刺法治疗中枢神经系统疾病

石学敏院士在针刺治疗中枢神经系统疾病的理论研究和实践经验方面也是独特的，卓越的，具有前瞻性的。“醒脑开窍”针刺法取以“开窍启闭、改善元神之府功能”为主的阴经腧穴（内关、水沟、三阴交）为主穴。水沟为督脉、手足阳明经之会，督脉起于胞中，上行入脑，取之可调督脉，开窍启闭以“醒脑”“醒神”。内关为八脉交会穴之一，通于阴维，属厥阴心包之络穴，有养心宁神、疏通气血之功。三阴交为足太阴、足厥阴、足少阴三经之会，有益肾生髓之效。肾藏精，精生髓，脑为髓海，髓海有余可促进脑的生理功能恢复。三穴相配可促进脑组织的代谢和修复，改善大脑的生理功能，收到“醒神开窍”之功。中枢神经系统疾病包括高级中枢和低级中枢疾病，如脑卒中、脑损伤和手术后遗症、小儿脑瘫、缺血缺氧性脑病、多发性硬化、小儿原发性癫痫、小脑萎缩、血管性痴呆、老年性痴呆、早期运动神经元病、小儿麻痹后遗症、低级中枢损伤所致不完全性截瘫等。在针灸临床上，以“醒脑开窍”针刺法之主穴化裁，以“醒神”“调神”为主，针对疾病配合相应的治法，在临床中常获奇效。

3.“醒脑开窍”针刺法治疗锥体外系疾病

针对锥体外系疾病，以内关、水沟为主的“醒脑开窍”针刺法，配合安神、定志、息风、涤痰等治则，可以收到意外效果。醒脑开窍法具有创新的理论指导，其理论基础在于“窍闭神匿，神不导气”，醒脑开窍法的作用机制重在醒神调神，将“醒神”“调神”通导经气的整体性治疗与根据具体症状取用相应有效穴的局部性治疗有机地结合在一起，认为中医学中“神”不单指人的思维、意识、智慧，而是一切生命活力的外在表现，只有通过治神调神，才能“调和阴阳，气复神使、气血调和”，从而使人体恢复正常功能。

4.“醒脑开窍”针刺法治疗周围神经系统疾病

周围神经系统疾病包括面神经麻痹、三叉神经痛、多发性神经炎、臂丛神经痛、坐骨神经痛，及尺神经、桡神经、胫神经、腓神经损伤等。以“醒脑开窍”针刺法配合经筋刺法，常收卓效。“神”是中医学整体观念的重要内核，在《灵枢》就有“粗守形，上守神”的思想，尤其对于针灸作用而言，“神”统帅一身之气机，是所有生命活动的根本，是百病之所始。石学敏院士采用醒脑开窍法，调神开窍，使神能导气，气畅则道通，通则不痛。水沟穴为督脉之穴，具有醒脑调神止痛之功；内关穴为手厥阴心包经穴，具有宁心安神之功。二穴合用，辅以循经取穴，共同达到调神，通经，止痛。周围神经系统疾病多以麻木、疼痛、失用为表现，故而有效。

5.“醒脑开窍”针刺法治疗痛证

针对多种原因引起疼痛病症，尤其是在剧烈疼痛的镇痛作用方面，“醒脑开窍”针法亦能收到非常理想的疗效。无论是内脏疼痛，还是肢体疼痛，或头痛等剧烈疼痛，运用内关、水沟均可收到立竿见影的镇痛疗效。石院士的醒脑开窍法，独具匠心地提出调神导气以止痛，《素问·至真要大论》：“诸痛痒疮皆属于心。”疼痛虽因气血运行涩滞、脉络闭阻不通而致，但其气血的运行赖乎心神的调节。心主血脉，神能导气，气畅脉通，百病不生；反之，心失主血之功能，神不能导气畅行，则会发生病痛。因此，治疗当先调神，令气易行，以意通经，使气机条达，血脉调和，通则不痛。选取水沟、内关，重在调神，以神导气，使气行痛止。

6.“醒脑开窍”针刺法治疗疑难杂症

“脑为元神之府”“得神者昌、失神者亡”，故神为脑府功能之本。“醒脑开窍”针刺法立足于“醒神”“调神”。只有“醒神、调神、开窍启闭”，才可以使诸脏恢复功能，使筋、脉、肉、皮、骨的生理状态恢复正常。疑难杂症多与脑神失养，统摄无力，诸脏功能失调有关，故用“醒脑开窍”针刺法可以达到一定的治疗效果。“醒脑开窍”针刺法还可应用于治疗顽固性呃逆、神经性呕吐、胃肠功能紊乱、抑郁症、焦虑症、围绝经期综合征、癔病、神经精神性尿频、窦性心动过速、失眠、月经不调等疾病。凡脑府阴阳乖戾，心肾水火失衡所致诸症，以针调神，才能保持五脏六腑及脑府本身的水火相济和阴平阳秘。

7.“醒脑开窍”针刺法治疗急危重症

“醒脑开窍”针刺法之主穴内关是手厥阴心包经之络穴和八脉交会穴，通阴维脉，针刺可调节阴阳和脏腑功能，调整心经气血，开启心窍之闭，宣发心神之气；水沟穴，疏通督脉之阳，醒精明脑府之神，共奏启闭、醒神、苏厥之效。“阴平阳秘、精神乃治；阴阳离决，精气乃绝”，阴阳失和，神气逆乱而生闭厥。闭者，阴阳将决、神气闭止。厥者，阴阳一时不相顺接，神气失宣。因而，诸如大厥、薄厥、煎厥等各种厥逆昏溃，现代临床各种原因所致的休克、虚脱以及中暑、癫痫等，应用本法急救多能起死回生。

（十）“醒脑开窍”针刺法治疗中医脑病

脑病是中医学的新兴学科，脑病的研究已成为中医临床的重要课题。“醒脑开窍”针刺法的创立，不仅发展了中医学对中风病的生理、病理认识，还丰富、完善了中医学理论，还推动了人们对脑府功能的探讨、揭示。中医脑病范围广泛，“醒脑开窍”是调神理论的核心。在针灸临床上，以“醒脑开窍”针刺法之主穴化裁，进一步开窍醒神，神醒则调，神明则制，凡脑府阴阳乖戾，心肾、水火失衡所致诸症，皆可获愈。石学敏院士勇于开拓“脑神”理论，以针治神，治疗各种脑病，开创了中医针灸界的先河，并创建了独特的中医脑科学。

大量基础实验研究数据及临床实践证实，石学敏院士“脑神”论的观点具备科学的根据。其使新的中医脑病理论逐渐完善，更多的中医脑病治疗法则相继诞生。他为中医学治疗学开辟了一条行之有效的道路。石学敏院士创建的中医脑科学，经过无数实践证明，为中医学的发展做出了巨大贡献。

［上海针灸杂志，2016，35（1）：4-7.］

石学敏院士御神思想管窥

张智龙

石学敏院士业医四十余载，学验俱丰，著述颇多，被朱光亚先生誉为“鬼手神针”。笔者有幸师从石老，参师襄诊，受益匪浅，今仅就导师临床驭神用神之法，略陈所见。

（一）针以守神为首务

历代医家都非常重视“神”在针刺治病当中的作用。《灵枢·终始》曰：“凡刺之法……深居静处，占神往来，闭户塞牖，魂魄不散，专意一神，精气之分，毋闻人声，以收其精，必一其神，令志在针。”元·窦汉卿《针经标幽赋》亦云：“凡刺者，使本神朝而后入；既刺也，使本神定而气随。神不朝而勿刺，神已定而可施。”明·张景岳亦说：“医必以神，乃见无形，病必以神，血气乃行，故针以治神为首务。”如此等等，都说明了“神”在针刺施治中的重要性。石老非常重视“神”在针术中的运用，强调“神与气相随”，谆谆教导我们在施术时必须把精神全部集中于整个操作过程中，细心体察针下经气之虚实强弱变化，调整针刺手法；注意观察病人的表情与反应，审慎从事，使神与气相随，神至气至。石老认为在施针过程中，针对术者，“神”的应用有3个层次的变化：首先注意病者，细察施术处有无瘢痕、血管以避之；其次注意术者刺手与针之着力点，以便于施术；最后意守针尖，细细体会针下得气的情况和经气的盛衰，或补或泻，使心手相应。针对患者，首先要细细观察患者神气的盛衰，以决定施术的方法；其次观察施术后患者神应与否，以判定施术的成败。例如石老所创之“醒脑开窍”针法，针取极泉时，考虑到原穴处之腋毛多，血管丰富，易痛易感染，而改取原穴沿经向下1寸处，即是注意病者之典型范例；又如“醒脑开窍”针法施术时，雀啄水沟，要求致眼球湿润或流泪为度；针刺三阴交、委中、极泉，要以受术肢体抽动3次为度，此虽为针刺手法量学的指标，但也反映了针刺施术务求“神应”，以神应来判断施术的成败。

（二）效以神应为保证

针灸、药物作为治疗疾病的手段和方法能否产生治疗效果，关键取决于患病机体神的作用状态。“是故用针者，察观病人之态，以知精神魂魄之存亡，得失之意，五者已伤，针不可以治之也”。所以说疗效的有无，以神气的有无为前提，若神气丧失，不能遣使针灸药物达到病所，发挥治疗作用，则病不能治。其次疗效的高低，以神气的盛衰为基础，神气旺盛，则五脏精气充盛，正能胜邪，预后良好；神气虚弱，则五脏精气衰败，正不胜邪，则预后不良。正如张景岳所云："凡治病之道，攻邪在乎针药，行药在乎神气。故施治于外，则神应于中，使之升则升，使之降则降，是其神之可使也。若以药剂治其内，而脏气不应，针艾治其外，经气不应，此神气已去，而无可使矣。"因此石老常常叮嘱我们临床治病当时刻关注患者神气的盛衰。他认为针刺之"得气"即是神应的一种表现，而得气与否，以及得气的迟速，不仅关乎针刺的疗效，而且也可据此判断疾病的预后。得气为神应，神应而有效（气至而有效），气速为神旺，神旺而效速，气迟为神弱，神弱而效迟。如临床治疗中风病急性期病人时，应用"醒脑开窍"针法，除选穴重在醒神、调神外，要求针刺手法如针刺水沟，必须施雀啄手法达到以眼球湿润为度，针刺极泉、委中、三阴交，以肢体抽动 3 次为度，皆在于强调"神应"。"神应"（得气）是疗效的保证。

（三）治以调神为根本

石老积多年临证之心得，提出"神之所在——脑为元神之府；神之所主——人体一切生命活动的表现；神之所病——百病之始，皆本于神；神之所治——凡刺之法，必先调神。"从神的生理、病理、治疗上剖析了神的内涵，形成了其治神的学术体系。他认为神是人体整个生命活动的最高主宰，代表了人体的生命活动力，而一切生命活动的动力是"气"，所以神是气的总概括。气为神之使，神为气之用，神存则机生，神去则机息。神伤不仅可发生神志之疾，更能使脏腑气血、四肢百骸功能失常，而变生诸病，所谓"主不明，则十二官危"，故疾病的治疗必须以病人神气的盛衰为依据，以调理神气为根本，此为治病取效之关键。

1. 醒神开窍以消中风

石老认为中风一证，虽病因病机复杂，但总不外乎内伤积损，阳亢风动，挟痰、火、气、血，上蒙清窍，清窍为之壅塞，窍闭神匿，神不导气发为中风；提出"窍闭神匿，神不导气"是中风病机之关键，强调"神"在中风病发病中的主导作用，重视对神的调理，创"醒脑开窍针刺法"。其中"醒脑"包括醒神与调神两个概念，旨在开启匿闭之神气，恢复脏腑气血之功能。该针法经过长期多中心、大样本各种临床和实验研究，均证实了其有效性、可操作性、重复性和科学性，被医学界公认为治疗中风病的有效方法，被国家中医药管理局确立为全国十大科技推广项目之一，并作为新世纪全国高等中医药院校规划教材的教学内容。

因其已被大家熟知，在此不赘述。

2. 醒神益智以疗痴呆

石老赞同“脑为元神之府”、人之“灵机之记性在脑不在心”之说，认为痴呆一证病位在脑，属本虚标实之证，以精血亏虚、脑髓失养为本，痰浊血瘀、蒙蔽清窍为标。脑髓空虚，痰瘀上蒙，窍闭神匿，神机失用发为痴呆。治以醒神开窍、调神益智。针取水沟以醒神开窍，内关安神调神而为君；百会升举阳气，振奋阳气而养神，四神聪健脑益智而为臣；佐以丰隆化痰，太冲、风池息风以治标。诸穴合用使精血充盈，窍开神醒，机灵神明而达醒神益智之功。该针法经临床研究证明能有效地改善患者的智力、记忆水平，改善血液循环，增加脑灌流量，减轻过氧化损伤，使受损的神经细胞活性增强，脑功能得以改善。

3. 醒神豁痰以定癫痫

癫痫多以痰邪作祟为因，风火扰动，痰瘀蒙蔽清窍而发病。而石老则主张本病当责之于元气本虚，无以上荣于脑，脑神失养，神失所司，脏腑功能失调，使脏气不平，痰浊内生，上蒙清窍发为癫痫。其中“神失所司，痰浊内阻”是病机的关键，治以益气醒神，豁痰开窍。温补关元以培补元气而治本，雀啄水沟通督镇静而醒神，针泻内关开启清窍之闭，宣发心神之气，配以三阴交健脾化湿以绝生痰之源，如此则神醒闭开，阴平阳秘，精神乃治。研究表明该针法能增加脑血流量，改善脑营养，促进大脑功能的恢复，调节脑内神经突触间神经递质的失衡，抑制病灶的过度放电，从而缓解癫痫发作。

4. 调神解郁以治郁证

郁证有广义和狭义之分。对于狭义之郁证，石老认为乃由于肝失疏泄、脾失健运、脏腑阴阳气血失常，使脑失所养而致神无所依、神无所主、神气郁逆、使道闭塞而成，强调“神气郁逆，使道闭塞”是郁证病机之关键，治当理气调神、开窍解郁。针泻内关宣神气之郁，开使道之闭；雀啄水沟宣通任、督之气，开启元神之府之窍；配以百会振奋阳气，而奏“阳气者，精则养神”之效；平补三阴交，三阴共补，滋阴养血而柔神。诸穴相伍共奏调神定志、解郁醒神之功。临床研究表明，该针法能明显改善郁证患者的临床症状量化指标，增加血浆中5-羟色胺、去甲肾上腺素和多巴胺等神经递质含量。

5. 调神导气以除疼痛

疼痛是许多疾病引起的临床常见症状之一。针刺镇痛为针灸疗法一大优势，已被医学界所公认，古今著述颇多。然其治法多以循经取穴，通经活络为主。石老独具匠心地提出调神导气以止痛，石老常说,《内经》云:“诸痛痒疮皆属于心。”痛虽因瘀而生，但不离乎心所主，“所以任物者谓之心”，也就是说疼痛是神的生理病理表现。疼痛虽因气血运行涩滞，脉络闭阻不通而致，但其气血的运行赖乎心神的调节，若神机失用，神不导气，气滞则血瘀，痛证作矣。因此治疗当先调其神，令气易行，以意通经，使气机条达，血脉调和，通则不痛。临床常以水沟、内关作为治疗各种痛证的基本方，重在调神，以神导气，疏理气机，使气行痛止。并根据疼痛部位，辅以循经取穴和局部取穴，以调神为主为先，以通经为辅为用，共奏调神导气、止痛移疼之效，用于治疗各种疼痛。如血管性头痛，治以水沟、内关调神理气，风池、天柱、太阳通经活络；坐骨神经痛治以水沟、内关调神理气，环跳、阳陵泉、委中通经活络等等。总之，无论外感内伤之头痛、肌肉关节痛、内脏绞痛、神经性疼痛以及跌打损伤之痛，用之无不收桴鼓之效。

以上是笔者参师相诊之所得，导师学术之博大精深，欲学之处，何其多也；导师思想之深奥，欲以阐述，何其难也。以愚之所学，草就成文，难免挂一漏万，所论浮浅，不妥之处，还请同门同道斧正。

［中国针灸，2005，25（12）：867–869.］

石学敏针刺治神学术思想浅析

申鹏飞

石学敏院士业医四十余载，学验俱丰，著述颇多，被朱光亚先生誉为“鬼手神针”。笔者有幸师从石老，参师襄诊，受益匪浅，今仅就导师临床“针刺治神”的思想和具体操作略陈所见。

（一）脑主神明与心主神明

《素问·宝命全形论》中所说：“凡刺之真，必先治神。”这就是说：在针刺临床工作中，针刺质量的好坏，针刺效果的成败，“治神”起着关系和决定性的因素。近年来，脑的功能被广大中医工作者所接受，使脑主神明的观点不断体现在临床中。石师认为脑主神明的功能对针刺“治神”有着重要的意义。中医“心主神明”的理论主要源于《素问·灵兰秘典论》“心者，君主之官，神明出焉”。随着实践经验的进一步总结以及其他学科的发展，使脑的功能越来越受到重视,《素问·脉要精微论》指出：“头者精明之府。”《三因极一病证方论》也提出：“头者，百神所集。”《东医宝鉴·外形篇·头》则指出：“头为天谷以藏神。”而接受过西医思想的近代医家张锡纯在《医学衷中参西录·治癫狂方》中提到：“神明之功用，原心与脑相辅而成。”石老指出，脑主神明与心主神志是并存的，但是脑所主之神是广义的神，它包括机体的外在生命活动和内在精神活动，起着决定性作用。心主神志指狭义的神，是广义神的一部分，是在心主血脉的基础上派生出来的。脑是人体耗氧量最多的地方，它对血液的要求也非常多，所以脑功能的正常发挥与心把血液推动到脑密切相关。《灵枢·营卫生会》“血者，神气也”。《灵枢·平人绝谷》曰：“血脉和利，精神乃居。”石老通过大量的临床观察指出，血是精神活动的重要物质基础。心血虚，常出现惊悸、失眠、多梦等症状，甚至出现烦躁、恍惚、昏迷等神志失常改变，说明血与精神、神志、情志活动密切相关。正如《素问·八正神明论》所言：“血气者，人之神，不可不谨养。”可以说心通过主血脉来完成其主神志的功能，而人体一切精神、思维、记忆、神志、情绪、意志等心理活动都受脑神的统配，心神功能的发挥，隶属于脑主神明的功能之下。

（二）脑主神明对针刺治神意义

1. 治神要求情绪稳定

石老常教导笔者，脑主神明的功能包括了针刺的“治神”。脑主神明首先是指脑主机体的内在精神活动。所以治神要求医生和患者都要心情平静，情绪稳定，《灵枢·邪客》中强调："持针之道，欲端以正，安以静。"情绪是内外刺激的一种客观表现，又是一种主观体验。当人的情绪处于低潮或不稳定时，人的兴奋性随之而下降，生理功能、心理承受能力、机体的免疫功能也随之下降。就针刺治病而言，它的作用在于激发、推动机体的自我调整能力，调动机体固有的积极因素使机体的正气上升，邪气下降，即扶正祛邪，从而达到机体正常的气血平衡，阴阳平衡，动静平衡，实现机体由病理状态向生理状态的转化。这个转化过程的实现，有赖于患者情绪的支持。正如《金针梅花诗抄》所说："病者之精神治，则思虑蠲，气血定，使之信针不疑，信医不惑，则取效必宏，事半功倍也。"

2. 治神要求患者安静

《标幽赋》上说："凡刺者，使本神朝而后入，既刺也，使本神定，而气随。神不朝而勿刺，神已定而可施。"这充分说明患者神志安定才能施针，未安而勿刺。石老在临证中发现，安静状态有助于提高针刺疗效。当患者心情平静、身体放松时，其心理负荷显著下降，心理能量消耗明显减低，通过改变人体中枢神经系统特别是大脑皮层功能状态使机体对针刺的排斥性达到最低，从而获得最佳效果。

3. 治神要求医生精神专一

正如《灵枢·终始》中强调："专意一神，精气不分，毋闻人声，以收其精，必一其神，令志在针。"石老谆谆教导我们在施术时必须把精神全部集中于整个操作过程中，细心体察针下经气之虚实强弱变化，调整针刺手法；注意观察病人的表情与反应，审慎从事，使神与气相随，神至气至。此时首先注意病者，细察施术处有无瘢痕、血管以避之；其次注意术者刺手与针之着力点，以便于施术；最后意守针尖，细细体会针下得气的情况和经气的盛衰，决定或补或泻，同时观察施术后患者神应与否，以判定施术的成败。

4. 治神要求得气

得气就是针感效应，即患者的针感与医者的手感，这种感觉和表现依赖于医患双方的密切配合，认真体会，细心观察，准确把握，及时捕捉。石老提到，人的感觉与脑主神明密切相关，所以得气与否对于治神十分重要。他认为针刺之"得气"即是治神而神应的一种表现，而得气与否，以及得气的迟速，不仅关乎针刺的疗效，而且也可据此判断疾病的预后。得气为神应，神应而有效，神旺而效速，神弱而效迟。如临床治疗中风病急性期病人时，应用导师所创"醒脑开窍”针法，除选穴重在醒神、调神外，明确规定了操作及得气的量化规定，如针刺水沟，必须施雀啄手法达到以眼球湿润为度，针刺极泉、委中、三阴交，以肢体抽动3次为度，都在于强调得气而完成“治神”。

5. 治神要求医生身体健康

导师指出，脑主神明还包括人体的外在生命活动，只有在施术者身体健康、阴阳平衡的状态下，人体的生命活动才正常，脑主神明的功能才能正常发挥，也只有在此条件下医生才能在针刺过程中更好的“治神”。

（三）治神在针刺临床应用中应注意的问题

1. 对患者的引导

石老提出，治疗时要创造安静而舒适的治疗环境；接诊应举止端庄，热情大方，询问病史、检查身体要认真仔细；积极开导和努力消除患者对疾病和治疗方面的疑虑。

2. 调整和稳定患者的情绪

石老在针灸科接诊工作中观察到，在就诊者中有许多中老年、慢性疾病、久治不愈的患者。由于年老体弱，长期的病痛折磨大多数患者情绪低落，对治疗信心不足，甚至产生怀疑态度。因此，他强调在施针治疗前必须调整好患者的情绪使之有一个稳定的心态和最佳的情绪。

以上是跟师随诊所得，以愚所学，草就成文，难免有所疏漏，所论浮浅，不妥之处，还请同门同道斧正。

［辽宁中医杂志，2007，34（11）：1515.］

石学敏院士调神思想在五官科（口腔科）疾病中的运用

张春红

第二届国医大师石学敏院士系饮誉海内外有重大突出贡献的中医药学家，业医已五十余载，学验俱丰，著述颇多，有着丰富的临床及教学经验，秉着“凡刺之针，必先治神”的理念，擅用针刺治疗各种疑难杂病，特别善于用“醒脑开窍”针法治疗疾病，对百病以调神为先，临床研究颇为深入。“醒神、调神”针法为石学敏院士多年临证所创，其核心思想为：“神之所在—脑为元神之府；神之所主—人体生命活动的表现；神之所病—百病之始，皆本于神；神之所治—凡刺之法，必先调神。”石老认为百病之始，皆本于神，凡刺之法，先醒其神，神调则气顺，百病除矣，从而创立了“醒神”“调神”的学术思想。此针法经过长期多中心、大样本各种临床和实验研究，均证实了其有效性、可操作性、重复性和科学性，被医学界公认为治疗中风病的有效方法，已作为全国高等中医药院校规划教材的教学内容，在此不多赘述。“醒脑开窍”针法不仅应用于中风病，还应用于一切脑性疾病，精神科疾病、五官科疾病等，更体现了针刺与神的重要治疗作用，表明其针法的根本在于神。

石老认为《素问·宝命全形论》说“凡刺之针，必先治神”，此处治神包括两层含义：一是讲针灸施治必须重视患者的精神状态，情绪等等；二是讲医者须定神守气，专心致志，安神定志。患者“治神”是指患者要保持情绪稳定，心平神静。这不仅有利于医者施治，也有利于疾病的好转和身体康复。《圣济经》曰：“盖以神受则意诚，意诚则功倍故也。”在临床中，不仅要注意患者情绪的异常，当遇到一些疑难病症或者是精神方面的疾病时，更要重视对患者精神状态的调整，使患者消除与疾病以及治疗方面的疑虑，积极配合治疗。同时，患者出现情绪剧烈波动，不能自控，应暂时避免针刺，以防造成不良后果。针刺施治时，医者更应该“治神”。《灵枢·终始》有言“专意一神，精气不分，毋闻人声，以收其精，必一其神，令志在针”。医者在施治时，要精神内守，切不可三心二意。针灸治疗着眼于穴位、针具，均为细小，要认真正确操作，务必要专心致志，以免影响辨证、施治，影响治疗效果。此外，诊治环境也要保持宁静，以利于医生与患者平静心神。

石老以“窍闭神匿，神不导气”为宗旨，临证中必以神气盛衰为依据，以调理神机为根本，以调神为主兼以随证加减，往往出奇制胜，屡愈顽疾，效如桴鼓。笔者有幸跟从石院士学习，亲聆教诲，受益良多，归纳总结了石老以调神为大法，在治疗放射性口干症、灼口综合征、失音、失味等五官科疾病中的运用，现列举如下。

放射性口干症是因涎腺组织中浆液性腺泡细胞的直接照射损伤，患者表现有严重的口干、吞咽障碍，并且由于口腔及口咽微环境的改变引起一系列的放疗相关疾病，严重影响了患者的生活质量。石老认为放射性口干症患者目前仅依赖人工唾液和抗菌液冲洗法，而针灸治疗除增加唾液分泌外，还可改善味觉、减少唾液黏稠度、改善睡眠及减少疲劳等，针刺治疗口干症是目前有效的治疗方法。如曾治某患者，女，73 岁，美籍华人。2000 年因患扁桃腺癌在美国采用伽马刀和化疗治疗，2004 年肿瘤转移至鼻后方并靠近脑部，继续予伽马刀治疗。经伽马刀等放射线治疗后，唾液腺严重受损，并成为不可逆性损伤。2010 年 3 月来院就诊时，唇干、口干、咽干，张口不全，焦虑不安，呛咳，吞咽困难，语言不清，睡眠倒错，平衡差，小便频数、夜尿多；舌质干红、少苔，舌痿，伸舌右偏，脉弦细数。西医诊断为放射性口干症。针刺 3 天后，即见患者语言较前清楚，吞咽困难较前改善。针刺 1 周后，患者睡眠好转，小便能自控，诸症均见缓解。针刺 40 次后患者唇、舌、咽湿润，有唾液分泌，吞咽正常，呛咳频率明显减少，讲话清晰，睡眠倒置现象消失，血压控制平稳，行走自如。治疗 3 个月后返美。年底来信附有 1 份动态血压及心率监测报告单，报告显示：在未服用任何降压药的前提下，患高血压病近 40 年的她，血压平稳且平均血压保持正常。MAYO CLINIC 医院体检结果显示："肿瘤消失，恢复良好，总体情况良好。"

灼口综合征是以口腔内不同部位疼痛为主要临床表现，主要由精神性因素引起的，是口腔科临床常见多发病，成人多见，尤以中年女性居多。目前，西医学尚缺乏特殊有效的治疗方法，除对症处理外，多配以心理疗法。鉴于此病，石老善用"醒脑开窍"针法配以刺络放血法治疗，屡获捷效。如赵某，女性，64 岁，初诊时舌前 1/3 部间断性烧灼样疼痛 4 年余，患者自述 4 年前无明显诱因出现舌前 1/3 部烧灼样疼痛，加重时常以牙紧咬舌部痛处缓解痛苦，夜间以牙咬痛舌方能入眠，痛苦不堪，舌根部无明显不适，曾在某医院口腔科诊断为灼口综合征，经多处治疗效果不佳，遂就诊于门诊。刻症见神清，精神紧张，面色少华，舌前半部呈间断性烧灼感样疼痛，口干，时有心悸，纳差，寐欠安，二便调，舌暗红，苔白，两尺脉沉细。石老诊为灼口综合征，类属于中医之舌痛证，属心肾不交所致。故治拟醒神调气为主，兼以清心泻火，交通心肾，疏通舌络。治疗1次后，患者舌痛稍有好转；治疗2次后，舌痛明显减轻；3次后舌痛基本消失；4次后舌痛完全消失，恢复如初。石老认为“醒脑开窍”针法为治疗各种痛证的基础方，重在调神，以神导气，疏理气机，气行痛止。临床中常根据疼痛的部位，辅以循经取穴和局部取穴，以调神为先导，以通经为辅，共奏调神导气、止疼移痛之功效，用于治疗全身各部位之痛证皆有佳效。

失音症属于中医里的喉瘖，多以声音嘶哑，甚至不能发出声音为主症，也是临床中常见的耳鼻喉疾病之一。石老善用调神针法，屡获佳效。如治某患者，女，42岁，教师，自述声音嘶哑2月余，2个月前行甲状腺囊肿切除术后喉返神经受损，遂出现声音嘶哑，饮水呛咳，语音弱，咽部不适如鲠在喉，严重影响生活质量和正常工作，而且术后渐现身体消瘦，纳少，寐差，舌淡苔薄白，边有齿痕，脉沉缓。查喉镜示右侧声带收缩无力。经当地医院治疗未改善，遂试以针灸治疗。诊为失音，乃肺脾气虚，经络失养所致，法以醒脑开窍针法加减。经治疗后第4天患者自觉咽部梗塞感明显缓解。经治7天，声音嘶哑、饮水呛咳症状较前明显好转，生活有所改善，但不可过劳。经治3周后诸症俱消，生活质量明显改善，巩固针刺治疗1周。最终患者讲话语音、语量恢复正常，并重返讲台。此患者因外伤损伤，声道络脉受损，经脉枯萎，气机失利而致失音；其长期从事教师职业，耗损气阴，咽喉失于濡养，声门开合不利，当属“金破不鸣”，故治疗以调神为主，已达神调气畅窍开。

失味症又称味觉缺乏，是味觉异常中的一种。味觉异常是指舌的感觉异常，包括化学性的感觉（如苦、甜、咸等）及物理性感觉（如痛、冷、腻等）。舌的各部分对各种味觉刺激的灵敏度不同：舌尖对甜、酸、苦、咸的感觉非常灵敏，舌根部主要对苦味敏感。引起味觉异常的原因主要有药物副作用、锌缺乏症、手术后遗症、放射性因素、头部外伤、或是精神压力等。曾以调神针法为主治愈某男患者，患者自述味觉丧失、食欲减退半月余，半月前曾感冒，发烧，体温39℃，自服退烧药，双黄连口服液、银翘解毒胶囊、清咽滴丸等中成药；退烧后自觉食不知味，口中黏腻，食欲减退，求诊于门诊。就诊时精神状况尚可，食不知味，舌尖麻木，不能感知咸味，纳差，寐安，小便调，大便不爽，舌红，苔黄腻，脉滑数。诊为失味症，治以醒神开窍为主，针刺2次后患者食欲渐增；4次后味觉大部分恢复正常，可感知咸味；5次后痊愈，继以调理脾胃为主，巩固治疗4次。此患者味觉丧失的病因为窍闭神匿，神不导气，气滞血瘀，蒙蔽心窍所致，故以醒神开窍为主，已达神明窍通，气血调和的功效。

总而言之，以石老调神针刺法治疗五官科疾病，审病求因，多责之元神之府蒙蔽，窍闭神匿，神不导气，故治疗上以调神导气为主。以醒脑开窍针法加减治疗五官疾病为主，配合局部取穴，强调整体与局部治疗相结合，使神清气导窍开、功能恢复，达到理想的治疗效果，可见调神针法在治疗五官疾病亦具有其独特的疗效优势。

[中国中医药现代远程教育，2015，13（3）：32-34.]

石学敏院士治神学术思想临床应用举隅

倪丽伟　申鹏飞　石学敏

《素问·宝命全形论》中说:“凡刺之真，必先治神。”在针灸临床工作中，针刺质量的好坏，针刺效果的成败，“治神”起着关键和决定性的因素。石学敏院士在运用“醒脑开窍”针法治疗脑卒中等急危重症的同时，在临床上强调“醒脑”即“醒神、调神、安神”的重要性，形成了以脑统神、以神统针、以针调神的学术思想，极大地丰富了中医学“神”的理论学说。余有幸师从石老，见导师治神之法用于临床，屡起沉疴。

（一）调神导气止痛——顽固性疼痛

张某，男，24 岁。主因右大腿前外侧疼痛 5 年，伴右足趾凉麻不适 4 年于 2010 年 8 月就诊。曾于 2005 年胸椎 MR 检查时发现第 12 胸椎占位病变，被诊断为脊髓髓内海绵状血管瘤。于 2006 年行摘除血管瘤手术，术后患者出现右大腿前外侧疼痛、右足趾发凉、麻木感觉障碍等症状，并且以右脚大趾为甚，每天中午开始至夜间加重，持续 5~6 小时，以刺痛为主。吃止痛药止痛，后来需要早晚各服 1 粒芬必得才能止痛，就诊时患者神清，精神略差，右下肢大腿前外侧疼痛，右足感觉凉麻，查第 12 胸椎 ~ 第 2 腰椎间背部有陈旧性瘢痕，生理反射存在，病理反射未引出，右足趾皮温略低于左侧，浅感觉障碍。治以调神导气，疏通经络，祛瘀止痛。选穴：内关、人中、百会、上星、印堂、三阴交、环跳、阳陵泉、八风、背俞穴及局部痛处。操作：双侧内关提插捻转泻法，水沟雀啄泻法，三阴交提插补法，环跳、阳陵泉提插泻法，余穴平补平泻，背俞穴及局部痛处排刺，针刺得气后接 G6805 电针仪，疏密波，留针 30 分钟。起针后痛处选择 2~3 个痛点做刺络拔罐，出血 3~5ml，留罐 5~10 分钟；5 次针刺治疗后疼痛明显缓解，患者不再服止痛药，疼痛时间明显缩短，只夜间偶有疼痛，约 2~3 分钟。继续巩固治疗 2 周，疼痛基本缓解，临床治愈。

按：顽固性疼痛，可见于多种疾病，缠绵难愈。古代医家认为疼痛为经脉气血不通，取穴多以局部为主。石学敏院士根据《素问·灵兰秘典》“主不明，使道闭塞不通”之意，认为疼痛病机在于各种原因引起的经脉气血运行不畅，而经脉气血的流行又与心和神关系密切，神能导气，气畅则道通，通则不痛，“心寂则痛微”。故“治旷调神法”，重用内关、人中理气调神，“调其神，令气易行”，能收“以意通经”而镇痛之效。

（二）调神启闭——癔症

李某，女，41岁，澳籍华人，主因四肢麻木无力3个月于2010年9月就诊。于2010年6月与家人生气后，突发四肢瘫痪，曾去当地医院治疗，无明显效果，血象、脑脊液及头颅CT检查结果正常，拒绝做胸椎核磁检查。患者就诊时神清，精神弱，语声低微，上肢肌力2级，下肢肌力2级；腹部自第10肋骨以下深浅感觉均减弱，双下肢深浅感觉均减弱，肤温凉。生理反射存在，病理反射未引出。治则：调神开窍，调和阴阳。取穴：内关、人中、三阴交、委中。操作：治疗采用较强刺激手法，并同时进行心理暗示，本法有效。治疗1次后患者肌力至3级，治疗3次后患者能下床站立，上肢肌力4级。治疗1周后患者可在家人搀扶下缓慢行走，上肢恢复正常功能，巩固治疗1周，痊愈出院。

按：癔病发病多由情志因素所诱发，病机关键在于心窍闭阻，心神郁逆。临床表现变化多端，症状繁杂，主要包括精神意识，运动感觉及自主神经和内脏等功能障碍方面病证。根据临床出现的不同症状及病情的程度随症加减穴位。癔病究其病机，气机郁闭、神窍失宣，情迷志乱是为关键。治疗开窍启闭、宣发神气，调神定志，可以直对病机、直达病所，使心神复明，神转志移，动则精神饱满，静则志定神宁。

（三）醒神抑志——小儿抽动症

刘某，男，11岁，学生。初诊日期2009年10月30日。主诉：周身不自主活动3年，近日加重。现病史：患者8个月大时有跌仆史（枕部着地），3年前出现不自主挤眉弄眼，并逐渐出现晃头，口中怪叫之症。一年前又出现双手不自主舞动，受刺激后诸症加重，平素善恐易惊，曾诊于附近区中医院，服用中药至今，疗效不显。现症：患者神清，精神可，语言清楚，反应灵敏，问答切题，周身不自主活动，未闻及异常气味，神经系统检查未见异常。舌红苔白，脉弦细。颅脑CT检查未见异常。诊断为小儿抽动症。治则：醒神开窍，滋补肝肾，疏肝解郁。选穴：人中、内关、百会、印堂、四神聪、风池、肝俞、肾俞、合谷、太冲、足三里、三阴交。操作：人中向鼻中隔斜刺0.3寸，施雀啄泻法，至眼球湿润或流泪；内关直刺1寸，提插捻转泻法；印堂顺经刺0.5寸，捻转泻法；四神聪沿皮平刺1寸，施捻转平补平泻30秒；肝俞、肾俞向脊柱正中斜刺1~1.5寸，施捻转泻法30秒；风池向对侧眼角斜刺1~1.5寸，施捻转平补平泻1分钟；合谷、太冲直刺1~1.5寸，施捻转泻法1分钟；申脉、足三里、三阴交直刺0.5~1寸，施捻转补法1分钟。诸穴针刺施术后留针20分钟。治疗10次后，患者症状减轻，不自主活动次数减少，发作时间缩短。治疗20次后，患者能自觉控制行动，口中无异常声音，基本痊愈。

按：小儿抽动症是一种神经系统疾病，以头面部、肢体或躯干部的肌肉抽动和发声为主要特征，本病似属中医“瘛疭”“搐搦”范畴，石学敏教授认为：小儿抽动症的精神因素是其发病的关键，针刺调神在该病治疗中有极其重要的作用。因此，确定小儿抽动症的针刺治疗大法为：醒神抑志、平肝息风、镇静开窍。人中为醒神抑志之要穴；百会同属督脉，为诸阳之会，取之以统摄阳气，潜阳息风；肝俞以疏理肝气；风池疏泄肝阳，祛风止抽；合谷、太冲名曰四关，合谷手阳明经之原穴，为阳中之阳，位上主气。太冲足厥阴经之原穴，为阴中之阴，位下主血。刺之，平衡阴阳，调和气血，平肝息风。诸穴合用以达醒神抑志，平肝息风，镇静止抽之功。调神法在临床应用确实收到了理想的疗效，是小儿抽动症有效的治疗手段之一。

［长春中医药大学学报，2011，27（2）：188-189.］

石学敏治神学术思想探析

王自兴

中国工程院院士、国医大师石学敏教授，业医五十余载，学识渊博，医术精湛，著述颇多。笔者作为山西省中青年中医临床领军人才培养对象，有幸拜师门下，随师佐诊，亲身学习，受益匪浅，今将导师临床治神思想略述于下。

（一）神的概念

中医理论中的“神”主要是指人体生命活动的能力，它主宰着包括精神意识思维活动在内的人体一切生命运动及变化，同时也是脏腑气血盛衰显露于外的征象《素问·灵兰秘典论》:“心者，君主之官，神明出焉。”《素问·脉要精微论》:“头者，精明之府。”《本草纲目》:“脑为元神之府。”《医学衷中参西录》:“神明之体藏于脑，神明之用发于心。”石老认为脑心藕联，脑主神明与心主神明是并存的，脑所主之神是广义之神，它包括机体的外在生命活动和内在精神活动，起着决定性作用;心主神明是狭义之神，是广义之神的一部分，是在心主血脉的基础上派生出来的，故而提出神明由脑所主宰，由脑所藏的经典理论。

（二）脑主神明

《灵枢·海论》:“脑为髓之海，其输上在于其盖，下在风府。”《素问·脉要精微论》:“头者，精明之府，头倾视深，精神将夺矣。”《灵枢·海论》:“髓海有余则轻劲有力，自过其度，髓海不足，则脑转耳鸣，胫酸眩冒，目无所视，懈怠安卧。”脑是人的精神所在，脑与人的运动功能、感觉功能有重要关系。《本草备要》:“人之记性皆在脑中。”《医林改错》:“灵机记性不在心在脑。”《灵枢·邪气脏府病形》:“十二经脉，三百六十五络，其血气皆上于面而走空窍。”《张氏医通》:“头者，天之象，阳之分也。六腑清阳之气，五脏精华之血，皆朝会于高颠。”脑为诸神之聚，脑藏神，脑司控着一切精神意识思维活动及脏腑功能和肢体运动，人体精神意识藏之于脑，而人的智慧技巧、认识思维、分析决断、情绪情感、感觉联想都是脑的生理功能。

（三）针刺调神

石老临证指出:“神之所在——心藏神，脑为元神之府，神之所主——人体一切生命活动的表现，神之所病——百病之始，皆本于神，神之所治——凡刺之法，必先调神。”从神的生理、病理，诊断、治疗上剖析神的内涵，形成了以脑统神、以神统针、以针调神的“神”的学术思想。认为神是人体整个生命活动的最高主宰，代表人体和生命活动力，而一切生命活动的动力是气，所以神是气的总概括。神伤不仅可发生神志之疾，更能使脏腑气血、四肢百骸功能失常而变生诸病。临床治神从脑神观、从整体观出发，来调节内脏，协调形体，调畅情志，治疗诸疾。《灵枢・九针十二原》：“持针之道，坚者为宝，正指刺入，无针左右，神在秋毫，属意病者。”施术者先将针稳准轻快的刺入腧穴所要到达的深度，右手拇、食、中 3 指紧持针柄，把全身之力贯于指尖，心神之力凝于针尖，捕捉针下之气的微妙变化。《素问・针解》：“必正其神者，欲瞻病人目制其神，令气易行也。”施术者在操作过程中要全神贯注的察看病人的神气，只要医患之间神气相随，针入神入，神至气至，定能达到“必一其神，令志在针”的境界。通过针刺激发腧穴中的经气来影响脑主宰神明的作用，并能调和气血、脏腑功能达到补虚泻实、平和阴阳的目的，故有“行针者，贵在得神取气”之说。

（四）医者治神

《标幽赋》：“凡刺者，使本神朝而后入；既刺也，使本神定而气随；神不朝而勿刺，神已定而可施。”《灵枢・邪客》：“持针之道，欲端以正，安以静。”石老强调神气相随，针刺时施术者必须端正态度，心神安静，精神集中，同时患者必须消除顾虑，神志安定，未安而勿刺。《素问・宝命全形论》：“凡刺之真，必先治神。”施术者在针刺时首先要提高手脑的互感性，在行针过程中，使自己的思想能够很好地集中，意志能够很好地体现，手技能够很好地运用，把意志和精神高度集中在手中指下，准确地辨别针刺的具体感应和患者的全身变化。目无他视，手如握虎，心无外想，神气相随，气至病所。《素问・徵四失论》：“精神不专，志意不理，外内相失，故时疑殆。”假如施术者在操作中注意力不集中，三心二意，针刺效果一定会受到影响，甚至会造成不良的后果。

（五）患者守神

《灵枢・口问》：“针石者，道也，精神越，志意散，故病不愈。”针刺的感应是病人主观获得的，针刺能否发挥作用，与病人的心神状态是分不开的。施术者首先要耐心听取病人诉说心身痛苦，积极鼓励病人树立战胜疾病的信心，努力建立一种良好的信任感，同时施术者也要将自己所选的穴位，所用的针具，所施的手法，所产生的针刺感觉告诉患者，让患者排除顾虑与恐惧感，全身放松，摒弃杂念，将思想有意识地高度集中在病所，仔细体察针下的感应，是酸胀麻重感，还是凉热痒麻感，做到“经气已至，慎守勿失，深浅在志，远近若一”，若半途放弃意守，针感也随之消失。《针灸大成》:“用针之要，候气为先。”留针以候气为先，以调气为要。进针后如不得气，留针的目的是等待气至，如果得气，留针的目的是保留针感，留针的关键是发挥气未至者可使气至，气已至者可以祛邪。《素问·上古天真论》:“恬淡虚无，真气从之，精神内守，病安从来?”施术者在操作过程中不仅要注重治神，而且也要重视出针后的患者养神，大喜大悲大怒大忧不利于疾病的康复。

（六）醒神治中风

石老立足于中医“神”的学说，重视“脑为元神之府”的理论，创立了“醒脑开窍针刺法”，认为中风病的病因病机为“窍闭神匿，神不导气”，中风病的治疗法则以“醒脑开窍，滋补肝肾”为主，以“疏通经络”为辅，在针刺取穴上修正了以阳经为主的传统配穴原则，而以阴经穴、督脉穴为主，取水沟、内关醒脑开窍，三阴交滋补肝肾，极泉、尺泽、委中疏通经络，并对所选腧穴进行量学规范。《灵枢·本神》:“是故用针者，察观病人之态，以知精神魂魄之存亡。”石老认为疗效的有无，以神气的有无为前提，疗效的快慢，以神气的盛衰为基础。神气相随，而针刺时所产生的得气即是神应的一种表现，而得气与否、得气迟速，关乎针刺的疗效，故有“气至速者效速，气至迟者效迟”之说。石老所创“醒脑开窍针刺法”，针刺水沟，施以雀啄手法，以眼球湿润为度，针刺极泉、尺泽、委中、三阴交，施提插泻法，以肢体抽动3次为度，皆强调神应，而神应是取得临床疗效的保证。

笔者随师佐诊，对石老博大精深的治神学术思想略有感悟，特别是在针刺治疗卒中后尿失禁、卒中后尿潴留、卒中后失语、卒中后痴呆、卒中后意识障碍方面，在醒脑开窍针刺法基础上，加刺涌泉均取得很好效果。

中医学认为:①尿失禁多为肾气不固，膀胱失约所致，临床表现为小便不能自控，严重者甚至排尿完全无感觉的一种病症。卒中后尿失禁，病变部位不在膀胱而在脑窍，根本原因是脑窍失养。涌泉足少阴肾经井穴，肾经贯脊属肾络膀胱，肾主生髓充脑，主封藏，针刺有醒脑开窍，补肾固涩作用。②尿潴留多为肾气不固，膀胱气化不利所致，临床表现为小便不利，少腹胀满，甚则小便闭塞不通，排尿困难的一种病症。卒中后尿潴留，病变部位在脑窍，涌泉足少阴肾经井穴，肾经贯脊属肾络膀胱，肾主生髓充脑，主气化，针刺有醒脑开窍，调神利尿作用。针刺涌泉不仅能治脑部病变，而且还能治膀胱病变，不仅能标本同治，而且有双向调节作用。③失语多因脑窍被蒙，神明散乱，机关不利所致，临床表现舌强不语，舌体收缩，不能伸舌，或不能卷舌的一种病症。卒中后失语，病本在脑窍，病标在舌。涌泉足少阴肾经井穴，肾经循喉咙，挟舌本，针刺有醒脑开窍，通络利舌作用。④痴呆多因脑髓空虚，痰瘀阻窍所致，临床表现为神情呆滞，反应迟钝，善忘失算，懒动少言，肢体笨拙的一种病症。“人之灵机之记忆在脑不在心”，肾主骨生髓充脑。涌泉足少阴肾经井穴，肾经贯脊属肾通督脉，督脉入络脑，针刺有醒脑开窍，补益脑髓，调神益智作用。⑤卒中后意识障碍，属中风中脏腑范畴，多因肝肾阴亏，肝阳上亢，气血逆乱所致，临床表现为意识朦胧思睡或嗜睡，或昏迷不省人事的一种病症。涌泉足少阴肾经井穴，肾经上贯肝隔，肝经上额交颠，针刺有醒脑开窍，滋阴潜阳，引血下行作用。

《素问·小针解》:“调气在于终始一者，持心也。”石老在临床针刺中自始至终强调“治神”的重要性，形成以脑统神、以神统针、以针调神的治神学术思想，强调针以守神为首务，效以神应为保证，重视针刺调神、医者治神、患者守神，认为只要医患之间密切配合，把三者有机结合起来，神与气相随，定能取得意想不到的临床效果。

[光明中医，2016，31(5):634-636.]

试论《灵枢·经脉》篇“是动”和“所生病”

石学敏　韩景献　秦文宇

《灵枢·经脉》篇在详述十二经循行经路的基础上，以“是动”“所生”为体例，有规律地反映了每一经脉由于病理变化所产生的若干病候。这一独有的病候体系，以其与经络循行息息相关，真实再现发病证候，指导临床确具卓效三大特点一直作为针灸学科的奠基理论著称于中外医学界之林。然由于年代久远，文意古奥，虽经历代医学从不同的师承传授和各自的医疗实践出发对十二经病候进行多方面的疏注校释，但其玄冥幽微之处仍所在甚多。我们认为：在针灸已成为世界医学一个组成部分的今天，做为中国的针灸工作者，应该对十二经病候有一个确切而完整的概念，还《灵枢》经旨以本来面目，赋历代认识以新的内容。兹将我们对十二经脉是动所生病候与临庆的研究分四个部分综述如下：

（一）历代注家对“是动”“所生病”论述

《难经》是以气血的生理功能和病理变化为据来划分“是动”“所生”。二十二难日：“……经言是动者，气也，所生者，血也……气主昫之，血主濡之，气留而不行者，为气先症也，血壅而不濡者，为血后病也。故先为是动，后所生也。”

明代张景岳是以运气学说为指导，用“常”和“变”来解释“是动”“所生”。认为是动病讲的是变化规律，即一个脏腑在正常的功能常态下按照怎样的规律而产生病理变态。在他的代表作《类经》十二经病中谈到：“动，言变也，变则变常而为病也。如阴阳应象大论曰：在变动为握为哕之类，即此之谓。”

清代张隐庵是以脏腑经脉和病因来分是动和所生。他说：“是动者，病去三阴三阳之分，而动见于人迎气口，病在气而不在经……所生者，谓十二经脉，乃脏腑之所生，脏腑之病外见于经脉也。”

近代陈璧疏、郑卓人以脏腑经脉划分是动、所生。他们认为：是动病就是本经之脉因外邪的引动而发生的疾病。所生病，是指与经脉相连属的脏腑所发生的疾病。

今世部分学者认为：是动病是本经发病，所生病是本经的俞穴所能治疗的疾病。

纵析上论，我们认为，在当时的理论水平和医疗条件下，这些医家对十二经病候及机制能在认识上达到这个水平是难能可贵的。但在基础理论和临床医学发展到今天的时代，尚不能揭示“是动”“所生”病的真正内涵。

（二）我们对“是动”“所生”概念的理解

本《灵枢》原旨，参诸家之论，结合大量临床研究，我们认为：“是动”和“所生”是一个广义的概念，是对十二经脉及其相联属脏腑在由生理转变为病理所产生的各种症状、体征、传变和转归的综合性记述。因此，全面的理解“是动”和“所生”，应包括病因、病位、发病急缓、病程长短、标本、虚实、预后、转归这样一些内容，具体可概括如下表：

是动、所生病分析简表

分析项目	是动病	所生病
病因	多为外因引动或诱发	①是动未愈转化而来 ②脏腑自病
病程	发病急，病程短	发病缓慢病程长久
病位	多在外在表	多为里证
正气与邪气消长	正气一般不虚，多为正盛邪实	多为损伤正气成正虚邪盛，邪减正衰
性质	多为阳热实证	多为里虚寒证
转归	可因邪气盛或正气虚而入里，损及脏腑转为所生病	有时为是动病的加重
预后	多为良好	多为不良

1. 是动病分析

（1）多为实证、急性病

如手太阴肺经“是动则病肺胀满，膨膨而喘咳，缺盆中痛，甚则交两手而瞀，此为臂厥”，显而易见，这是一组正盛邪实之证，病因为外邪侵袭，病位在外在表，正气未虚，属阳热实证，发病急，病程短，及时治疗，一般预后是好的。又如手阳明大肠经，手太阳小肠经、足阳明胃经的是动病皆是实证、郁证。阴经中的是动病绝大部分也反映了这一规律。如心、脾两经，心经为“是动则病嗌干、心痛、渴而欲饮”，乃心火上炎，热烁伤津之候。虽非表证，但病位浅，在气不在血，尚未出现脏器本身的损害。其所以无表证，是因其本身为阴经。脾经是动病为“舌本强，食则呕，胃脘痛，腹胀善噫，得后与气则快然如衰，身体皆重”，此为中焦实热，兼挟湿邪，多为饮食不节引起。

（2）是动病中也有急性发作的虚证

足少阴肾经即是。原文：“是动则病饥不欲食，面如漆柴，咳唾则有血，喝喝而喘、坐而欲起，目䀮䀮如无所见，心如悬，若饥状，气不足则善恐，心惕惕如人将捕之，是为骨厥。”

这一组病证多为肾气亏损所致。中医理论认为：肾为先天之本，五脏六腑之精皆禀于肾，肾常不足，肾无实证。因此，是动病也表现为肾气亏损之候。其与本经所生病的区别之点在于：虽为盛衰危急之象，但反应强烈。

以上分析说明：是动病除足少阴肾经外，多为外邪引起的急性病，病位浅，多在表在气分，多为正盛邪实之候，症状表现多明显强烈。

2. 所生病分析

（1）病已发展为里证虚证。如手太阴肺经的“咳、上气、喘、渴、烦心、胸满”描述了一组气短而喘促、声音沙哑，口干咽燥，饮水自救的症候群，是肺气虚至肾气也虚，脏腑之真精已伤。再如脾经的“体不能动摇、食不下”“溏、瘕、泄”皆为脾虚不运之证。肾经的“黄疸、肠澼、痿、厥、嗜卧”为肾气亏损。肝经的“胸满、呕逆、飧泄、狐疝、遗溺、闭癃”为肝肾亏虚之证。这些病证多为慢性过程，脏腑已伤，故主要表现为虚衰之证。

（2）某些阳经的所生病为虚中挟实或外邪入里化热，但正气也同时受到了损伤。如手阳明大肠经的“目黄、口干、鼻衄、喉痹”是阳明热证，但“目黄”“口干”已说明了津液的耗伤。足少阳胆经之“汗出振寒、疟”为正邪交争，寒热往来，半表半里之证。这些病证为外邪入里，同时正气也已稍损。

（3）某些“所生”病仅表现为本经经络受阻，经气失调，阴阳不相平衡。各经所生病的最后一段，循经脉走行的发病即是。如手太阴肺经的“臑臂内前廉痛厥”，手阳明大肠经的“肩前臑痛，大指次指不用”等。

3.“是动”与“所生”病之间的传变规律

十二经脉及其所属脏腑是一个生理上相互依存，病理上相互转化的有机整体，故十二经脉的“是动”“所生”之间是按照一定规律相互传变的，共转归有二：

（1）病情加重，更损正气。如手太阴肺经是动病的“膨膨而喘咳”为表实证，是疾病的早期阶段，若损及肺肾二气，则发展为所生病的“咳、上气、喘喝”，心经是动病有“心中憺憺大动”，伤及心阳则转为所生病的“烦心”“心痛”，酷似冠心病之先出现心跳气短，后又出现心绞痛。

（2）病情减轻，邪减正虚而变为慢性阶段。如膀胱经是动病有“冲头病”为太阳病之急性阶级，病损膀胱经脉，邪减正虚则转为所生病的“头囟颈痛”为慢性阶段。脾经是动病有“身体皆重”，是湿邪重着之实证，损及脾阳，则转变为所生病的“体不能动摇、食不下”是脾虚的慢性阶段。肝经的是动病有“丈夫疝、妇人少腹肿”之急性阶段，张景岳称为“卒疝”，伤及肝脉，则转为所生病的“狐疝”，即可还纳的腹股沟疝，为慢性阶段。

综上所述，我们认为十二经脉病候是中医最早的症状学，共记述了200余种病症。根据这些病候的症状表现、阴阳归属而分别归属于各个经脉之中。这种提纲挈领的表述方法，为针灸治疗学创造了辨证与辨病相结合的先决条件，是临床治疗的基础。

（四）对十二经病候中六“厥”证的概念探讨

在十二经病候中，手足太阴、手少阴、足阳明、足太阳、足少阳六条经脉“是动”病的最后一句分别出现了“此为臂厥”“是为臂厥”“是为骭厥”“是为胃厥”“是为踝厥”“是为阳厥”的论述。对此，古今很多注家按照一般语法规律把“是为”和“此为”的前后内容用因果关系进行连接，即把前面出现的症候群解释为“这就叫臂厥病”或“这就是骭厥病”。这样解释，不能确切反映是动病的原意，因而也影响临床应用。我们认为：“是为”和“此为”的“是”“此”二字可以是无指代词，在“是为”“此为”后面出现的“臂厥”“阳厥”与“是为”“此为”前面的症候群不是因果关系，而是并列关系。就是说：这六经之厥不是六经“是动”病诸证的归结性总论，而是“是动”病的病候之一。“是动”“此为”的“是”“此”二字如果做为指示代词，则其所指应是本经的经脉，而不是本经经脉“是动”病中症候群的病名结论。我们的依据如下。

1. 从文理分析

是：《说文解字》：“直也，从曰正”。

此：《说文解字》：“止也，从匕，匕，相比次也。”从《说文》对这两个字的本义分析，“是”象太阳正中时其光的直射，是一种对发光之源的直接反映。“此”做“比次”讲，本身即含并列之意，而均非一种因果性词类。

对“此”和“是”的语法应用，在《诗经·周颂》中，许多篇章用“此”“尔”对言，如《思文》：“无此疆尔界。”又如《振鹭》：“在彼无恶，在此无敌。”这里的“此”是指自己一方，“尔”指对方。“是”上古用做连系性动词，借以加强肯定的语气。后世沿用“此”，“是”可以做代词，代人，代事物可以做状语“是”还可以做为结构助词，使动宾倒装。

结合上述语法现象，我们倾向于把“此”和“是”做为指示代词，但其所代的内容是其所在的经脉。

2. 从医理分析

《内经》本书已订“厥”的内涵做了明确规定，主要有三个方面：①指神志病变。《素问·大奇论》：“暴厥者，不知与人言。”②指阴阳之气的盛衰变化。如《素问·厥论》：“阳气衰于下则为寒厥，阴气衰于下则为热厥。”③从十二经分证论厥。在《素问·厥论》中，以手足三阴三阳为纲目，已各列其发厥逆的证候表现。

分析以上十二经之厥，其产生机制是从经脉的走行部位，所属脏腑的功能和经气的逆乱等方面来阐述的，因此，如果把做为它的姐妹篇《灵枢·经脉》篇：“是动”病中所见“臂厥”“骭厥”“阳厥”“骨厥”“踝厥”仅看做是其所在经脉“是动病”诸症的归结性病名而解释为“这就是臂厥”等，这显然是对《内经》学术思想的一种曲解。

3. 结合临床所见

六经之“厥”各有其特定的症候群，如手太阴肺经的“臂厥”临床表现有四：一是皮温低；二是皮肤变色，呈紫色或腊黄色；三是腕下垂；四是无脉。足阳明胃经的“骭厥”临床表现有五：一是跗阳脉消失；二是皮温低；三是局部皮肤呈腊黄或紫色；四是足下垂；五是剧痛。足少阳胆经的“阳厥”临床表现有四：一是皮温高；二是烧灼样疼痛；三是足下垂；四是皮肤变腊黄或紫色，病久可见肌肉萎缩。这些症状的病因病机是由于其所在经脉的经气闭阻所至。

综合以上三个方面的分析，我们的意见：六经之“厥”，应该是十二经的病候之一，应该与其所在经脉的所有病候成为并列关系，其病变机制应该用其所在经脉的经络循环和所属脏腑的病变反映来解释，在治疗上应该有着与其发病机制完全对应的治则、配方和操作方法，这样才符合《灵枢》的原旨。

（五）以足太阳膀胱经为例，分析其病候与临床治疗方法

1. 原文

是动则病冲头痛，目似脱，项如拔，脊痛腰似折，髀不可以曲，腘如结，腨如裂，是为踝厥。是主筋所生病者，痔，疟，狂，癫疾，头囟项痛，目黄，泪出，鼻衄，项背腰尻腘腨脚皆痛，小指不用。

2. 分析

疼痛是膀胱经病候的一大特点，在十二经病侯中，对疼痛一证的描述其区域之广，路程之长，疼痛之剧者，以足太阳膀胱经为著。“冲头痛”“目似脱”是形容头痛的量，描述发病时头痛如暴炸样、刀割样、可伴有面色苍白、汗出如豆、两目瞪大、声嘶力竭、四末厥逆、脉细数而弦。临床上主要见于血管性头痛，其病理是本经经脉上颠入络脑，参予了脑内循行，故邪气上冲，经脉闭阻，脑失所养，发为脑内剧痛。“项如拔”是形容后颈部如同被拔掉，或出现颈项强直。“脊痛”是膀胱经第一、二侧线循行部疼痛。临床上前者可见于颈椎综合征，后者可见于增生性脊柱炎。“腰似折”是形容腰痛像折断一样，“髀不可以曲”有的注家解释为大腿不可以屈曲，我们不同意这种解释，在临床上，膀胱经的发病患者特别喜欢把腿曲在一起，是一种减痛姿式。我们认为：髀不可以曲，是讲中医的查体，是医生在给病人做检查时，患者病侧下肢不可做向心屈曲。西医学讲拉赛格式征、克尼格式征。“腘如结”是检查小腿和大腿连接的部位腘窝如同凝结一样。“腨如裂”是腓肠肌的部位如同被撕裂，疼痛难忍。从腰似折到踝厥，临床多见于坐骨神经的根性和干性发病，可以腰椎间盘脱出、腰椎增生、腰椎结核、纤维脂肪瘤及梨状肌的损伤、炎症等。其病因病理为风寒湿三气杂至，合而为痹，使经脉闭阻、不通则痛。

对于膀胱主筋所生病，张景岳讲：周身筋脉、惟足太阳为多为巨，其下者结于踵、结于腨、结于腘、结于臀。其上者，挟腰脊、结肩项，上头为目上网，下结于烦，故凡为挛为痹为厥为反张戴眼之类，皆足太阳之水亏，而主筋所生病者。对这一观点，我们是赞同的。人体周身筋脉、惟足太阳为多为巨，其长表现为从头至足，背部两条侧线，折量后比足阳明胃经长 1/3。巨者粗也。说明张景岳当年做过周围神经的解剖。周围神经最粗的是坐骨神经，刚好从腰开始至足趾，与膀胱经的循行是完全吻合的。从两千多年前的《内经》时代能认识这一点是了不起的。它的生病是从“结”开始，经筋是讲结的，结于踵、结于腨、结于腘、结于尻……挟腰脊……上头为目上网。所结之处，也是发病的焦点。总的讲，凡是拘挛性、疼痛性、厥逆性的疾病，都是由于“筋”的发病。“痔、疟、狂、癫疾、头囟项痛”是由于膀胱经的水亏造成的。“目黄”是球结膜发黄，带血丝，还是黄疸的目睛黄染。“泪出”是眼泪自然流出，不可控制。“鼻衄”是鼻出血。以上是太阳中风的综合征。同时可有突然昏倒、不醒人事、半身不遂。我们这样讲，是根据《灵枢》同时代的姐妹篇《素问・厥论》所述：“太阳厥逆、僵仆、呕血、善衄。”是讲太阳经的厥逆可出现突然昏倒、不省人事、口鼻出血、眼睛发黄、泪水自然流出。就是现在临床所见的中风病、脑意外。具体在症状表现上，可以有一个演变过程，开始是脑缺血，表现为冲头痛、目似脱、接着脑梗塞或脑出血，病人表现为僵仆、昏不识人，可伴有高热、头囟痛，项强（颈抵抗阳性），有的病人可伴有小的癫痫发作，这在临床上是大量的。

3. 治疗

（1）冲头痛、目似脱（血管性头痛）

治则：益髓充脑、调神止痛。

取穴：人中、风池、完骨、天柱。

操作：人中施雀啄手法，以眼球充满泪水为度。风池、完骨、天柱，进针1~1.5寸，施小幅度、高频率捻转的补法，每穴施术1分钟，随机观察、脑血流图可见枕乳、额乳导联较针前波幅抬高，提示脑供血情况有改善，与临床症状的改善是一致的。

（2）项如拔、脊痛（颈椎综合征、增生性脊柱炎）

治则：疏筋通脉。

取穴：①风池、天柱、颈椎夹脊刺。②循膀胱经第一、二侧线疼痛区夹脊刺。

操作：颈椎夹脊刺，在颈椎两旁傍开0.3~0.5寸进针，直刺1寸，施捻转的补法。膀胱经第一、二侧线夹脊刺为斜刺，进针1~1.5寸，施平补平泻手法。风池，天柱手法同上。

（3）腰似折、髀不可以曲、腘如结、腨如裂、踝厥（坐骨神经痛）

治则：疏筋通脉、缓急止痛。

取穴：大肠俞、环跳、委中、阳陵泉、昆仑、人中。

操作：先刺人中、手法同前，大肠俞、俯卧位，直刺2.5~3寸，施提插的泻法，以放电样感觉至足趾为度。环跳，侧卧位进针2.5~3寸，施提插的泻法，以放电样感觉到足趾。委中、仰卧位，抬腿取穴，进针0.3~0.5寸，提插的泻法，令放电感到足趾。阳陵泉，侧卧位进针1~1.5寸，施提插的泻法，令麻膨感到足外踝。昆仑、直刺1寸、平补平泻，以局部麻胀为度。以上方穴均不留针，可起到迅的止痛之效。

（4）是主筋所生病者（拘挛、疼痛、厥逆性疾病）

治则：醒脑开窍、疏通经络。

取穴：主穴：内关、人中、三阴交。副穴：极泉、尺泽、委中、合谷。

操作：内关、直刺1.5寸，施捻转提插相结合的泻法：施术1分钟。人中、施雀啄手法，以眼球充满泪水为度。三阴交，沿胫骨内缘斜刺1~1.5寸，施提插的泻法，以患侧下肢抽动3次为度。极泉，沿原经下移一寸进针，直刺0.5~1寸，施提插的泻法，以患侧上肢抽动3次为度。尺泽，进针0.5寸，提插的泻法，以患肢手指抽动 3 次为度。合谷，刺向三间处，以手指抽动 3 次为度。自 1972 年以来，采用上法收治中风患者 2336 例，临床治愈率达 64%。

关于本经所生病的“项、背、腰、尻、腘、腨、脚皆痛，小指不用”是足太阳膀胱经的所过之处发病，可为多种病的伴随证。在治疗上，可以随证施治，穴位配方以痛为俞，手法操作以通为用，以泻为主。

［中国针灸，1988，37（2）：44-47.］

石学敏院士对《灵枢·经脉》"厥"内涵的研究

杜宇征　张春红

《灵枢·经脉》通过经络辨证有规律地反映了十二经脉病候，而后世医家对"是为……厥"的理解众说纷纭，且对临床指导意义甚微。笔者长期跟随石学敏院士学习，亲聆教诲，受益匪浅，现将导师对《灵枢·经脉》篇十二经脉病候中关于"厥"的理解及其针刺治疗总结如下。

（一）"是为……厥"本意之探讨

《灵枢·经脉》篇在详细论述十二经循行的基础上，有规律地反映了每一经脉由于病理变化而产生的若干病候，这一独特的病候体系，与经络循行息息相关，真实地再现了发病症候，这些论述作为针灸学的奠基理论著称于中外医学之林。由于古汉语与现代汉语的释义不同，后世医家的理解参差不齐，古典医籍的临床应用出现徘徊与困惑。多年来，诸学者对古典医籍的研究多停留在文字考证方面，对临床指导意义不甚广泛。

十二经病候中，分别在手太阴肺、手少阴心、足阳明胃、足少阴肾、足太阳膀胱、足少阳胆 6 条经脉"是动"病的最后一个句子分别出现了"此为臂厥""是为臂厥""是为骭厥""是为骨厥""是为踝厥""是为阳厥"的论述。以手太阴肺经为例，原文"是动则病肺胀满，膨膨而喘咳，缺盆中痛，甚则交两手而瞀，此为臂厥"，对此，古今很多医家按照一般语法规律把"是为"和"此为"作为指示代词，即把前面的症候群解释为"这就叫臂厥病"。对此，石学敏院士经几十年来的古医籍考证和临床研究，从文理和医理结合分析，认为"此"和"是"作为指示代词，但其所代的内容是其所在的经脉，是"是动"病的症候之一，应该与其所在经脉的所有病候成为并列关系，并有其特定的症候群，这与古今很多注家按照一般文理来解释是不同的。因此，原文应解释为：肺经是动病表现为胸部膨胀，咳声洪亮，由于频繁地咳嗽，致缺盆中疼痛，病情加重可出现视物昏花，甚至晕厥的"瞀"证。本经的是动病还可以出现手臂逆冷、肤色变紫、无脉、腕下垂的臂厥病。"厥"产生的病因病机，是由于其所在经脉的经络闭阻、经气的逆乱所致，应该用本经脉的经络循行和所属脏腑的病变反应来解释，治疗上应使用与其发病机制完全对应的治则、配方和操作方法，才符合《灵枢》的原旨。六经之"厥"的探讨，经过了多年的研究考证，在临床实践中反复证实，用此理论指导针灸临床，疗效显著。

（二）“厥”之临床考证

石学敏院士应用《灵枢·经脉》篇十二经病候结合现代针灸临床，并以此指导临床循经取穴，拟定补泻，确有卓效。

1. 臂厥

《灵枢·经脉》篇：“手太阴肺……是动则病肺胀满，膨膨而喘咳，缺盆中痛，甚则交两手而瞀，此为臂厥。”“手少阴心……是动则病嗌干，心痛，渴而欲饮，是为臂厥。”张介宾释：“瞀，木痛不仁也。手太阴肺由中府出腋下，行肘臂间，故为臂厥。”石院士认为，肺朝百脉，肺经循行于上臂，肺气郁闭，不得宣泄，经气厥逆，不达四末，则发臂厥。臂厥的临床表现有四：一是皮温低；二是皮色变，呈紫色或蜡黄色；三是腕下垂；四是无脉。相当于西医学的无脉症、雷诺氏征、臂丛神经损伤等。

（1）无脉

治则：疏经通脉。选穴：人迎、太渊、内关、患侧前臂心肺经排刺。

操作：人迎直刺25~40mm，以提插进针，针感放射至手，再施捻转补法1分钟；太渊直刺7mm，以捻转补法1分钟；内关直刺25mm，施捻转泻法1分钟；患侧前臂心肺经排刺，针距25~50mm，直刺12~25mm，施捻转补法，针感循经而行。

石院士认为，人迎为阳明胃经脉气所发之处，为阳明、少阳之会，阳明多气多血，针之调气血、通脉络，视为主穴；太渊为肺经之原，百脉相注，名曰寸口，补之可益气通脉；心肺经排刺，则可直接疏调心肺两经经脉气血，气行血行，气血通畅，经脉通利，则阳气外达，邪以外泄。诸穴相配，气血得复，病邪得除，经脉气血顺调，病安而愈。近来研究证明，以人迎穴为主治疗大动脉炎（头臂型）疗效显著，此针刺法改变了病变血管狭窄程度，改善病变血管舒缩功能，提高了机体清除自由基的能力。

（2）手臂麻木不仁、无力

治则：疏经通络。选穴：极泉、尺泽、曲池。

操作：极泉沿经下移2寸，避开腋毛，直刺25mm，施提插泻法至上肢抽动3次为度；尺泽直刺15mm，施提插泻法至前臂抽动3次为度；曲池直刺40mm，施提插泻法针感至手。3穴均有电击样感传，有较强的疏通经络的作用。

（3）手腕不收

治则：疏通经络。选穴：尺泽、曲池、臂中。

操作：尺泽直刺25mm，施提插泻法至手腕抽动3次为度；曲池直刺40mm，施提插泻法使针感至手；臂中直刺25mm，施提插泻法至手指抽动3次为度。3穴均有较强的疏通经络的作用。石院士治疗本证以阴经取穴为主，临床疗效显著；也有研究表明，桡神经损伤的治疗当宗“治痿独取阳明”之旨，强阳明之脉，行气活血，舒筋活络，效果明显。

（4）手厥冷、变色

治则：疏经通络。选穴：极泉、太渊、阳池。

操作：极泉、太渊手法同前；阳池随经斜刺25mm，施捻转补法1分钟。

石院士认为，极泉疏通经络；太渊通调百脉；阳池为少阳之原，疏调经气。我院鲍家铸教授采用本针刺法治疗雷诺病43例，效果显著。

2. 骭厥

《灵枢·经脉》：“足阳明胃……是动则病洒洒振寒，善呻数欠颜黑，病至则恶人与火，闻木声惕然而惊，心欲动，独闭户塞牖而处，甚则登高而歌，弃衣而走，贲响腹胀，是为骭厥。”石院士认为，臂厥可表现为上肢无脉，骭厥可表现为下肢无脉。骭厥的临床表现：一是趺阳脉消失；二是皮温低；三是局部皮肤呈蜡色或紫色；四是足下垂；五是剧痛。相当于西医学的闭塞性脉管炎、股神经损伤和胫前肌萎缩。

治则：疏通经脉。选穴：气冲、阳陵泉、足三里、解溪，患肢大腿部足阳明、足太阴经排刺。

操作：气冲直刺40mm，施捻转泻法，触电感放散到足；阳陵泉直刺25~40mm，施提插泻法；足三里直刺40mm，施提插补法；解溪直刺15mm，施提插捻转补法；患肢大腿部足阳明和足太阴经排刺，每隔1.5寸1针，施捻转平补平泻法。

石院士认为，气冲为足阳明之动脉，刺之以疏通经络；阳陵泉为胆经合穴，刺之可通经络；足三里为胃经合穴，补之可疏通胃经经气；解溪乃胃经之经穴；足阳明、足太阴经排刺亦可疏通两经经脉气血，经脉通利，阳气外达。诸穴合用，共奏调节经气、疏通经脉之功。

脉管炎虽多表现为肢体症状，但实质是由于脾、肝、肾3脏虚损，导致气血瘀阻经络，不能荣于肢末。三阴交穴，属脾经而通肝、肾二脉，研究显示针刺三阴交穴，使患肢微循环管径扩张，前后阻力减小，血流速度加快，血流状态得到改善，进而阻止微血栓形成。

3. 踝厥

《灵枢·经脉》云："足太阳膀胱……是动则病冲头痛、目似脱、项如拔、脊痛、腰似折，髀不可以曲，腘如结，腨如裂，是为踝厥。"石院士认为，此踝厥可见小腿外侧至足麻木、肿痛、皮温低、足下垂，严重者可见皮肤变色、脚趾溃烂。相当于西医学腰椎骨关节病变、梨状肌损伤等所致的根性或干性的坐骨神经痛、腓总神经损伤等。

治则：疏通经络、缓急止痛。选穴：大肠俞、环跳、委中、阳陵泉、昆仑、水沟。

操作：先刺水沟，向鼻中隔斜刺 7~15mm，施雀啄泻法，至眼球湿润或流泪；大肠俞，俯卧位，进针 62~75mm，施提插泻法，使麻电感窜至足尖；环跳，侧卧位，进针 62~75mm，施提插泻法，针感窜至足尖；委中，仰卧直腿抬高取穴，直刺 13~25mm，施提插泻法，使麻电感放射至足；阳陵泉，进针 25~40mm，施提插泻法，使针感向下放射至外踝；昆仑穴，直刺 25mm，施捻转泻法，以局部酸胀为度。以上穴针刺均不留针。

石院士认为，踝厥系膀胱和胆经发病。太阳和少阳经脉受阻是该病的关键，治疗当以疏导经气为主，根据循经取穴法，宗"经脉所过，主治所及"之理，选用大肠俞、环跳、委中、阳陵泉等可疏通太阳、少阳经脉，通经活络。水沟为快速止痛之效穴；委中，膀胱经合穴；阳陵泉为筋之会；昆仑为膀胱经之经穴。诸穴相配，共奏舒筋通络、活血止痛之功。现代研究表明，针刺能调节血液中 5-羟色胺、儿茶酚胺等浓度，引起神经细胞释放内啡肽，增加脑内具有镇痛作用的递质（乙酰胆碱、5-羟色胺、脑内吗啡样物质），拮抗镇痛作用的递质（去甲肾上腺素、多巴胺），加速局部血液循环，改善炎性反应、渗出及水肿等，从而改善临床症状。

4. 骨厥

《灵枢·经脉》曰："足少阴肾……是动则病饥不欲食，面如漆柴，咳唾则有血，喝喝而喘，坐而欲起，目𥆨𥆨如无所见，心如悬，若饥状，气不足则善恐，心惕惕如人将捕之，是为骨厥。"张志聪说："咳唾有血，喝喝而喘者，少阴之生气，不上交于肺，而肺气上逆也。坐而欲起者，躁动之象，厥于下而欲上也。肾之睛子为瞳子，目𥆨𥆨无所见者精气不上升也，此少阴肾脏之精气，厥逆于下。为此诸病，故为骨厥。"肾居下焦，内寄真阴真阳，为人体生命之本，肾脏发病即表现为重症危候，故肾无实证。骨厥为肾之生气厥逆于下的表现。

治则：温经通脉。选穴：委中、阴谷、复溜、三阴交。

操作：委中，卧位直腿抬高取穴，进针25mm，施提插泻法，令麻窜感放射至足部；阴谷、复溜、三阴交均进针25mm，施捻转补法1分钟。

石院士认为，委中为膀胱经合穴，善疏通经络；阴谷为肾经合穴，复溜为肾经之经穴，三阴交为足三阴之交会穴，3穴共用，可益肾滋阴、温通经脉。

5. 阳厥

《灵枢·经脉》："胆足少阳之脉……是动则病口苦、善太息，心胁疼痛不能转侧，甚则面微有尘，体无膏泽、足外反热，是为阳厥。"张介宾说："本经循髀阳出膝外廉，下出外踝之前，故足外反热。本病从火，故为阳厥。"石院士认为，胆经是动病治疗不当或误治，会导致疾病的演变。"足外反热"，足外是代词，代表小腿外侧、外辅骨和四、五趾之间这一区域，出现灼热、胀痛、站立加重，卧位减轻。胆内寄相火，少阳之气上逆，胆经脉气变动所出现火逆冲上的病症，称为阳厥。阳厥证相当于西医学的丹毒、坐骨神经痛、腓神经受损等。

治则：调和气血，舒筋缓脉。选穴：阳陵泉、悬钟。

操作：阳陵泉，直刺40mm，施捻转泻法，令走窜感到足四、五趾间；悬钟，直刺25mm，施捻转泻法，以局部酸胀为度。

石院士认为，阳陵泉、悬钟均为八会穴，筋会阳陵泉，髓会悬钟，两穴共奏泻热利湿、舒筋活络、调和气血之功效。

（三）小结

《灵枢》是我国保存最完整、最古老医学著作之一，其中《灵枢·经脉》篇系统记述了十二经脉病候，为针灸学的发展奠定了理论基础。针灸学已成为世界医学的一个组成部分，作为针灸学发源地的中国针灸工作者，应该对十二经病候有确切完整的理解和掌握。石学敏院士精攻典籍，博览群书，去伪存真，还《灵枢》经旨以本来面目，赋历代认识以新内容，并将理论运用于临床实践，促进了针灸学的发展。本文所述只是石学敏院士《灵枢》经脉病候体系的研究与临床之一隅，希望在以后的学习及临床实践工作中，能与同道继续探讨，为中医学的继承和发扬尽吾辈绵薄之力。

[中国针灸，2012，32（1）：43-46.]

石学敏经筋刺法临证经验浅析

申鹏飞

（一）经筋病候特点

在《灵枢·经筋》篇里，十二经筋各有病候记载。十二筋疾病候既包括在十二经脉病候之中，又有经筋为病的特点。本篇在综述十二经筋病候时指出："经筋之病，寒则反折筋急，热则筋弛纵不收，阴痿不用，阳急则反折，阴急则不伸。"十二经筋在循行途中都结、聚于四肢关节部和肌肉丰盛之处，如踝、膝、髀、臀、腕、肘、肩等，这与《素问·五脏生成》篇所说的"诸筋者皆属于节"的理论相吻合。十二经筋联缀百骸，维络周身，各有定位，由于致病因素如寒、热、风、湿等邪气的侵袭以及跌打损伤等原因，十二经筋病候多表现为该经筋循行所过之处的筋肉或与动作有关的疾患，以运动障碍和疼痛为主，如弛纵、挛急、掣痛、转筋、强直、口僻及肩不举、膝不可屈伸之类的关节活动不利以及肢体偏废不用等。临床上常见的有周围性面神经麻痹，因闪挫伤引起的肌腱或韧带等软组织损伤以及肌肉的萎缩不用。

（二）经筋刺法特点

根据经筋病候和选穴特点而立的"经筋刺法"是石学敏院士汲取中医学"经筋理论"的精华，并结合长期临床实践及西医学而创立的，具有丰富的思想内涵及学术价值。治疗经筋病长期以来，其选穴多崇古训，即"以痛为腧"。"以痛为腧"一词，首见于《灵枢·经筋》篇。该篇在叙述十二经筋的病候后，提出其"治在燔针劫刺，以知为数，以痛为腧"。后杨上善进一步阐述道："腧，谓孔穴也，言筋但从筋所痛之处，即为孔穴，不必要须依诸腧也。以筋为阴阳气之所资，中无有空，不得通于阴阳之气上下往来，然邪之入腠袭筋为病，不能移腧，遂以病居痛处为腧"。石学敏院士依据现代临床知识，将"腧"引申理解压痛点、反应点，更体现了《素问·调经论》篇所说："病在筋，调之筋。"的经筋病治疗思想。《灵枢·卫气失常》中指出："筋部无阴无阳，无左无右，候病所在"，经筋病阴阳辨证不明显，故针刺筋之左右、无伤骨骼、血脉、脏腑。基于此石学敏院士指出，经筋刺法应多采取排刺及一针多向等透刺，该针法综合了《灵枢·官针》篇中的分刺、恢刺、合谷刺等，即"分刺者，刺分肉之间也"；"恢刺者，直刺傍之，举之前后，恢筋急"；"合谷刺者，左右鸡足，针于分肉之间"。

（三）经筋刺法的临床应用

1. 经筋刺法治疗周围性面神经麻痹

周围性面神经麻痹，属中医学“面瘫”、“口㖞”、“卒口僻”、“口眼㖞斜”等范畴，系指茎乳突孔内面神经的急性非化脓性炎症所致急性周围性面瘫。

（1）理论研究

中医学对本病的认识可追溯至《灵枢·经筋》，其曰：“足之阳明，手之太阳，筋急则口目为噼，眦，急不能卒视”；“足阳明之筋……引缺盆及颊，卒口僻，急者目不合，热则筋纵，目不开。颊筋有寒，则急引颊移口；有热则筋弛纵缓，不胜收故僻。”其中“卒口僻，急者目不合”显然是指西医学所言之周围性面神经麻痹，从中可以看出古代医家将其归属为经筋病候。石学敏教授指出，面部是手足三阳经筋，特别是手足阳明经筋散布结聚之处，经筋循行于表浅筋肉关节，易感外邪，当人体正气不足、卫外不固时，风寒湿热等邪气乘虚而入，导致经气失于正常布散，气血痹阻，经筋失养，筋肉纵缓不收而发为本病。该针法的治则为“祛外邪、调气血、通经筋”。

（2）取穴

主穴：阳白四透（针向上星、头维、攒竹、丝竹空），地仓与颊车之间阳明经筋排刺，颧髎、太阳透地仓。配穴：闭目露睛加四白两透（针向目内眦、目外眦）及睛明；口歪甚者加下关；面瘫初起加风池、翳风、健侧合谷。

（3）操作

阳白四透采用一穴四针，针尖与表皮成15°角，分别针向上星、头维、攒竹、丝竹空；地仓与颊车之间阳明经筋排刺指两穴之间按照阳明经筋循行，采取多针浅刺、排刺，每隔0.5寸1针；太阳向下穿颧弓透向地仓，进针2.5~3寸；四白两透采用一穴两针，针尖与表皮成15°角，分别针向目内眦、目外眦。除睛明、下关用捻转补法外，余穴均用捻转泻法。各穴均留针20分钟。

2. 经筋刺法治疗软组织损伤

（1）理论研究

在经筋病候中，痛证是主症之一，《灵枢·经筋》指出，经筋为病“治在燔针劫刺，以知为数，以痛为输”。主要是指治疗经筋病候中的痛证。因经筋特点为“连筋属节”，是十二经脉之气结聚于肌肉、骨骼、关节的体系，所以其痛多为软组织损伤，称之为筋痹，如《素问·长刺节论》篇说：“病在筋，筋挛节痛，不可以行，名曰筋痹。”其刺法为“刺筋上为故，刺分肉间，不可中骨也，病起筋炅，病已止。”《类经》注曰：“筋上为故，病在筋上之故也。刺分肉间，刺其痛处筋肉分理之间也，刺筋者不可中骨。筋热则气至，故病已而止针。”说明对筋痹的治疗，其针刺深度应以得气为限，病愈则可停针，无需再刺。

（2）选穴原则

辨经论治：根据损伤，疼痛的部位，按照十二经筋的循行，来辨别哪条经筋发病，在所循行的经筋线上寻找筋肉汇聚丰厚处，进行按压或针刺，如落枕可按压或针刺手三里周围筋肉或穴位。远近结合：辨别某经筋病后，采取远近结合的办法，如颈椎病（属手阳明经筋）可在疼痛的部位治疗，配合手阳明经筋在肱骨外上髁及第一掌骨循行处针刺。上下结合：辨别某经筋病后，病在上位的可在经筋所循行的下端进行治疗，如急性腰扭伤（属足太阳经筋病）可在腘窝（委中穴周围）及经筋在小腿循行处（承山穴周围）采用针刺按摩的方法。数筋同治：如辨别是 2 条以上经筋病，可针对所病之经筋进行治疗，如肩周炎可由手太阴经筋、手阳明经筋、手少阳经筋病引起，就应对 3 条经筋进行治疗。

（3）操作方法

多针浅刺法：所谓多针浅刺是在病变局部或腧穴处，用多支毫针刺入，可增强刺激，促使针感放散传导，提高临床疗效。此法是在病变局部中心，以压痛点为主刺。直刺一针至中心，捻转得气即停止深入；再在其周围旁开处斜刺（或直刺），分别行针以增强针感，使针感向深层与四周扩散。适用于范围小而局限的痛证。如网球肘、腰痛、膝痛、踝扭伤等症。

单针多向刺法：此法为用单根毫针不同针向的刺激方法，以扩大刺激范围，加强针感、消除疼痛。由于筋会于节，故多取关节附近肌腱周围的穴位，用毫针直刺进针，刺入肌腱附着处；或从肌腱左右进针，刺中肌腱、韧带处，并在附近进行提插搜气，注意不可损伤附近血管和关节组织，以免出血。常见关节酸痛、屈伸不利、肱骨外上髁炎、髌腱末端病、腱鞘炎、跟腱炎等症。

排刺法：排刺法即沿十二经筋走向，选用不同规格的毫针，根据不同病症选取面部、肢体以及躯干的经筋循行所在，每针间隔 0.5~1 寸进行排刺，以达治疗目的的一种方法。临床主要用于三叉神经痛、坐骨神经痛、腰背肌筋膜炎等症。

3. 经筋刺法治疗肌肉萎缩

肌肉萎缩可见于西医学的多种疾病，中医学将其归为“痿证”范畴。临床将其分为中枢型、周围型、肌病型。中枢型是锥体束受损的结果，周围型是由于脊髓前角或颅神经运动核前根及周围神经受损而致，肌病型是神经肌肉接头处及随意肌本身的病变所致的运动障碍。针刺治疗对于营养肌肉组织、促进血液循环、改善肌肉的运动功能有一定的疗效，石学敏院士根据痿证发病原因的不同采取经筋刺法，临床上收到了较为理想的疗效。

（1）理论研究

《灵枢·经筋》篇云："经筋之病，寒则筋急，热则筋弛纵不收"。筋急、筋纵均可引起本病病变。如《素问·痿论》篇曰："筋膜干则筋急而挛，发为筋痿"临床表现为肌筋挛急萎缩、关节僵硬不用等。筋纵者人体筋肉组织发生松弛纵缓的病理改变，临床多表现为肌肉松弛、萎软不用等一类以肌筋弛纵不收、乏力不用为主要特征的病症。石学敏院士认为本病是多脏器受损导致气血不足、筋肉不荣而发病，所以治疗应以整体治疗为主。

（2）选穴

华佗夹脊、阳明经排刺（根据病变肢体，选择上肢或下肢排刺），上肢自肩髃穴至合谷穴，下肢自髀关穴至解溪穴。

（3）操作

华佗夹脊，直刺 1.5~2.5 寸，刺至脊柱横突，施小幅度捻转。阳明经排刺，每穴间隔 1 寸，刺 0.5~0.8 寸，施捻转补法。

以上是跟师随诊所得，以愚所学，草就成文，难免有所疏漏，所论浮浅，不妥之处，还请同门同道斧正。

［辽宁中医药杂志，2010，37（1）：20-21.］

石学敏院士对《内经》“维筋相交”理论探析

许军峰　卞金玲　吕建明

石学敏为中国工程院院士，2014年被评为“国医大师”，从医50余年，在针灸领域颇有建树。今就导师《灵枢·经筋》中的“维筋相交”理论探析如下：

“维筋相交”一词出自《灵枢·经筋》对足少阳经筋的叙述。《灵枢·经筋》篇云：“足少阳之筋……支者，结于目眦为外维……维筋急，从左之右，右目不开，上过右角，并跷脉而行，左络于右，故伤左角，右足不用，命曰维筋相交。”石学敏院士解释为：足少阳有一条支筋，循行于眼外角，维络眼的外侧，支配眼球活动。该筋上行，通过右额角，伴随着跷脉循行。这样，左侧的维筋网络于右下肢，所以伤了左额角，右下肢就瘫痪了。杨上善曰：“跷脉至于目眦，故此筋交颠左右，下于目眦，与之并行也。筋既交于左右，故伤左额角，右足不用；伤右额角，左足不用，以此维筋相交故也”。张志聪对“维筋相交”的认识进一步扩展，认为“盖维者，为一身之网维，从左之右，右之左，下而上，上而下，左右上下交维，故曰维筋相交。”张志聪的认识为扩展交叉取穴疗法的临床应用提供了理论依据。

石学敏院士认为《内经》观察到了神经系统“锥体交叉”的客观事实。清代医家王清任发《内经》之旨，在《医林改错·下卷·口眼歪斜辨》指出：“人左半身经络上头面从右行，右半身经络上头面从左行，有左右交叉之义。”手阳明经筋与足少阳经筋在头部均呈现交叉性分布特点：足少阳经筋“维筋相交”之处在脑内。《灵枢·经筋》：“足少阳经筋……维筋急，从左之右，右目不开，上过右角，并跷脉而行，左络于右，故伤左角，右足不用，命曰维筋相交。”《灵枢·寒热病》：“足太阳有通项入于脑者，正属目本，名曰眼系……入脑乃别阴跷、阳跷，阴阳相交，阳入阴出，阴阳交于目内眦，阳气盛则瞋目，阴气盛则瞑目”，说明：①阴跷、阳跷在头部循行于脑内，其交会后出眼系交于目内眦；②足少阳经筋在头部“并跷脉而行”。因此，足少阳经筋在头部的一部分循行在脑内并相交叉到对侧。这在临床上对于神经系统疾病的下肢中医交叉定位诊断治疗有指导意义。另外，手阳明经筋在头部也交叉到对侧，《灵枢·经筋》：“手阳明之筋……上出手太阳之前，上左角，络头，下右颔。”对于神经系统疾病的上肢中医定位有指导意义。

手阳明经筋与足少阳经筋在头部的走行特点，与西医学中枢神经对周围肢体运动功能的左右交叉支配极其相似，并且在十二经筋中唯有此两者在头部是交叉分布的。

石学敏院士认为“维筋相交”理论是古代中医对大脑支配对侧肢体功能的初步认识。在《内经》的许多篇章中讲到“眼系”、“跷脉”，并提出了“维筋相交”理论。“跷脉”与“维筋相交”理论都是古代医家们用来解释人体左右交叉的生理和病理现象的。基于“维筋相交”理论的交叉取穴疗法亦是经筋病证治疗的特色之一。

《灵枢·经筋》足少阳之筋的“维筋相交”理论，可能出于两点：其一，从枕骨大孔向前颅底看，是以颅底动脉如左右椎动脉、基底动脉、Willis动脉环的解剖特征讲的；其二，从视神经孔向后颅底看，可能与视神经的视交叉及视束的解剖结构有关。前者是“入脑乃别”的基础，后者则是“上属于脑”后出于项的实录。“维筋相交”理论，恰与现代神经解剖及现代心理学家们借助于临床医学对人脑皮质运动功能定位的结果是完全一致的。“跷脉”“维筋相交”理论在临床医学中用以解释“伤左角，右足不用”现象具有重要的历史意义，《内经》将我国人脑运动功能研究的历史明确地上溯到2000年以前。

石学敏院士认为现代的头皮针的运动区取穴与“维筋相交”理论是相吻合的。头皮针是根据大脑皮质的功能定位，在头皮上划分出相应的刺激区进行针刺。运动区相当于大脑皮质中央前回在头皮上的投影，运动区上点在前后正中线中点后移0.5cm处，上下两点间的连线即为运动区。下点在眉枕线和鬓角发际前缘相交处。《灵枢·经筋》的“左角”“右角”分别指左额角、右额角，与头皮针取穴相似，故而石院士治疗中风偏瘫时，常取健侧头维、率谷等穴。

另外，根据手阳明经筋在面部的交叉，石学敏院士治疗周围性面瘫时常常取对侧的合谷穴，以达到“面口合谷收”之效；同时配合面部经筋排刺、刺络拔罐、温灸疗法，对难治性面瘫亦有良效。

石院士治疗偏头痛，亦从经筋病及“维筋相交”理论着手。经筋皆起于四肢末端，结聚于关节和骨骼，手足三阳之筋都到达头目。外邪侵犯，导致筋脉气血不和，阻滞不通，“筋急”而致偏头痛发作。足少阳经筋与跷脉在头部有交汇共行部分，而跷脉与下肢运动、眼睑开合密切相关。调理足少阳经筋可疏导头颞侧部经气，畅气血，理跷脉，以健运下肢，恢复目之开合。对于眼肌麻痹和偏瘫型偏头痛，经筋刺法尤为适宜。

对于失眠症，石学敏院士认为卫气的运行主要是通过阴阳跷脉而散布全身。

卫气行于阳则阳跷盛，主目张不欲睡；卫气行于阴则阴跷盛，主目闭而欲睡。如《灵枢·大惑论》云：“卫气不得入于阴，常留于阳，留于阳则阳气满，阳气满则阳盛，不得入于阴则阴气虚，故目不瞑矣”。针刺治疗失眠取睛明穴，本穴足太阳膀胱经的起始穴，又是足太阳经与阴、阳跷脉之交会穴，有疏利经脉、协调阴阳、宁神定志之功而主治失眠。

现代学者对“维筋相交”亦有同样观点。沈晓明认为，“维筋相交”一词实际是概括左、右两边足少阳经筋分别交叉、分布到对侧的特点。“维筋相交”是基于足少阳经筋交叉分布到对侧头面的循行分布特点而出现的一类病症现象总括。“伤左角，右足不用”的临床表现与西医学中脑神经损伤后出现的对侧肢体半身不遂的理论极为相似。徐世芬根据“维筋相交”理论选取健侧头部穴位治疗急性脑梗死患者，明显提高了临床疗效。颞三针之渊源，根于《灵枢·经筋》之“维筋相交”理论。第一针通过率谷穴及角孙穴，第二针通过手足少阳、足阳明之会的悬厘穴及足太阳少阳之会的曲鬓穴；第三针位于天冲穴附近，该穴为足太阳、少阳之交会穴。其对改善中风患者偏瘫肢体的运动、感觉功能均有良好的疗效。程永据“维筋相交”理论对中风病挛性瘫痪取患侧肢体的对侧头部筋结区进行治疗。

［中国针灸，2015，35（8）：830.］

石学敏经筋刺法临床经验

杜新宇　石学敏

石学敏是我国著名针灸学专家，第二届“国医大师”，天津中医药大学第一附属医院荣誉院长，博士生导师，从医50余年，学验俱丰，桃李满园。石老擅长运用经筋刺法治疗神经及运动系统疾病，笔者有幸随诊于左右，现将导师经验介绍如下。

（一）经筋理论

经筋是经络系统的组成部分，是十二经脉之气结、聚、散、络于筋肉关节的体系。经筋的概念最早见于《灵枢·经筋》：“经筋之病，寒则筋急，热则筋弛纵不收。”如《类经》所言，经筋有着联缀百骸、维络周身、保持正常运动功能及协调肢体平衡的作用。

对于经筋的实质，近现代医家有将其理解为肌梭、肌腱以及韧带、关节囊等软组织，也有人认为它包括了部分周围神经、中枢神经及自主神经。石氏认为，经筋不仅仅指西医学中的的神经、肌肉、关节或软组织，而是拥有一定形态、分布、感知及运动功能的有机整体。

（二）经筋病症的范围

《黄帝内经》中对经筋病候有明确记载。《素问·生气通天论》云：“大筋软短，小筋弛长，软短为拘，弛长为痿。”石学敏认为，经筋为病可概括为“筋急”与“筋纵”两大类。经筋之病多表现为其循行所过之处的运动障碍（弛缓、痉挛、强直、萎缩等）或伴有感觉障碍（麻木、疼痛、烧灼感等）。临床许多运动与神经系统疾病，如面瘫、软组织损伤、脊髓空洞症、运动神经元疾病等，皆可归结为经筋病症。

（三）石学敏经筋刺法特点

1. 治疗原则

“以痛为腧”《灵枢·经筋》有云：“治在燔针劫刺，以知为数，以痛为输。”石老将“以痛为输”作为临床治疗经筋病的原则。杨上善解释道：“输，谓孔穴也……然邪之入腠袭筋为病，不能移输，遂以病居痛处为输。”临床中石学敏教授以十二经筋循行分布为纲，以患者感觉不适的部位或病变部位为穴，直取病位，直达病所。经脉所过，主治所及，石老配合本经经穴、特定穴、远端穴等，组穴严谨有序而变化灵活。

2. 重视“取阳明”

《内经》曰：“阳明为脏腑之海，阳明虚，则五脏无所禀，不能行气血，濡筋骨，利关节，故肢体中随其不得受水谷气处而成痿。”脾胃为后天之本，气血生化之源，人体经络依赖阳明化生的气血得以濡养，才能运动自如；阳明经多气多血，上至头颅，下至足跗，阳明虚则诸经不足，筋肉关节失养。“取阳明”尤其是足阳明经成为治疗经筋病的重要法则。如面神经麻痹多由正气虚弱，卫表不固而外邪侵袭所致，石老多在面部足阳明经筋循行部位针刺；肌萎缩侧索硬化症而见四肢无力患者，气血本虚，髓海失养，石老于四肢手足阳明经循行所过之处针刺，以补气生血，濡养周身。

3. 针刺手法

《灵枢·经筋》有云：“治在燔针劫刺，以知为数，以痛为输。”石氏临床较少运用“燔针”。他认为这里的“劫刺”，首先是指针刺的速度，即快速地进针。其次是进针的强度、深度。经筋行于体表，治疗宜轻刺、浅刺。石老多使用震颤进针法，手法轻柔，患者少有痛感。最后是指补泻手法，《灵枢·卫气失常》提到：“筋部无阴无阳，无左无右，候病所在。”经筋为病无阴阳之分，少虚实之别，石学敏教授在治疗经筋病症时少用补泻，或采用平补平泻法。

基于《内经》理论，综合了《灵枢·官针》中的关刺、恢刺、合谷刺等方法，石学敏教授临床多采用循经排刺、多针浅刺、一针多向透刺等特色针法，收到良好疗效。《灵枢·官针》有云：“关刺者，直刺左右尽筋上，以取筋痹……恢刺者，直刺傍之，举之前后，恢筋急，以治筋痹也……合谷刺者，左右鸡足，针于分肉之间，以助肌痹。”不同于传统腧穴针刺法，石氏沿疾病所涉及或病位所在经筋，直刺或斜刺，每隔 0.5 寸或 1 寸进针，进针 2~5 分，以针刺入皮内，保持针体自然直立为度。结合现代解剖学，于病变涉及肌肉的丰厚处及沿肌肉边缘多针浅刺，如沿肱二头肌、股四头肌边缘排刺治疗相关部位的肌肉萎缩、屈伸不灵。石学敏常用透刺法，每用一针透达于两个或多个腧穴或组织部位之间，起宣散气血，疏通经络之效。如太阳透地仓、阳白四透、四白两透治疗面神经麻痹、面肌痉挛；丘墟透照海治疗中风后足内翻；下关透颊车治疗三叉神经痛等。

4. 辅助疗法

石学敏教授常配合使用刺络、拔罐及电针疗法，加强疗效。刺络疗法最早可追溯到《内经》时期，《灵枢》中就有“络刺”“菀陈则除之”“刺之血色以黑，见赤而已”的记载。石氏在临床观察中发现，单纯刺络使血液自然流出，局部瘀血邪气未尽，很难达到《内经》要求的“血变而止”，疗效不佳。因而采取外部加压，合刺络与拔罐为一体，规定出血量及留罐时间，以客观量化的标准施术，达活血散瘀、疏通经络之功。电针疗法于近现代兴起，通过控制脉冲电刺激的强度、频率等达到促进新陈代谢、改善血液循环、增加神经兴奋性的作用。石氏主要将电针用于周围神经麻痹及肌肉萎缩类病症，而临床见强直、拘挛表现的患者则不建议使用。下面选出石学敏临床治疗经筋疾病二则，以飨读者。

（四）验案举隅

案 1：小儿难治性面瘫王某，女，2 岁 4 个月。主诉：口眼㖞斜 2 年。出生 4 月时由家人带其外出游玩后，发生口眼歪斜。右侧不能抬眉，闭目露睛，饮水从右侧口角流出。两年中家人于多家医院寻求治疗，曾采用糖皮质激素、利巴韦林、维生素 B_{12}、推拿理疗等方法，疗效不佳。现症：患儿右侧额纹消失，眼裂闭合不全，右侧鼻唇沟变浅，人中沟偏向左侧，鼓腮漏气，流涎。舌淡苔薄黄，脉数。西医诊断：周围型面神经麻痹。中医诊断：卒口僻。证型：风热袭络。针刺取穴：阳白四透、四白两透、攒竹、丝竹空、太阳、水沟、承浆、颊车至地仓、下关至迎香排刺（均为患侧）、颧髎（健侧）、合谷（健侧）。操作：选用 0.25mm × 25mm 毫针，阳白、四白穴采取一穴多向刺法，阳白针向上星、头维、丝竹空、攒竹，四白针向目内眦、目外眦。与皮肤呈 15° 角。进针 2~3 分。下关至迎香、颊车至地仓每隔 0.5 寸一针，以针刺入皮内为度。常规针刺健侧颧髎、合谷。合谷穴实施捻转泻法，其余各穴位施平补平泻法 1 分钟，留针 30 分钟。1 次 / 日。刺络拔罐：一次性采血针轻刺地仓、阳白穴 3~5 下，出血量 1~3ml，1 号罐吸拔 1 分钟后取下。1 次 / 日。患者治疗 7 天后口角歪斜明显好转，人中沟位置正中，双侧口角基本对称，无流涎。1 个月后右侧闭眼正常，眼裂比左侧稍小，抬眉可见额纹出现，左右侧鼻唇沟对称。巩固治疗 2 个月后痊愈。

按：特发性面神经麻痹又称贝尔麻痹，由茎乳孔内面神经非特异性炎症导致，中医称之为“吊线风”“口㖞”等。患者常有受风、受凉或病毒感染病史，是临床常见病症。本例患者年龄小，病程长，病情重，依从性差，发病后未进行有效治疗，疾病迁延不愈，发展为顽固性、难治性面瘫。《诸病源候论》有云：“偏风口，是体虚受风，风入于夹口之筋也。足阳明之筋，上夹于口，其筋偏虚，而风因乘之，使其经筋偏急不调，故令口僻也。”石氏多年研究认为，针刺手足阳明经穴对面神经有良好的调整作用，能够改善局部炎症、水肿、受压的现象，使受损的神经纤维得到有效的恢复。本病病位在颜面，属阳明经筋循行所过，阳明本虚，经筋失于濡养；复感风邪，导致经气阻滞，故选穴应以阳明经筋为主，采用多针浅刺法。阳白、四白穴一针多向透刺，有宣散局部气血，改善抬眉不能、闭目露睛的功效；地仓刺络拔罐可以活血通经，治疗口角歪斜、流涎；颧髎、合谷采取巨刺法，刺健侧颧髎平衡阴阳，起牵正作用，合谷穴善治头面诸疾。共奏疏风通络、活血之功。

案 2：腓总神经麻痹刘某，女，5 岁。主诉：左足下垂 1 个月。患儿 1 个月前无明显诱因出现行走时左腿麻木无力，左足下垂拖拽在地。X 线片、脊柱 MRI 未见异常。肌电图示：左侧腓总神经损伤。查体：双腿肌容量大致相等，左下肢肌力 3 级，右下肢肌力 5 级，小腿前外侧及足背感觉减退，左足下垂不能背屈，行走呈跨越步态。生理反射存在，病理反射未引出。纳差，舌胖大，苔白，脉细。既往体健，患儿否认外伤史。西医诊断：左侧腓总神经麻痹。中医诊断：足痿。针刺取穴：委中、阳陵泉、足三里至解溪排刺、丘墟、中封、太冲、八风。操作：患者仰卧，直腿抬高取委中穴，使用 0.30mm × 40mm 毫针直刺 0.5~1 寸，施提插泻法，使患侧下肢抽动 3 次为度。足三里至解溪使用 0.25mm × 40mm 毫针每隔 1 寸一针，直刺进针 0.5 寸，施捻转泻法。丘墟、太冲常规针刺。治疗效果：治疗 5 次后患儿足下垂明显改善，可轻度背屈，自述麻木感减轻。巩固治疗 12 次后左下肢肌力 4+ 级，行走步态正常。

按：腓总神经是坐骨神经分支之一，起于腘窝上外侧，向外下侧斜行经股二头肌肌腱内侧，绕腓骨颈行于前外侧，穿过腓骨长肌分为腓浅神经与腓深神经下行。因其走形位置表浅，周围软组织少，易因外伤、手术、压迫受伤，产生疼痛、麻木、无力等症状。《素问·调经论》曰：“病在筋，调之筋。”病变所在部位为足阳明经筋，故沿足阳明经筋排刺，直取病位，直达病所。根据局部解剖学，足阳明胃经循行于小腿前外侧，其深部分布有腓浅、深神经分布。石氏认为沿阳明经排刺可以刺激局部感受器，改善神经麻痹症状。委中穴是石氏“醒脑开窍”针刺法中的经典配穴，采用石氏量学规范操作，可收通经活络之效。阳陵泉为胆经合穴、八会穴中的“筋会”，针刺可调畅胆经经气；阳陵泉深部为腓总神经分叉之处，针刺局部可促进神经传导。从而使疾病康复。

［四川中医，2016，34（1）：12-14.］

从《内经》出发诠释石学敏院士刺络法

米建平　邓特伟　张紫君　韩奔

石学敏院士从医40余年，对刺络颇有见树。笔者有幸从师于石院士学习3年，对其简单易行、疗效神速的刺络法感触良深。而关于刺络法，《内经》162篇中有40余篇对其机制、施术部位、操作方法、适应证作了精辟的论述。笔者特此结合平素对《内经》研习所得，从刺络法的定义、原则、重要性、功效及适应证、施术注意因素出发，欲对石院士刺络法进行较全面的诠释。最终确定石院士刺络法不仅遵循《内经》相关理论，更勇于创新。

（一）刺络法的定义和原则

刺络法是指通过针刺血络经脉泻出邪毒，使脉道恢复通畅，从而鼓动正气，避免或治疗相关疾病的一种方法。如《素问·调经论》所述："刺留血奈何……视其血络，刺出其血，无令恶血得入于经，以成其疾。"对于刺络法的应用，石院士明确指出刺络法的作用在于"祛邪、疏通经隧"，归纳为"血出邪尽，血气复行"。正如《素问·阴阳应象大论》："血实宜决之。"又如《灵枢·小针解》："菀陈则除之者，去血脉也。""血去则经隧通矣"（《素问·三部九候论》王冰注）。

（二）刺络法的重要性

石院士对刺络法情有独钟，广泛将其运用于多种疾病，并描述其为"历史悠久，涉及病种广，疗效独特，是一种十分重要不可丢弃的方法"。刺络法为何如此重要？笔者认为其根本原因有二。

1. 百病之始，源于脉道不通

脉道为人体气血流通的渠道，其周而复始，如环无端。若脉道不通，则气血无以运行，百病乃生。正如《灵枢·口问》："夫百病之始生也，皆生于风雨寒暑，阴阳喜怒，饮食居处，大惊卒恐。则血气分离，阴阳破败，经络厥绝，脉道不通……"

2. 百病之解，宜先去其血

治疗疾病，离不开补泻。然若体内血脉不通，则邪气无从得出，正气无以得充。故治病之初，宜先去血通其经脉，方能调其虚实。如《素问·血气形志》："今知手足阴阳所苦，凡治病必先去其血，乃去其所苦，伺之所欲，然后泻有余，补不足。"又如《素问·三部九候论》："必先度其形之肥瘦，以调其气之虚实，实则泻之，虚则补之。必先去其血脉而后调之，无问其病，以平为期。”《灵枢·经脉》：“凡刺寒热者，皆多血络，必间日而一取之，血尽乃止，乃调其虚实。”《灵枢·终始》：“久病者，邪气入深……必先调其左右，去其血脉，刺道毕矣。”皆说明治百病当先去其血的重要性。

（三）刺络法的功效及适应证

通过多年临床的实践及研究总结，石院士明确指出，刺络法具有活血祛瘀，通络止痛，清热解毒，消肿排脓，醒神开窍，祛邪扶正，解表发汗等功效，故适用于多种临床病证。《内经》中运用刺络治疗的病证有实证、虚证、热证、瘀证、痛证，其中对发热、癫狂、疟疾、腰痛、头痛的论述较多，此外还论及水肿、臌胀、癃闭、痿厥、痹证、尸厥、疮痈、外伤肿痛、重舌、音哑、衄血等。

1. 活血祛瘀，适用于各类瘀证

《灵枢·九针十二原》：“菀陈则除之。”马莳注：“脉之中血积而久者，去血脉以出恶血也。”张志聪则注：“菀陈则除之者，去脉中之蓄血也。”皆点明了刺络法可活血化瘀，主治脉中血瘀之证。而络脉、经脉、脏腑三者相互联系，故临床上可用刺络法治疗经络脏腑中的各类血瘀证。

2. 通络止痛，适用于各类痛证

“不通则痛，痛则不通”，刺络法可祛瘀通络，从而治疗痛证。如《素问·刺腰痛》：“解脉令人腰痛，痛引肩，目䀮然，时遗溲。刺解脉，在膝筋肉分间，郄外廉之横脉出血，血变而止。”又如《灵枢·官针》：“病在经络痼痹者，取以锋针。”故临床上，石院士常在局部压痛点刺络放血，用以治疗各种体表组织的疼痛，如肩周炎、急慢性软组织损伤、坐骨神经痛、臂丛神经痛等，疗效明显。

3. 清热解毒，适用于各类热证

“血常与热结”，放血疗法可使“热随血出”。如《素问·刺疟》：“疟发身方热，刺跗上动脉，开其空，出其血，立寒。”又如《灵枢·九针论》：“时者，四时八风之客于经络之中，为痼病者也。故为之治针，必筩其身而锋其末，令可以泻热出血，而痼病竭。”临床上，石院士根据急性体表炎症病起后疼痛剧烈，局部红肿痛一并聚全的特点，辨证其为阳热之证，常在其红肿疼痛局部刺络后，加用闪罐法治疗，疗效显著。

4. 消肿排脓，用于治疗各种痈疮肿毒

四时邪气客留于经络之中日久而为脓肿，刺络法能为脓肿与外界建立一条通路，让邪有出路。如《素问·长刺节论》：“治腐肿者刺腐上，视痈小大深浅刺，

刺大者多血，小者深之。”

5. 醒神开窍，适用于昏厥、神志病

“癫狂乃气血瘀滞，脑气与腑气不接”（《医林改错》），刺络法可通窍活血醒神，对痰瘀互结或气血逆乱所致之癫狂、昏厥等颇有良效。如对于热病惊狂瘛疭，《灵枢·热病》：“热病数惊，瘛疭而狂，取之脉，以第四针，急泻有余者，癫疾毛发去，索血于心。”又如对于“神有余则笑不休”，《素问·调经论》：“神有余则泻其小络之血，出血勿之深斥；无中其大经，神气乃平。”

6. 祛邪扶正，适用于某些虚证

石院士指出，刺络法可疏通经络，其为邪气离去及正气生长开辟了道路。如在《素问·脏气法时论》中，对心、脾、肺、肾之实证和虚证，均用刺络放血法。临床上，对于支气管哮喘患者，石院士认为其病因虽虚实兼杂，但发作时多以标实为主，故常以背俞穴刺络拔罐法进行治疗，疗效显著。

7. 解表发汗

刺络法虽大多用于治疗里证，然当外邪在表未定之时，其亦能祛邪解表。如《素问·离合真邪论》：“此邪新客，溶溶未有定处也……刺出其血，其病立已。”张从正《儒门事亲·目疾头风出血最急说》更认为：“出血之与发汗，名虽异而实同。”

（四）刺络法的施术注意因素

1. 部位的选择

刺络部位多根据病邪所在及病情深浅分别选用头颞部、耳前后、舌下、腹壁、肘部、鱼际、腘窝、足跗部的络脉及相关特定穴。石院士指出，刺络，即刺病络。一般取经络邪聚部位，病在局部取局部，病在本经取本经或表里经，病在多经辨证取相关经，病在脏多取井荥。

（1）一般取经络邪聚部位

“有诸内，必形诸于外。”对于内部疾病，相应血脉亦有异常的表现，其往往为经络邪聚部位，刺络时常取之。其有“横脉”，如《灵枢·血脉论》：“血脉者，盛坚横以赤，上下无常处，小者如针，大者如筋，则而泻之万全也，故无失数矣。”有“结络”，“结络如黍米”（《素问·刺腰痛》），如《灵枢·阴阳二十五人》“结络者，脉结血不和，决之乃行。”亦有气血异常旺盛之“盛络”，如《灵枢·根结》：“此所谓十二经者，盛络皆当取之。”又如《灵枢·经脉》：“故诸刺络脉者，必刺其结上甚血者。虽无结，急取之，以泻其邪而出其血。”

（2）病在局部先取局部

石院士指出：病变之处常为邪毒深聚之所，故临床上刺络常取病变局部，然后取与其相关经络。如《灵枢·厥论》："头痛甚，耳前后脉涌，有热，泻出其血，后取足少阳。"又如《素问·刺疟》："先头痛及重者，先刺头上及两额两眉间出血。"临床上，石学敏院士应用刺络拔罐法治疗三叉神经痛时，常与现代解剖学相结合，第一支取阳白、太阳；第二支取四白、颧髎；第三支取颊车、地仓。临床疗效明显。

（3）病在本经取本经或表里经，病在多经辨证取相关经

"经病者治其经，孙络病者治其孙络血，血病身有痛者治其经络。"（《素问·三部九候论》），故临床上刺络常取本经或表里经，如《灵枢·四时气》："小腹痛肿，不得小便，邪在三焦，约取之太阳大络，视其络脉与厥阴小络结而血者。"又如《素问·刺热》："肺热病者……刺手太阴阳明，出血如大豆。"而与多种经络相关的疾病，则应根据症状辨证取其相关经，如《灵枢·癫狂》："癫疾始生，先不乐，头重痛，视举目赤，甚作极，已而烦心。候之于颜。取手太阳、阳明、太阴，血变而止……癫疾始作，先反僵，因而脊痛，候之足太阳、阳明、太阴、手太阳，血变而止。"对于腰痛患者，石院士根据腰为太阳经所过，常取膀胱经穴位进行治疗，临床疗效显著。

（4）病在脏多取井荥

《灵枢·根结》："太阳根于至阴……太阴根于隐白……足太阳根于至阴……"其指出各经之根在于井。临床研究也表明，井穴易于激发人体经气，调节脏腑经络功能，故脏病多取井。如《灵枢·顺气一日分为四时》："病在脏者，取之井。"又如《灵枢·官针》："病在五脏固居者，取以锋针，泻于井荥分输，取以四时。"

2. 刺法的选择

石院士指出，《内经》对刺法论述十分丰富，其有刺络、赞刺、豹文刺、毛刺、缪刺、巨刺等，刺法的选择宜依据病变深浅及邪毒聚集状态。

（1）一般情况宜络刺

《灵枢·官针》："络刺者，刺小络之血脉也。"即浅刺体表郁血的细小络脉使之出血。络刺为刺络的基本方法，《内经》中此方法应用最多。

（2）痈肿疮疡宜赞刺、豹文刺

《灵枢·官针》："赞刺者，直入直出，数发针而浅之出血，是谓治痈肿也。"赞刺即进出针较快，浅刺直入出血，以助消散痈肿。《灵枢·官针》："豹文刺者，

左右前后针之，中脉为故，以取经络之血者，此心之应也。”即以病变部位为中心散刺，如点豹纹，以刺中络脉放血为度。适用于痈肿、疖疽、痹证。

（3）邪毒在表宜毛刺

《灵枢·官针》：“毛刺者，刺浮痹皮肤也。”是多针浅刺，使局部皮肤渗血，适用于治疗皮肤病和病邪浅表、邪在肺卫的某些疾病。

（4）“络病”“躁厥”宜缪刺

邪留孙络不去，则生“奇病”，需缪刺。一般认为缪刺是左右交刺，浅刺络脉出血，以治络病。如《素问·缪刺论》：“邪客于皮毛，入舍于孙络，留而不去，闭塞不通，不得入于经，流溢于大络，而生奇病也。夫邪客大络者，左注右，右注左，上下左右与经相干，而布于四末，其气无常处，不入于经俞，命曰缪刺。”又如《素问·三部九候论》：“其病者在奇邪，奇邪之脉则缪刺之，留瘦不移节而刺之。”缪刺亦用于“躁厥”。如《灵枢·终始》：“凡刺之法，必察其形气。形肉未脱，少气而脉又躁，躁厥者，必为缪刺之，散气可收，聚气可布。”

（5）某些“经病”宜巨刺

巨刺与缪刺同为左右交刺，但巨刺用于治疗“经病”，其要求深刺中经。如《素问·缪刺论》：“邪客于经，左盛则右病，右盛则左病，亦有移易者，左痛未已，而右脉先病，如此者，必巨刺之，必中其经，非络脉也。”石院士指出，运用刺络法时，我们应灵活变通，在常规治疗无效时，运用缪刺、巨刺法往往可取得较好疗效。

3. 出血量的控制

出血量的多少与疗效息息相关，《内经》提出了一定的要求，如《灵枢·九针论》：“阳明多血多气，太阳多血少气，少阳多气少血，太阴多血少气，厥阴多血少气，少阴多气少血，故曰刺阳明出血气，刺太阳出血恶气，刺少阳出气恶血，刺太阴出血恶气，刺厥阴出血恶气，刺少阴出气恶血也。”为更好地控制出血量，石院士设计了刺络后加用玻璃火罐，以负压取血，控制血量的方法，该方法广泛运用于临床，操作简便，效果显著。石院士指出，控制出血量是刺络法疗效的关键，临床上应结合刺络部位、患者病程、自身条件及四时节气加以考虑。

（1）从部位上分析

井穴出血宜少，如《素问·缪刺论》中多处载有刺井穴应“见血立已”。而刺动脉出血宜多，如《素问·刺腰痛论》中记载刺解脉治疗腰痛应“血变而止”，又如《灵枢·厥论》记载治疗厥头痛应“刺尽出血”。

（2）从病程上分析

对于新发热病，刺血量宜少，如《素问·刺热》记载治热病应“出血如大豆，立已”。对于重病癫狂，刺血量宜大，如《灵枢·癫狂》中多处记载应“血变而止”。

（3）从患者自身条件分析

如《素问·刺疟》：“适肥瘦出其血。”王冰注：“瘦者浅刺少出血，肥者深刺多出血。”

（4）从季节上分析

如《素问·诊要经终论》：“故春刺散俞，及与分理，血出而止。甚者传气，间者环也。夏刺络俞，见血而止。尽气闭环，痛病必下。秋刺皮肤循理，上下同法，神变而止。冬刺俞窍于分理，甚者直下，间者散下。”

（五）结语

刺络法在《内经》中占有很重要的地位，石院士注重经典，其所创刺血理论谨遵《内经》。在遵循古训的前提下，石院士更勇于创新，力求让其更科学、更完善，以达到最佳疗效。这是石学敏院士应用“刺络法”临床疗效优良的关键。

［上海针灸杂志，2009，28（8）：475-477.］

石学敏院士刺络法临床应用体会

李军

刺络疗法，又称“放血疗法”或“刺血疗法”，是用三棱针、小眉刀、皮肤针等刺破病人身上的某些浅表血管，放出少量血液以治疗疾病的一种方法。古代称为“刺血络”。

（一）刺络法源于《内经》

古人对刺络法非常重视，《灵枢·九针论》的锋针就是刺络疗法的主要用具，也就是现今临床使用的三棱针，文中指出:“故为之治针必箭（筒）其身而锋其末，令可以泻热出血而痼病竭。”《灵抠·九针十二原》说:“锋针者，刃三隅，以发痼疾。”《灵枢·官针》:“病在经络痼痹者，取以锋针。”综上所述，锋针作为刺络放血之用，可以治疗痈疡痹痛等痼疾。《内经》对刺络法的治疗原则、机制也有阐述。《灵枢·九针十二原》说:“菀陈则除之”;《素问·血气形志篇》曰:“凡治病必先去其血。”《灵枢·官针》中更有“络刺”“赞刺”“豹文刺”等具体方法的记载，《灵枢·血络论》进一步阐明刺络法的应用范围:如血脉“盛坚横以赤”、“小者如针”、“人者如筋”等有明显郁血现象的才能“泻之万全”。

（二）石学敏院士对“刺络法”的认识

中国工程院院士、著名针灸专家石学敏教授，潜心研究40年，对刺络法的真谛充分领会，并挖掘创新，广泛应用于临床。石学敏教授认为:刺络法的功效在于化瘀、逐邪、活血、通络。因此，应用中务求“血出邪尽，血气复行”所以，刺络法控制出血量是治疗的关键。为此，石学敏教授设计了刺络后加用玻璃火罐，以负压取血控制血量的方法，取名为“刺络拔罐法”。该方法应用于临床诸多疾病，量学概念明确，操作简便，屡试屡验。

（三）石学敏院士“刺络法”临床应用举隅

石学敏院士多年来将“刺络法”广泛应用于临床，诸多病种收到非常理想的疗效。现将部分病种列举如下。

1. 刺络拔罐法治疗支气管哮喘

支气管哮喘可属顽疾之一，故有“内不治喘，外不治癣”之说，哮喘虽病因虚实兼杂，但发作时多以标实为主。应用刺络拔罐法以宣肺理气、祛邪平喘。标症可除、正气可复。处方:针刺第1~7胸椎旁背俞穴（大杼至膈俞）;风门、肺俞、膈俞。

部位刺络拔罐。操作：第1~7胸椎背俞穴，于背部正中旁开1.5寸，向正中线斜刺1~1.5寸，针感向前胸或上下放散，施捻转补法1分钟，以宣肺理气。风门、肺俞、膈俞每次选1~2对，用三棱针点刺3~5针，深达皮下，以玻璃火罐，用闪火法拔之，每罐出血量5~10ml为度。疗程：针刺每日2次；刺络每日1次；12次为1疗程。

2. 刺络拔罐法治疗三叉神经痛

三叉神经痛也是病情顽固，易反复发作，治疗较困难的疾病之一。临床上以剧烈面颊疼痛为主症。因此，该病发作期仍然为标实之证。应用刺络拔罐法以活血通络、祛瘀止痛。处方：第一支：阳白、太阳；第二支：四白、颧髎；第二支：颊车、地仓。操作：以上腧穴每次选2~3穴，用三棱针点刺3~5针，深达皮下，以玻璃火罐，用闪火法拔之，每罐出血量3~5ml为度。疗程：每日1次；12次为1个疗程。

3. 刺络拔罐法治疗带状疱疹

带状疱疹是临床中比较常见的皮肤病之一。临床以沿神经分布的群集疱疹和神经痛为特征。中医系属邪实、郁结、毒热之实证，应用刺络拔罐法治疗以逐邪、散郁、活血、通络、泻热、止痛。处方：选各簇水疱群间，正常皮肤即为阿是穴。操作：选用阿是穴3~5处，常规消毒后，以三棱针点刺3~5针，加用玻璃闪火罐，出血5~10ml为度。疗程：每日1次；7次为1个疗程，持续治疗4个疗程。

4. 刺络拔罐法治疗急性体表炎症

急性体表炎症为常见的感染外科疾病，包括：丹毒、急性乳腺炎、急性深部静脉炎等。病起后疼痛剧烈，局部焮红肿痛一并聚全，系属中医阳热之证。应用刺络拔罐法治疗以驱逐邪热、疏通经络、散结消肿、化瘀止痛。处方：红肿疼痛局部和红肿疼痛周围正常皮肤均为阿是穴。操作：选用阿是穴1~3处，常规消毒后，以三棱针点刺3~5针，加用玻璃闪火罐，出血5~10ml为度。疗程：每日1次；7次为1个疗程，持续治疗2~4个疗程。

5. 刺络拔罐法治疗诸痛

疼痛是临床中最为多见的症状之一，这里主要指体表组织的疼痛，如：肩周炎、急慢性软组织损伤、坐骨神经痛、臂丛神经痛等，均以不同程度的疼痛为主要临床表现。刺络拔罐法治疗在缓解体表组织疼痛方面效果显著。应用刺络拔罐法治疗亦可驱逐病邪、疏通经络、调理经筋、祛瘀止痛。处方：疼痛局部或压痛点为阿是穴。操作：选用阿是穴 2~5 处，常规消毒后，以三棱针点刺 3~5 针，加用玻璃闪火罐，出血 3~10ml 为度。疗程：每日 1 次；7 次为 1 个疗程，持续治疗 2~4 个疗程。

（四）体会

以上简单列举部分应用刺络拔罐法治疗的有效病种，还有一些病种是以刺络拔罐法配合其他治疗有效的病种，如：刺络拔罐法配合经筋刺法治疗周围性面瘫、刺络拔罐法配合头针治疗老年性震颤麻痹等，在此不一一列举。

石学敏院士对“刺络法”研究多年，对其治病功效在于化瘀、逐邪、活血、通络。并对逐一病种的不同刺络部位的出血量控制有严格的要求。力求达到“血出邪尽，血气复行”的最佳疗效。这也是石学敏院士应用“刺络法”临床疗效优良的关键。石学敏院士将针灸学的每一种疗法逐一进行量学化、规范化、科学化研究，是其学术思想的精华。

总之，刺络拔罐法在临床中应用非常广泛，具备见效迅速，操作简便，疗效可靠。是非常值得推广应用的一种治疗方法。

［中医药学刊，2005，23（12）：2158−2159.］

石学敏院士针刺治疗卒中后便秘的理论升华

李桂平

石学敏院士从医60年来，始终如一地坚持学习、继承、发展、创新、弘扬以针灸为主的中医学，突破中风病因、病机及治则理论，创立的“醒脑开窍”针刺法治疗中风取得了显著疗效，立足于“醒神”“调神”的醒脑开窍针刺法则，开创了中医治疗中风的第三阶段，创造了世界医学史上的神话；改变了中风病治疗的现状，使中风病的治疗产生了质的飞跃。同时在针灸治疗中风后合并症方面具有独特的见解，本人有幸在工作十余年后继续跟随石学敏院士学习，传承石学敏院士学术思想和临床实践经验，在卒中后合并便秘患者针刺左侧水道、归来、外水道（水道穴外开2寸）、外归来（归来穴外开2寸）的基础上，对卒中后便秘的发病机制作了新的诠释，大胆提出“调神通腑针法”的理论原则，下面对此理论作一初步探讨和阐述。

（一）立论依据

1. 大肠的传导功能与脾胃肺肝肾的关系

《素问·经脉别论》篇曰：“饮入于胃，游溢精气，上输于脾。脾气散精，上归于肺，通调水道，下输膀胱，水精四布，五经并行……”《灵兰秘典论》云：“大肠者，传道之官，变化出焉。小肠者，受盛之官，化物出焉。”说明大肠的生理功能主要表现为传化糟粕和主津液，即大肠接受小肠传来的食物残渣，并逐步向下传送，吸收其中多余的水分，并通过燥化而形成粪便，大肠之气传导运动将粪便经肛门有节制地排出体外。大肠传化糟粕功能，实为小肠泌别清浊功能的承接，是胃、小肠下降运动的延续，是在胃气主通降的主导下进行的运动，还与肺气的肃降、脾气的运化、肝气的疏泄、肾气的蒸化和固摄作用有密切关系。《医经精义》说：“大肠所以能传导者，以其为肺之府，肺气下达，故能传导。”肺气肃降，促进大肠传导，肺气布散津液，滋润大肠，粪便得以通行。脾主运化和升清，具有把水谷化为精微，并将精微物质转输至全身的生理功能。包括对饮食物的消化吸收和对水液的吸收、转输和布散作用。而脾的升清功能除对水谷精微等营养物质的吸收外也有助于胃的降浊，从而形成“脾升胃降”的气机升降协调。肝主疏泄有助于脾升胃降的协调，只有肝气和顺，脾升胃降方成“中焦如沤”之功，故《素问·五常政大论》：“土疏泄，苍气达”，即与“土得木达”之义。若肝失疏泄，木不疏土，升降失司，则影响脾胃之运化。正如《血证论》云：“木之性主于疏泄，食气入胃，全赖肝木之气以疏达之，而水谷乃化。若肝之清阳不升，则不能疏泄水谷，渗泄中满之证在所不免。”肾主水，在调节体内水液平衡方面起着极为重要的作用，肾对体内水液的存留，分布与排泄作用，主要是靠肾的气化功能完成的。命门之火有滋养和推动各脏腑功能，可暖脾运化，具有推动水液运行和气化作用。若命门火衰，不暖脾胃则可引起排便异常。因此，便秘因肠腑传导失司，与脾胃肺肝肾密切相关。

2. 脑肠相通学说

李东垣认为大肠所主之津液，不但借助于肺气，还依赖于脾胃所化生之营气，《脾胃论·大肠小肠五脏皆属于胃胃虚则俱病论》曰：“大肠主津，小肠主液，大肠小肠受胃之荣气乃能行津液于上焦，灌溉皮毛，充实腠理。若饮食不及，大肠小肠无所禀受，故津液涸竭焉。”体现了大肠传导“以津液为体，以气为用”的特性。《灵枢经脉》曰“大肠，是主津液所生病”，而“脑为髓之海”，故有学者提出“脑与肠相通”，脑肠相通的物质基础即是津液，津液载气以经络为中介构成了相通途径。相通的病机特点主要缘于气机的升降失常。是故脾升胃降、肺主治节、肝主疏泄，升降出入有序从而维持着人体正常的气机运动。大肠的传导变化功能正常，腑气通畅则大便正常；反之气机失调，大肠的传导变化功能失常，不能传化糟粕，腑气不通而致便秘。因此，腑气不通是便秘的根本病机之所在。

Dr.Gershon MD 1998 年著《第二脑》（The Second Brain）声称每人生来有两个脑，即颅脑与肠脑，肠脑位于食管、胃脏、小肠与结肠内层组织的鞘中，含有神经细胞、神经传递质、蛋白质和复杂的环行线路。肠脑中几乎能找到颅脑赖以运转和控制的所有物质。肠管受外来神经系统（交感神经、副交感神经））和内在神经系统（肠神经系统）支配。这种在不同层次将胃肠道与中枢神经系统联系起来的神经——内分泌网络称为脑——肠轴。继后脑肠肽的提出及研究的深入，人们发现脑肠肽中胃泌素、胃动素、生长抑素等对调节胃肠系统的生理活动具有重要意义。在完整的机体内，肠神经系统（ENS）仍然要接受外来神经的调节，形成双向环路进行胃肠功能的调节，而使其对内外环境的反应更加适度、全面和完整。脑肠互动异常，脑——肠轴双向通路的调控紊乱，与神经免疫及神经内分泌的调节失衡密切相关。由此可见，脑与肠具有密不可分的关系。

3. 脑卒中与便秘相互影响

石学敏院士突破了中风病的“外风”“内风”之说，总结前人的经验，结合西医学知识，剖析了中风病的病位在脑，病理机制是“窍闭神匿，神不导气”，开创了中风病治疗的第三阶段。进一步揭示了中风病的本质：脑窍闭塞则神无所附，肢无所用，语无所出……所以，脑神的改变也直接影响大肠腑气的通畅。《黄帝内经·灵兰秘典论》曰："主明则下安，主不明则十二官危。"用比喻的手法讲述了"心主神明"处于十二脏中的主宰地位，按照现在的说法，即高级中枢——脑要保持清明，则五脏六腑都能得以安定。相反，如果人体的高级中枢不能保持清明的状态，那么五脏六腑将出现病变。便秘是脑损害的继发结果，脑卒中使调节自主神经活动的关键部位（如皮层、下丘脑及脑干等）中枢神经受到损伤，神经冲动及传导发生障碍，自主神经功能紊乱，消化道平滑肌的紧张性和自动节律性受到破坏，可致肠蠕动减慢，直肠括约肌功能减退，故而导致便秘。而便秘也可加重脑卒中患者脑部损害，从而降低患者的活动能力。因便秘而屏气使劲排便易引起颅内压升高，影响神经功能缺损的改善。因此。脑卒中与便秘二者相互影响，进一步影响脑卒中患者神经功能的恢复。

（二）卒中后便秘的病机治则理论

1. 发病机制——窍闭神匿，腑气不通

临床上便秘不外虚实两类。肠胃积热，津伤便结者属热秘；肝脾气滞，腑气不通者属气秘；热秘和气秘属实证。虚秘中包括气虚、血虚、阴虚和阳虚（冷秘）。因脾肺气虚，传送无力致便秘者为气虚便秘；因血液亏虚，肠道失荣致便秘者为血虚便秘；因阴津不足，肠失濡润致便秘者为阴虚便秘；因阳气虚衰，阴寒凝结胃肠致便秘者为阳虚便秘，也称"冷秘"，多属阳虚而浊阴内聚，属本虚标实之证。临床无论哪一型便秘其结局终为腑气不通而致大便不能正常排出发生便秘。而卒中后便秘的发生除以上原因外，与中风病的病位——脑密切相关，脑卒中患者因"窍闭神匿，神不导气"，而致肠腑功能失调，肠失所司，腑气不通而致便秘，因此，提出卒中后便秘的发病机制为"窍闭神匿、腑气不通"。

2. 治疗原则——调神通腑

由于卒中后便秘的发病机制为"窍闭神匿、腑气不通"，因此，确立"调神通腑"为其治疗法则，调神是通腑的基础，通腑有利于调神，二者治疗卒中后便秘不可分割。《灵枢·本神》云："凡刺之法，先必本于神。""头者，身之元首，人身所注"，神之所在，脑为元神之府；神之所主，人体一切生命活动的外在表现；神之所病，百病之始，皆本于神；神之所治，凡刺之法，先醒其神。因此，调神通腑针法首先立足于"调神"。针刺调神通过调理督脉而调理脑神，因"督脉入络脑"，通过针刺督脉穴位人中起到调理脑神的作用。"通腑"可使津液充足，气机条畅，

体用结合，气血津液同调，大肠传导之功得以顺利进行，便秘则迎刃而解。

（三）调神通腑针法的确立

1. 处方

“调神通腑”针法的主穴选取内关（双）、人中、三阴交（双）、左侧水道、归来、外水道（水道穴外开 2 寸）、外归来（归来穴外开 2 寸）。

2. 针刺操作规范

患者仰卧位，先刺双侧内关，直刺 15~25mm，施捻转与提插相结合泻法，捻转角度大于 180°，捻转频率控制在 40~60 转 / 分，施术 1 分钟。人中向鼻中隔斜刺 3~5mm 后，捻转针柄 360°，施雀啄泻法，以流泪或眼球湿润为度；三阴交沿胫骨内侧缘与皮肤呈 45° 角斜刺，针尖刺到原三阴交穴的位置上，进针 15~30mm，采用提插补法，针感至足趾，下肢出现不能自控的运动，以患肢抽动 3 次为度。水道、归来、外水道、外归来均直刺 20~30mm，施提插捻转泻法 1 分钟。留针 30 分钟。每日 1 次。

3. 处方意义

“人中”位居督脉，为醒神开窍之要穴，为督脉、手足阳明经之会，督脉上行入脑，针刺人中以调神。施以泻法既可醒神开窍启闭，还可振奋督脉之阳，借督脉与足太阳经及冲、任脉以及心肾等脏腑的联系，发挥其调理脏腑气血的作用；内关为八脉交会穴之一，通于阴维，属厥阴心包之络穴，有养心宁神、疏通气血之功。内关人中相配既可调神，又有调理脏腑气血。三阴交为足太阴、足厥阴、足少阴三经之会，既有益肾生髓之功，肾藏精，精生髓，脑为髓海，髓海有余可促进脑的生理功能的恢复。又有健脾益气，调肝理气之效，使脾气得升，肝气疏泄，津液充足，大肠传导之功正常。水道、归来为足阳明胃经循行于腹部的穴位，水道为胃经水液通行的道路，“归者，轨道；来，去而复来，男子妇人胃气归原……”刺归来穴可使气血旺盛，二者合用具有益血生津，调理腑气，助胃气通降之功能。外水道、外归来均在原穴外开 2 寸，即足太阴脾经循行线上，“经脉所过，主治所及”，二穴具有健脾生津之功，四穴相配使津液得生、脾气得升、胃气得降、气机条畅，腑气通畅，大便得行。而且此四穴均取左侧，生理解剖表明左下腹部位为降结肠的位置，针刺降结肠局部可促进肠蠕动治疗便秘。诸穴合用相得益彰，共奏调神通腑之功。

［辽宁中医杂志，2015，42（12）：2323−2324.］

刍议“调神开窍针法”对于中风后抑郁独特认识

黄武言　张春红

调神开窍针法是醒脑开窍针刺法重要组成部分，而醒脑开窍针法是由第二届国医大师石学敏院士针对中风病病机“窍闭神匿、神不导气”所创立的治疗大法。石老据自身多年针刺临床经验，结合中西医对中风病的认识，首次提出“神变”在中风病各期病理机制中占主导地位。针对“神变”创立醒脑开窍针刺法，其中“醒脑”包括“醒神”“调神”两个方面，前者一般适用于卒中急性期治疗，后者适用于恢复期、后遗症期及其并发症的治疗，在治疗效果上取得了举世瞩目的成就。而中风后抑郁（Post- stroke depression, PSD）作为中风病常见的并发症之一，属“因病致郁”的范畴，病机中亦有“神”的病理变化之机转，故调神法亦适用于本病的治疗，这不仅与古代“粗守形，上守神”诊疗思想及西医学模式转变(生物 – 心理 – 社会模式)不谋而合，而且在疗效上，当前研究结果也给予有力证实。本研究将从“调神”角度刍议针刺对 PSD 的独特认识。

（一）从脑神角度整体认识 PSD 病机

既往观点认为，五脏皆有神志性功能，以心主神明为主导，如《内经》所云：“心藏神，肺藏魄，肝藏魂，脾藏意，肾藏志”；“心者，五脏六腑之大主也，精神之所舍也”。五脏藏精，以心为主导，化气生神，神动于内，情现于外，五脏精气充盛、功能正常，神识、情志拥有了良好的生理物质基础，表现为生理及心理上的健康无虞；反之，若五脏失常，情志即可随之失常而生病变，故情志病一般归属于以心为主导的脏腑功能失常。据此，临床上将 PSD 病机从脏腑功能认识并以此论治，但是结果往往出现证型繁杂，疗效不理想，也影响了可重复性。调神开窍针法突破了这一传统束缚，认为此病应从根本“脑神”而论，从整体上去认识“脑窍闭阻，神机不运”才是该病的根本病机，而既往从某一脏腑而论的观点只是归属于此病机下的一部分。这是因为神是人体生命主宰及外在表现，亦主情志活动，而脑为元神之府，五脏六腑的精气都要通过经络系统朝会于高颠，充养脑髓，神气宣发才能正常，全身气机输布和达，生理和心理才能健康，生机蓬勃。正如《证治准绳·诸痛门》所言：“盖头象天，三阳六腑清阳之气，皆会于此，三阴五脏精华之血，亦皆注于此。”所以前人在分析病机时往往只抓住导致脑神功能失常的以心、肾、肝、脾为主某些脏腑功能紊乱、气血不和、精血亏虚这一症结，而忽视了根本的脑神改变，只注意到了病机中差异一面，而没有抓住其相同面、根本面，因此出现了证型繁杂，误导治疗，影响了临床疗效。

神是人体生命活动的主宰及外在体现，亦主宰人的情志，这里我们要把PSD病理机制转属脑神的改变，还需解释另外一个疑问。那就是神的归属问题，因为古籍中分别有载，如“心者，君主之官，神明出焉”“头者，诸阳之会，上丹产于泥丸宫，百神所聚”，那么谁才是真正的神之主宰呢？调神开窍针法认为脑才是真正的神之主宰，但与心密切相关，所谓“心主神明”这一观点是派生于“心主血脉”之功能的。血液是构成人体和维持生理功能物质基础,《灵枢·营卫生会》曰:“血者，神气也。”可见血亦是神产生的物质基础。而人体内对血液需求量最多的是脑，约占全身总供血量的1/5，只有心主血脉功能正常，脑血才能充足，脑才能正常发挥主神功能，正如杨上善所说“头是心神所居”。然而笔者认为，如此仍显证据不足，一种理论的正误不应以某书或某种推论为依据，而应以实践为检验标准。迄今为止，关于醒神开窍法中成药研究，最常见的就是清开灵注射液，其是安宫牛黄丸的改良剂型，此方出自《温病条辨》，功用清热解毒、开窍醒神。原方是在“心主神明”思想指导下运用临床的，主治邪热内陷心包证。但是目前研究显示，清开灵注射液的作用靶点不在心而在脑。清开灵注射液能延长卒中易感型自发性高血压大鼠生存期和卒中后存活时间，降低脑系数，减轻脑水肿，增强脑出血灶的吸收，利于病灶恢复，亦能使海马CA1区神经元损伤减轻，脱失减少。由此可反证出不是“心主神明”而是“脑主神明”。

因此，尽管五脏以心为主导，藏精，化气生神，对人体情志变化过程中发挥基础性作用，也不能因此而把精神情志活动简单地归属于不同脏器，而是要思辨的认为这是在脑神主宰下，以心为主导人体内部承担精神情志活动统一整体！概言之，五脏藏精，化气生神，神寓气中，御气而动，维持生理及心理精神正常。中风后肝风、瘀血、痰浊等蒙蔽脑窍，导致脑窍闭阻，神机不运，气机郁滞，复加中风后各种功能失用后负性心理结局等影响，而出现抑郁。

（二）切中病机、选穴精简、操作规范

古人有云:“善用兵者，兵不在多而在精。”针刺治病亦如此，调神开窍针法切中病机，确定“调神开窍、宁神解郁”的治疗原则，精选穴位，主穴选取内关、人中（前3次刺人中，以后改为针刺印堂、上星透百会）、三阴交、四神聪、风池。配穴据证加减，十分精简，如肝气郁结加支沟、期门，气郁化火加行间、侠溪，肝郁痰阻加丰隆、廉泉，忧郁伤神加通里、心俞，心脾两虚加心俞、脾俞，阴虚火旺加肾俞、太溪。

内关穴为八脉交会穴之一，通于阴维脉，属厥阴心包经络穴，古籍有载“心藏脉，脉舍神”“血者，神气也”“血脉和利，精神乃居”，刺此穴有疏通气血、调心以安养元神之功。人中穴（督脉中最敏感、最易得气、效应最强烈穴）为督脉穴，督脉入属于脑，可通达脑髓；督脉又为“阳脉之海”，与“阴脉之海”任脉交会于人中，可调节脑及全身阴阳；督脉通过主干及其分支与心经、肝经、肾经及足太阳膀胱经交会联系，进而增强了督脉与脏腑的联系（体内各脏腑通过其背俞穴又与督脉发生联系）。综上，针刺人中穴可调督脉、协调阴阳、调脏腑、开窍启闭、健脑宁神，从多方面调节脑神功能，以改善精神情志及运动功能等。三阴交穴为足三阴经交会穴，脑髓是“神”之体，赖先后天精气滋养，而先后天精气与肝、脾、肾三脏关系最密切。针三阴交穴以益脑髓、调气血、安神志且又取穴精简，故取之。上星透百会、印堂、四神聪、风池穴，上星与百会穴同属督脉，百会穴又是足三阳经、肝经、督脉等多经之交会部位，印堂为经外奇穴，位于督脉循行线上，故针上星透百会，印堂可调阴阳、平肝息风、益气养血、填精补髓、醒神开窍。可获得与针刺人中相似效果，但是人中穴醒脑开窍、通调元神作用更强烈，针感更强，不易被患者接受，故针刺 3 次后改针刺上星透百会、印堂，更容易被患者接受且不影响效果。风池穴属足少阳胆经，为手足少阳、阳维之会，阳维联系手足三阳之脉，会合于督脉，且风池位居髓海之下，可充养髓海，治疗髓海相关疾病，故针刺风池能疏调少阳、阳维之经气，调整头部的阴阳气血，以达到通经活络、调和气血、息风潜阳、清脑安神功效。另外针刺四神聪穴还可安神益智、健脑调神。

其次所选穴位针刺顺序也有所讲究。如调神开窍针法治疗 PSD 时要求首针内关，再刺人中。如此规定也是有其道理的。要求先刺内关，可及时保护心脏，延长脑缺血耐受时间，使受损心肌的超微结构得以恢复，心脏舒缩功能改善，泵血能力增强，增加脑灌注量，改善脑循环。继针人中，兴奋与脑血管舒张相关的面神经和三叉神经，缓解收缩痉挛的脑血管，改善微循环，以更好地接纳针刺内关作用下心脏供给的血液。同时，从解剖上来讲，针人中穴还可兴奋相应脑神经元，激发中枢神经系统发挥复杂的整合作用，增加神经细胞对能量的利用及对各种损害的抵抗力，发挥脑保护的作用。

可见“调神开窍针法”治疗 PSD 所选穴位切中病机，直中要害，处处不离神，处处调神。与此同时，该法也强调手法量化、操作的标准化，以保证补泻手法操作规范，得气的质与量，最终使疗效更有保障。因此调神开窍针法治疗 PSD

时对针刺方向、施术手法、施术时间、针刺效应等都进行了明确量化、标准化规定。以人中穴为例，针刺人中穴时，要求向鼻中隔方向斜刺5~7mm，针体刺入穴位后，将针体向一个方向捻转360°，使肌纤维缠绕在针体上，再施雀啄手法，以流泪或眼球湿润为度。这些量化标准是科学的、经得住推敲的。不仅继承传统精华，又有自己独特创新与解释，解决了既往医家针刺时的盲目性。例如，对于人中穴施术时间和最佳刺激量要以眼球湿润或流泪这个效应指标而言，《素问·骨空论》有云："督脉者……环唇，上系两目之下中央"；"任脉者上颐循面入目"。由经络循行可见任、督二脉有分支在眼部相交，这两条经脉分别为主"一身之阳""一身之阴"，所谓"阳加于阴为之汗"，因此眼球流泪或湿润应是任督二脉经气被激发调和结果。现代解剖学也证实流泪标志着针刺人中达到了舒张脑微血管的刺激量。因为人中穴部位分布有三叉神经和面神经的分支，这里不仅有参与构成支配泪腺的泪腺神经组成部分，这两支神经更同时分布在脑微血管上，兴奋时可舒张脑微血管。当人中穴刺激强度和时间达到最佳量时，泪核兴奋，泪液产生，这标志着人中穴处神经已经被激发兴奋，同时也意味着针刺达到了舒张脑微血管的刺激量！如此使肉眼不可见的效应可视化，相较于既往针刺治疗PSD的方法而言，这大大提高了针刺治疗的可操作性、可重复性，更便于学习应用和推广。

（三）强调形神一体、身心同治

《锦囊秘录》有云："脑为元神之府，主持五神，以调节脏腑阴阳，四肢百骸之用。"说明神是生命活动的主宰及外在体现，此处的神是指广义之神。而人体是一个统一的整体，形与神是统一的，形与神在生理上是密不可分的！正所谓"形全者神全""纯素之道，唯神是守，守而勿失，与神为一"，更进一步而言，形神为一体，但相较而言，神更占主导。PSD总的根本病机为"脑窍闭阻，神机不运"，总属广义之神病变，所以患者病初主要表现为中风病之形病症状，或伴有不同程度意识障碍，随病情进展形病伤神，神主情志功能也发生失常，故还出现了精神抑郁等狭义之神病理改变，因此PSD发病过程属因病致郁、形病伤神范畴，然形、神这种病理影响并不是单方向的！随着病情进展，形伤神后，主情志功能失常，病人郁郁寡欢，每况愈下，神伤愈甚，神扰气机，继而气血紊乱，五脏功能失调，此乃神病伤形，最终伤及根本，"形敝血尽"，而使"神不使"，神无所依，脑神功能紊乱，中风症状加重的同时抑郁症状也随之加重。形病伤神—神病伤形，如此反复，最终形神俱败，病情恶化。因此针对PSD的治疗，要形神兼顾，以神为主，因为神才是生命活动的主宰及外在体现！而调神开窍针法法以脑为论，以神为治，形神兼顾，治疗抑郁症状的同时对筋肉、肢体活动、语言等生活能力也有改善，这也是调神开窍针法治疗中风后抑郁较其他针法疗效更加确切的原因，即形健则神旺，气畅血调，郁证自除！而且在调神法基础上，根据不同脏腑病变配以相应配穴，更是效如桴鼓。

（四）小结

综上所述，调神开窍针法是针刺治神思想的发展，是临床治疗 PSD 的重要方法，其对 PSD 病因病机及治疗的认识上均有自身独特见解，在临床应用上，亦取得了肯定的疗效，但目前对该法的穴位组方、针刺手法、具体适用范围、临床评价以及内在机制的研究尚处于初步阶段，相信今后在这些领域的研究会有所突破，在针灸疗效的提高、针刺理论的发展上发挥重要作用。

［辽宁中医杂志，2016，32（2）：83-85.］

石学敏院士学术思想在防治血管性痴呆研究的体现

夏圆元　樊小农

石学敏院士"醒脑开窍"治疗中风享誉国内外，针灸人士多耳熟能详。但是，他的成果并不局限于此，针刺手法量学的提出、气海理论指导针刺治疗高血压、刺络疗法治疗面瘫等等，均是其学术思想的重要组成部分。本文以石院士研究针刺治疗血管性痴呆为例，从治则处方的提出到临床疗效验证及针刺作用机制的揭示，探讨其科学研究思路，以启示后学。

血管性痴呆（vascular dementia VD）是指由缺血性卒中、出血性脑卒中和造成记忆、认知与行为等脑区低灌注的脑血管疾病所致的严重认知功能障碍综合征。其临床表现为执行功能受损显著，常伴焦虑、抑郁或欣快等精神症状。严重影响病人的工作和生活，并给患者家属和社会造成了很大的负担。一项调查显示，我国65岁以上人群中痴呆的患病率为5%。其中VD的患病率为1.1%。因此，重视和积极防治VD具有十分重要的意义。石院士博览群书，并结合多年的临床经验提出了"醒脑调神"针法来防治血管性痴呆，并采用韦氏智力量表、韦氏记忆量表、长谷川痴呆量表、日常生活活动量表进行针刺治疗前后智力、记忆力等相关项目进行测评，结果均显示疗效令人满意。

（一）重视调神，提出VD治则处方

尽管血管性痴呆是目前唯一可以防治的痴呆类型，早期诊断及治疗具有可逆性。但因尚无特效疗法，其仍属疑难杂症之列。然石院士的"醒脑调神"针法却取得极好的疗效，极大改善患者的生活质量。《淮南子·原道训》有云："夫形者生之舍也，气者生之充也，神者生之治也。"人的生命活动与疾病的发生发展都与神有密切的关系。因此在此病的治疗过程中，他极其重视"神"的治理，尤以"醒神、调神、安神"为要。中医学虽无血管性痴呆的命名，但对其有诸多论述，散见于"呆病""痴病""善忘"等病症，《内经》有"心主神明，头为精明之府"的论述，《景岳全书》曰："呆痴之症……言辞颠倒，举动不经，或多汗，或善愁。"明·李时珍《本草纲目》亦有"脑为元神之府"等条目的记载，均表明中医学在数百年前就已认识到脑、神、中风与痴呆的关系。石院士在此基础上提出了自己的见解，深化了对痴呆病的认识和研究。他认为脑为元神之府，诸髓所聚，是人体的司令部，神机、记忆皆生于脑，人的每一个思想和动作，都由大脑支配完成，脑病则神机失用，记忆匮乏。痴呆一病的病位在脑，病机为髓海不足，神机失用。针刺治疗应以醒神益智、平肝通络为法。处方应以人中、内关、风池为主穴。人中属督脉，督为阳脉之海，口氏等“温通针法”针刺人中等穴可以提高 VD 大鼠的抗氧化能力，减少自由基代谢产物的储积；增加 CaN 的分泌，增强 ATP 酶、LDH 酶的活性，减轻脑组织的酸中毒，从而起到保护脑细胞，防治脑痴呆的作用。内关为手厥阴心包经之络穴，心包为心之外膜，代心行事及受邪。《灵枢・邪客》有曰：“心者，五脏六腑之大主也，精神之所舍也……容之则心伤，心伤则神去，神去则死矣。故诸邪之在于心者，皆在于心之包络。”因此，针刺内关可宁心安神、调理气机。风池位于后头部，为足少阳胆经之穴，与阳维交会，通诸阳经，并在后项通于督脉，此穴深部有枕动、静脉分布。殷氏通过研究证实针刺颈前后穴位可以改善颅内动脉血流速度，保证微循环的正常运行，通过维持物质代谢、能量代谢的平衡来促进神经细胞功能的恢复。

（二）醒脑调神可有效治疗 VD

有文献曾报道老年卒中患者一中风后 3~15 个月内痴呆的发病率为 10%，并且随着时间推移这个比例逐渐增大。然而，目前国人对脑卒中后遗症的认识常限于躯体的残疾，痴呆作为脑卒中的另一个重要后遗症以及针刺对其的治疗作用常被忽略。因此，加强对脑卒中患者容易发展成为痴呆的认识以及对其进行积极预防和治疗是极为重要与迫切的。

笔者查阅文献后发现在此病的治疗上许多中医医师都研习了石院士重调神的学术思想，并加入自己的领悟所得，均取的很好的临床疗效。樊小农等采用针刺方法对 128 例不同病情程度的 VD 病人进行针刺治疗，总有效率达到 73.44%。治疗后患者的言语智商（VIQ）、操作智商（PIQ）、全智商（FIQ）及记忆商（MQ）均明显提高，且其治疗效果与痴呆的严重程度成负相关，早期及轻度痴呆患者能获得最佳的效果。此研究证实了调神针法的临床疗效，也证实了对 VD 病人进行早期干预病的重要性及急迫性。于颂华等在针药配合的基础采用“调神益智”，针法对 21 例血管性痴呆的患者进行治疗，结果显示针药结合组明显优于单纯药物组。王重新采用调神针法配合药物对 30 例 VD 患者进行治疗，对照组单纯采用药物治疗，治疗两周，结果显示针刺加药物治疗 VD 疗效优于单用药物治疗者。

以上研究结果均表明醒脑调神针法能有效地改善VD患者的智能水平和记忆障碍，从而改善其脑的功能状态，提高其生活质量，增强社会适应能力。

（三）探索醒脑调神治疗 VD 的机制

尽管血管性痴呆属于可以防治的痴呆类型，但目前其发病机制尚未完全清楚。石院士及其团队不仅着力于研究临床上防治 VD 的有效手段，而且对针刺治疗 VD 的机制做了大量的研究，为进一步向国人推广针刺治疗认知功能障碍提供科学依据。刘健等通过观察针刺对 MID 模型大鼠海马及皮质中 bcl-2 和 bax 变化的影响来探讨其治疗 MID 的相关机制。将 30 只 MID 模型大鼠随机分为针刺组、模型组、非穴组，原盐水组（10 只）作为假手术组，共分为 4 组。采用“醒脑调神”针法对针刺组大鼠进行治疗 2 周，其他组做相应处理，研究结果显示针刺组大鼠海马及皮质 bax mRNA 和蛋白表达明显低于其他组别，而 bcl-2mRNA 和蛋白表达高于其他组别，表明针刺对 MID 模型大鼠大脑皮层 bcl-2 的表达有促进作用，相反抑制 bax 的表达，从而保护脑组织。樊小农等通过观察 MID 大鼠大脑皮层、海马、纹状体和丘脑区的细胞凋亡现象及 HSP70mRNA 和蛋白的表达来研究针刺对多发梗塞性痴呆模型大鼠脑细胞凋亡及热休克蛋白 70 的影响。针刺组采用醒脑调神针法进行治疗，其他组做相应处理。结果显示针刺可以减少皮层、海马、纹状体和丘脑区的细胞凋亡，减少凋亡细胞的核固缩程度，抑制细胞凋亡。HSP70 表达越是高的区域，针刺对细胞凋亡的抑制作用也越明显，说明 HSP70 是抑制细胞凋亡的重要机制之一。

（四）探寻引发 VD 的高危因素

石院士“醒脑调神”针法在 VD 的治疗上取得满意的疗效，极大的改善了患者的智力、记忆力和生活能力。但是他并未止步于此，而是带领其团队对引发 VD 的危险因素进行研究，力求对其危险因素进行早期干预以预防 VD 的发生，未病先防。以本单位收治的中风患者作为研究对象，将年龄、文化程度、高血压、糖尿病、心脏病、高血脂、高同型半胱氨酸血症等 14 种危险因素进行单因素非条件 Logistic 回归分析后发现脑萎缩、高血压、年龄、文化程度是发生轻度认知障碍的高危因素，目前此项工作仍在深入研究中。年龄、文化程度属于不可控制因素，石院士及其团队则对高血压进行了重点研究，发现人迎穴不仅能平稳有效的控制血压，而且能保持良好的降压效果。血压控制良好成为预防 VD 发生的一个重要途径。

（五）结语

目前，随着我国人口结构等因素的改变，脑血管病发病率持续升高，血管性痴呆作为其重要后遗症，其防治显得极为重要。石院士“醒脑调神”针法极大改善了痴呆患者生活自理能力，提高了其生活质量，减轻了患者家庭以及社会的负担，带来了极大的社会效益。同时，对 VD 的研究也体现了石院士的治学思维，从中医学和西医学两方面对 VD 进行研究不仅让中医人深入了解痴呆病，也有助于西医学者加深对中医的认识。

[针灸临床杂志，2013，29（7）：1–3.]

石学敏治疗高血压病经验

张春红　邢翰　乔波

高血压病是一种常见病和多发病，以体循环动脉压升高为主要临床表现的综合征，具有“三高三低”的特点，即患病率高、致残率高、死亡率高和知晓率低、服药率低、控制率低的特点，已成为世界重要的公共卫生问题之一。针对此种现状，石院士认为，其治疗目的已不再是仅仅降低升高的血压，而是防治靶器官损害、提高患者生活质量，有效减免心脑事件的发生已成为高血压病治疗的最终目的。从临床观察及综合患者的临床反馈，石院士认为，以针刺为主、针药结合防治高血压病具有以下特点：①针刺降压效果确切，尤以即刻效果明显，能够促进血压达标；②能够有效控制血压的晨峰现象，逐步恢复血压的正常昼夜节律；③能够减药或部分停药，减轻或完全根除药物的副作用和药源性并发症；④对收缩压和舒张压均有影响，但对收缩压的调整幅度明显优于舒张压；⑤降压的近期及远期疗效，年轻人均明显优于老年人；⑥针刺降压存在明显的量效性，不仅存在刺激量的大小，而且与治疗次数的蓄积有关；⑦从病程来讲，病程短者明显优于病程长的患者；⑧从治疗的时间来说，在血压波峰前的针刺效果明显优于波峰及波峰后；⑧对合并有靶器官损伤的患者，针药联用能够有效缓解临床表现及部分逆转损伤的靶器官。现将石院士论治高血压病经验介绍如下。

（一）病机及治法

石学敏院士认为，高血压既是一个症状，也是一个体征。近代医家大多把本病归为中医学“眩晕”“头痛”“不寐”等范畴，这主要是根据高血压病患者临床表现归类的，这些症状的产生是因为高血压病导致脑小动脉痉挛，继之脑动脉硬化、脑供血不足等病理改变，所以此类临床表现只是高血压病的一部分；究其根本，高血压病是一种血管病变，所以中医病因病机也应立足于血脉。在对“无虚不作眩”、“无痰不作眩”、“无风不作眩”等学术观点深刻思辨和批判吸收的基础上，结合针灸学的“气海”理论，石学敏院士认为，“血气不和，百病乃变化而生”（《素问・调经论》），且“治病之要诀，在明白气血，无论外感内伤，要知初病伤人何物……所伤者无非气血”（《气血合脉说》）；确立了以“活血散风，平肝降逆”为主的治法，创立了以人迎等为主穴的、有规范明确手法量学标准和量效关系的针刺方法。

（二）辨治经验

1. 崇尚针刺，以针驭神

“拯救之法，妙用者针。观夫九针之法，毫针最微，七星可应，众穴主持”（《标幽赋》）。石老师认为，毫针细微，下针轻巧，不伤气血，具有调整阴阳、扶正祛邪、疏通经络之功，故凡虚实、寒热之证，皆可用毫针调理。在临床实践中，石老师体会到，针刺与机体的关系具有两面性，针刺的治疗作用与人体反应性互相作用的结局；一方面，针刺腧穴均能诱发多种程度不同的有规律的功能调节活动，或增强防卫能力或纠正异常的功能状态，从而促进人体抗致病性损害的斗争；另一方面，接受针刺的人体会对针灸信息进行识别和处理。因此，精于辨证，明确机体的虚实状态或反应性，辨性、辨势施针。

《素问·宝命全形论》曰：“凡刺之真，必先治神。”石学敏院士从临床实践出发，提出了“醒神”“调神”的针刺治神的学术体系；认为“凡刺者，使本神朝而后入；既刺也，使本神定而气随。神不朝而勿刺，神已定而可施”，治神包括两方面的含义，首先要求医者全神贯注，聚精会神，定神气于指端，同时医者观察患者神态，待患者神态安定，心平气和，做好了应针准备，然后医者下针。针刺时，医者“目无外观，手如握虎；心无内慕，如待贵人”。医者能达到旁若无人之境医治患者，就是疗效好的第一步。针刺后务必得气，石老师认为，人的感觉与脑主神明密切相关，所以得气与否对于治神十分重要。他认为，针刺之“得气”即是治神而神应的一种表现，而得气与否，以及得气的迟速，不仅关乎针刺的疗效，而且也可据此判断疾病的预后。得气为神应，神应而有效，神旺而效速，神弱而效迟。

2. 形成以人迎穴为主的针刺处方

人迎穴出自《灵枢·本输》，为针刺危险穴位，也是古今应用中争议较多的经穴之一，文献中对人迎穴的不同论述使针灸临床工作者无所适从。如《针灸甲乙经》云：“人迎禁不可灸。刺入四分，过深不幸杀人。”石学敏院士借助西医学知识，凭借自己几十年丰富的临床经验，发现针刺人迎穴对人体血压有明显的影响。从中风病到无脉证的研究，逐渐认识了人迎穴的腧穴特性。他认为，针刺人迎穴不仅能够升压，而且能够降压，更能够改变或者重塑因内外环境变化引起的血管继发性的损伤。针对心脑血管病的主要危险因素——高血压，石学敏院士带领其团队，在临床中逐渐形成了以人迎穴为主，合谷、太冲、曲池、足三里为辅的针刺降压处方，并明确规范了处方手法量学标准。

3. 完善针药互补的论治模式

石老师善于针药并用，认为针灸与药物并用可为探求攻克某些难治性病证提供一种思路和方法。他强调这种并用不应被理解为针刺与药物两种作用算术式的简单相加，应是有机和有序的，其关键是寻求并用的内在规律，期求达到相须或相使的目的。如对中风病，醒脑开窍针法常配合其经验方丹芪偏瘫胶囊。针对高血压病这种多基因、多水平、多因素协同作用引起的临床综合征，逐渐形成了以针刺降压为主，辅以天麻钩藤饮、半夏白术天麻汤、三仁汤、虑烦汤剂等随症用药的针药并用格局。

4. 未病先防，已病防变的防治结合观

《素问·上古天真论》中说："法于阴阳，合于术数，食饮有节，起居有常。"即人要顺应自然，遵循生命顺应自然的规律，动静适宜，协调阴阳，调和脏腑，通畅经络。石学敏院士认为，人法天地而成，天人合一，天地同媾，人与自然界要达到一种自然的和谐，否则就要生病。石学敏院士经常告诫高血压病患者及家属，心态平和，自我减压；食饮有节，戒烟限酒；顺应气候，起居有常等，并指导其学术团队深入社区，进行高血压病的宣讲、普查、诊治、随访，为高血压的防治提供崭新的思维模式。

［中医杂志，2011，52（20）：1729-1730.］

从针刺人迎穴降压谈针灸学的原始创新

石学敏　申鹏飞

中医药学是我国人文科学与自然科学融合的典范。在中国文化传统精神的培植和影响下，形成了中医药学术的基本特质和防治理念及其以临床实践为依托的发展模式和与时俱进、开放兼容的创新精神。针灸学是中医学科学体系中最具特色和优势的学科，腧穴理论则是其核心理论之一，腧穴是经络的基础单位，是针灸临床治疗疾病的施术基本部位，是针灸作用机制研究的源头和始发点。因此，基于针灸治疗疗效确切疾病的经穴理论研究对于揭示和阐明针灸作用机制，创新经络理论具有重要意义。

现代意义中医理论创新的最佳切入点，是重大疾病和难治病。这类疾病一是病因未明，二是西医学目前尚无疗效确切的治法。重大疾病和部分难治病往往是疾病负担重、国家确定的重大健康问题，也是社会迫切需要解决的重大公共卫生问题。所以，在当代中西医医学共存的背景下，中医原始创新研究应该根据自己的特长，立足于中医确有疗效的重大疾病、难治疾病，而高血压病无疑就是最佳选择之一。

目前全世界成人中约有 25%~35% 为高血压病患者，其总数已达 9.72 亿；而大于 70 岁人群中则上升到 60%~70%。40 岁以上人群的死亡原因中，脑血管病和心脏病分别列为第一位和第三位，总死亡的第一危险因素是高血压，50% 的心血管疾病是由高血压引起的，77% 的初发脑卒中都与高血压病有关。2000 年全球疾病负担调查结果显示，高血压在全球疾病负担中占 4.5%。由于社会经济的发展和人们生活方式的改变，高血压患病率呈持续增长趋势，并已成为世界重要的公共卫生问题之一。

目前高血压病的主要治疗手段为药物，高血压的药物治疗和有效控制长久以来一直是我国高血压人群面临的一个问题。据 2004 年国务院新闻发布会的《中国居民营养与健康状况调查报告》显示，在我国高血压患病率为 18.8%，而治疗率和控制率仅为 24.7%、6.1%。随着医学的发展和时代的进步，对高血压的治疗也提出了更高的要求，其治疗目的已不再是仅仅降低升高的血压，而防治靶器官损害、提高患者生活质量，有效减免心脑事件的发生已成为高血压治疗的最终目的。近年来许多循证医学研究证实，抗高血压药物的主导作用是控制高血压本身，对降低心脑事件的发生率及死亡率作用不大。因此，如何在有效控制血压的同时，减少靶器官的损害及并发症的发生，成为高血压病防治工作中的重点，寻求一种既能控制血压，又能改善预后的降压新途径十分重要。

我们经过大量的临床实践和理论探索，创立了以人迎穴为主穴，有明确规范手法量学标准和量效关系的针刺方法。临床研究已经证明，该技术治疗高血压病，可在保护靶器官的基础上整体调节血压节律，能够有效地促进血压达标，提高患者生活质量，减免合并症的发生。

在美国有一项采用非药物疗法治疗难治性高血压的小规模Ⅱ期临床试验。试验采用“高血压治疗系统”，该系统与心脏起搏器相似，由一个埋藏于锁骨下方皮下组织内的小型脉冲发生器、两根电极导线和一个体外的程控装置组成，其电极导线顶端的治疗部位正是毗邻两侧颈动脉窦的人迎穴位置。该项研究结果显示，此方法降压效果显著，有助于改善心脏的结构和功能，许多患者在血压控制后生活质量明显提高。目前美国食品药品监督管理局（FDA）已经批准了一项多中心、随机、双盲、以安慰剂作为对照的，在难治性高血压患者中评价该系统降压疗效的Ⅲ期临床试验。并推测这种新技术是降压领域中的一场革命。这对于我们既是机遇又是挑战！

中医药是我国最具原创空间的科技优势领域之一，以针灸治疗疗效确切的高血压病为载体，选择有效经穴人迎穴施治，探索其效应特征和机制，充分吸收和运用现代科学的知识和方法，实行多学科交叉，揭示经络腧穴理论依据及其科学内涵，是实现中医针灸理论原始创新的重要切入点之一。

高血压病是西医学疾病名称，近代医家大多把本病归为中医学“眩晕”“头痛”“不寐”等范畴，这主要是根据高血压患者临床表现归类的，这些症状的产生是因为高血压导致脑小动脉痉挛，继之脑动脉硬化、脑供血不足等病理改变，所以此类临床表现只是高血压病的一部分。究其根本，高血压病是一种血管病变，所以中医病因病机也应立足于血脉。作为临床治疗高血压病确有疗效的人迎穴，是气海输注于前之所在、气海所出之门户、头气街与胸气街的连接处，正如《灵枢·海论》:“膻中者，为气之海，其输上在于柱骨之上下，前在于人迎。”本穴具有调和营卫之气，使血脉通利，正常运行的功能。所以基于中医经典“气海”理论，对高血压病的病因病机、选穴治疗的规律进行系统地挖掘整理，根据人迎穴的位置、经络循行、穴位解剖等特点，诠释其经络腧穴理论，发古人之未发，可望实现针刺治疗高血压病重大基础理论的原始创新，为指导临床实践提供理论依据。

以针刺人迎穴治疗高血压病为切入点实现针灸学的原始创新，还应根据循证医学的原则，运用国际公认的临床疗效评价“金标准”——RCT试验方法，对针刺治疗高血压病进行科学、客观、系统的评价，获得高质量的试验证据；同时要充分吸收和运用现代科学的知识和方法，实行多学科交叉，揭示针刺降压的腧穴效应机制、靶器官保护机制以及效应的关键影响因素等重大基础问题的科学内涵，以期实现高血压病治疗的重大理论突破。

[上海针灸杂志，2010，29（2）：67-68.]

石学敏教授针刺治疗高血压病的临证经验浅析

申鹏飞

石学敏教授是中国工程院院士，业医五十载，学验皆丰，著述颇多。仅就导师临床针刺治疗高血压病的学术思想介绍如下。

（一）从中医“气海”理论谈针刺降压

石学敏院士提出，“气海”失司是高血压病的主要病机。“四海”理论是针灸学体系的核心内容之一，“气海”是“四海”理论的主要内核，也是中医针灸学重要的经典思想之一，气海理论认为，血液在脉管中运行不息，流布于全身，环周不休，自成体系，而气、血、脉则构成了其最基本的物质结构和基础。气包括元气、宗气、营气、卫气。其中，元气指先天之气，是人体生命活动的原动力。宗气是由水谷之气与自然界清气相结合而积聚于胸中的气，属后天之气，其所聚之处称为“气海”,《灵枢·邪客》说:“宗气积于胸中，出于喉咙，以贯心脉，而行呼吸。”说明宗气可以贯注于心脉之中，促进心脏推动血液运行，形成血压。另外，宗气作为后天生成之气，可以资助先天之元气。营气者，泌其津液，注之于脉，化以为血，乃阴精之气，为宗气之所统。卫气者，阳精之气也，亦宗气之所统。营气行于脉中，卫气行于脉外，如《灵枢·动输》云:“营卫之行也，上下相贯，如环之无端。”二者皆为宗气所统，宗气聚于胸中而为气海。《灵枢·海论》言:“膻中，为气之海。”又曰:“膻中，胸中也，肺之所居，诸气者，皆属于肺，是为真气，亦曰宗气。”以及“此宗气者，当与卫气并称，以见三焦上中下皆此气而为之统宗也”。可以看出，气海理论囊括了人体卫气血脉等重要体系，与西医学中血压的形成、维持及调节高度吻合，所以说气海理论是中医学认识、分析及治疗高血压病的根本理论基础。

由此可以看出在高血压形成的病理过程中，“气”无疑是处于主导地位，其在内外等诸种因素的影响下，表现为过度亢奋，导致气血平衡的失调；“血”虽处于较为被动的地位，但其质与量的变化却影响到其能否随时适应于“气”的变动，使气血间的动态平衡处于“冲和”状态。因此，单纯调气虽能缓和一时的冲逆，血压也能下降，症状也可改善，但极易复发。因此，在调气的治疗基础上，兼顾理血，如活血、行气、化瘀等法则，临床实验研究证实，活血化瘀治疗确能改善血液流变性、黏稠度、凝滞度等质的问题；而随着血液质的改变，高血压患者脏腑组织血流供求不平衡的量的问题也可随之得到改善。从某种意义上说，高血压病的论治中，调气重在治标，而理血则是意图治本，即《素问·至真要大论》所谓“谨守病机，各司其属……疏其气血，令其调达，而致和平”。因此针灸这组处方气血兼顾，标本同治，使机体自身调节功能的正常化，通过多层次、多环节、多靶点的综合调理，平秘阴阳，使高血压病患者的降压疗效得到维持。

（二）选穴处方

（1）取穴：人迎、合谷、太冲、曲池、足三里。

（2）操作规范：

人迎穴：垂直进针，缓缓刺入0.5~1.0寸（同身寸，下同），见针体随动脉搏动而摆动，施以小幅度（<90°）、高频率（>120转/分钟）捻转补法1分钟，留针20分钟。

合谷、太冲穴：垂直进针0.8~1.0寸，施以捻转泻法，即医者采用面向病人的体位，以任脉为中心，拇指捻转作用力为离心方向，捻转1分钟，留针20分钟。

曲池、足三里：垂直进针1.0寸，施以小幅度（<90°）、高频率（>120转/分钟）捻转补法1分钟，留针30分钟。

治疗疗程：每日2次，每次30分钟，3个月为1个疗程。

（三）针刺取穴依据

1. 人迎穴的取穴依据

人迎穴，最早载于《灵枢·本输》，是足阳明胃经经穴，为“足阳明少阳之会”，是“气海”所出之门户，与肾、脾、肝、心、三焦、胆、小肠、冲脉、任脉、阴跷脉等经脉相通，是调节气海的“营运之输”，正如《灵枢·海论》篇：“膻中者，为气之海，其输上在于柱骨之上下，前在于人迎”，及“气海，运营之输，一在颃颡之后……一在颃颡之前，谓足阳明之人迎也”。因此，人迎穴是“气海”之门户，通过针刺人迎穴可以调畅气海，从而调节血压。人迎穴所在的足阳明胃经之脉“其直着从缺盆下乳内廉，下挟脐，入气街中；其支者，起于胃口，下循腹里，下至气街中而合……”不但人迎位于拥有气街的足阳明胃经之中，为气海之门户，同样作为头气街与胸气街的连接处，同样具有着使气血在脉内脉外自如运行，使营卫之气相会相通，共同发挥调气海，和气血的功能。此外，人迎为足阳明胃经之穴位，为经脉所发之处，阳明经为多气多血之经，《针灸聚英》云：“足阳明多气多血……五脏六腑之海，其脉大，血多气盛。”故人迎穴有调整机体阴阳，疏通气血的功能，人迎穴可使血压下降。同时针刺具有双向良性调节作用，以达到阴平阳秘，气血调和，血压稳定之目的。

2. 合谷、太冲穴的取穴依据

合谷、太冲分别为手阳明、足厥阴之原穴，原穴是本经脏腑原气经过和留止的部位，与三焦有密切关系。原气起源于肾间动气，是人体生命活动的原动力，通过三焦运行于脏腑，是十二经脉的根本，故原穴是调整人体气化功能的要穴。合谷属多气多血之阳明经穴，偏于补气、泻气、活血；太冲属少气多血之厥阴经穴，偏于补血、调血。合谷、太冲二穴相配堪称经典配穴，两穴一阴（太冲）一阳（合谷），一气（合谷）一血（太冲），一脏一腑，一升一降，是一组具有阴阳经相配，上下配穴，气血同调、阴阳同调、脏腑同调的针灸配方。人迎为主穴，配以合谷、太冲穴，施以不同的补泻手法，有宽胸理气、平肝息风、活血化瘀、调和气血阴阳平衡之功。

3. 曲池、足三里穴的取穴依据

曲池、足三里穴归属于阳明经，为多气多血之经，有调和气血之功。曲池为手阳明大肠经合穴，“合主逆气而泄”，能治气逆诸证，针刺曲池能摄纳阳明气血，使气血下降，与太冲相配，一阴一阳，共奏调气降逆、平肝潜阳、柔肝息风之功。足三里为足阳明胃经之合穴，具有补中气，健脾胃，调和气血的作用。中焦清升浊降，则气、血、水各归其正，水充木涵而无生风化火、成痰成疾之患，如此才能截断脏损气伤之变。

[天津中医药，2011，28（6）：443-444.]

“活血散风，调和肝脾”针刺法治疗高血压病“圆运动”中医学原理浅析

栗振杰　张燕军　张丽丽　杜鑫　王舒　杜宇征

高血压病是一种以动脉血压升高为主要表现的慢性疾病，常引起心、脑、肾等重要器官的病变。石学敏院士开创了以“活血散风，调和肝脾”为治疗原则的针刺降压法，取得了很好的疗效。学者们大都以“气海”理论对其理论内涵进行阐述，而其中包含的“圆运动”原理却很少有人提及。笔者试以圆运动的基本原理，阐述石学敏院士的“活血散风，调和肝脾”针刺法治疗高血压病所包含的圆运动含义。

（一）圆运动理论的基本原理

《圆运动的古中医学》为民国彭子益所著，李可老中医尊称他为彭子，赞颂他以《易经》河图中气升降圆运动之理，破解《内经》、《难经》、《神农本草经》、《伤寒杂病论》、温病学说的千古奥秘，批判地继承、发展了古中医学，从头绪纷繁的古医经中，理出了“生命宇宙整体观”、科学实用的中医系统科学，成为当代继承发展中医学的入门向导、成功阶梯。

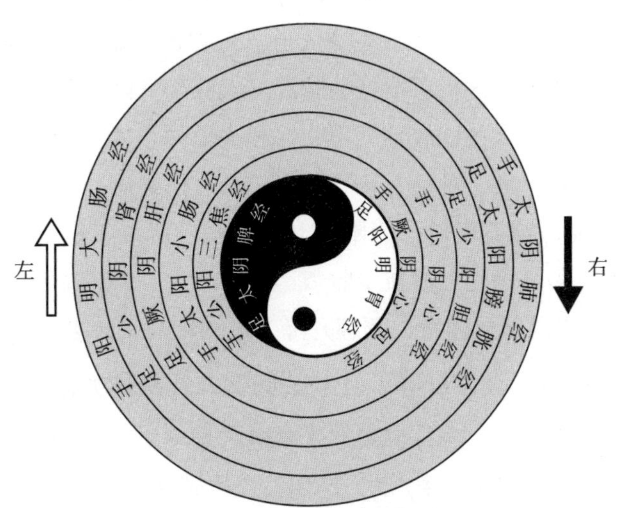

图1　十二经气圆运动构想图

注：在图中，十二经的位置保持不变，经气由左侧六经发出，向右上分别交汇于右侧六经，而右侧六经又同时发出经气，向左下分别交汇于左侧经脉；共同推动圆形部分沿顺时针旋转，维持人体的正常运转

圆运动理论包含阴阳、五行、六气、脏腑、十二经气、二十四节气以及大气圆运动。宇宙大气运动中有阴阳二气，阳性直上，阴性直下。阴升化阳，阳降化阴。阴阳交合，彼此相随，遂成一圆运动。阴阳二气运动中有升、降、浮、沉、中，分属五行，并形成二十四节气。五行运动不圆，作用偏执而生六气。人秉大气五行而生脏腑，脏腑间则通过十二经脉连属。其中十二经气圆运动理论，对于指导针灸临床有着很高的价值，即大肠经主升，肺经主降，成一圆运动；肾经主升，膀胱经主降，成一圆运动；肝经主升，胆经主降，成一圆运动；小肠经主升，心经主降，成一圆运动；三焦经主升，心包经主降，成一圆运动，以上经脉脏腑主管四维，四维如轮；脾经主升，胃经主降，成一圆运动，生中气，中气如轴。轴运则轮行，轮运则轴灵；轴则旋转于内，轮则升降于外，此为中医的生理。

（二）高血压病的病因病机

中医学没有“高血压病”的病名，一般归属于“眩晕”“头痛”的范畴。《素问·至真要大论》曰“诸风掉眩，皆属于肝”，指出眩晕发病与肝有关。元代朱丹溪提出“无痰不作眩”，可见痰浊亦可发为眩晕。明代张景岳则从阴阳相互依存的原理，提出“无虚不作眩”，认为阴虚和阳虚也可导致眩晕。近代一般将眩晕分为四个证型，即肝火亢盛、阴虚阳亢、阴阳两虚和痰湿壅盛。而肝火亢盛，内耗营阴，可导致阴虚阳亢；阴损及阳，又可导致阴阳两虚，所以肝火亢盛和痰湿壅盛是眩晕最基本的病机。钱岳晟等认为阳亢质和痰湿质是高血压病的两大基本类型。高血压病的病因病机可概括为肺经与大肠经升降收敛不及，胆经主降相火无力，肝经木气主升太过，故金气不收，相火燔灼于外，木气疏泄太过，则肝火亢盛；以及胃经主降浊、脾经主升清无能，故运化失司，水停化湿成痰，则痰湿壅盛。轮不升降，轴不旋转，清阳不升，浊阴不降，气机升降失调，上扰神窍，故发为眩晕。则其治疗上宜益金收敛、潜降相火、调理疏泄，运动轮的升降来运动轴的旋转；以及健运脾胃、调理升降，运动轴的旋转去运动轮的升降。

（三）“活血散风，调和肝脾”针刺法的选穴及操作方法

针刺选穴：双侧人迎、合谷、太冲、曲池、足三里，操作方法：人迎穴直刺0.8~1寸，见针体随动脉搏动而摆动，施用石氏捻转补法第二定义，即小幅度（幅度<90°）、高频率（频率>120次/分钟）的捻转补法1分钟，留针30分钟；合谷、太冲均直刺0.8~1寸，施用石氏捻转泻法第一定义1分钟，即以任督二脉为中心，两手拇指开始捻转时作用力的方向离心，在患者左侧逆时针、右侧顺时针捻转；曲池、足三里直刺1寸，施用石氏捻转补法第一定义1分钟，即以任督二脉为中心，两手拇指开始捻转时作用力的方向向心，在患者左侧顺时针、右侧逆时针捻转，留针30分钟。每日治疗1次，治疗28次为1个疗程。

（四）从圆运动来看“活血散风，调和肝脾”针刺法原理

人秉大气土气而生脾脏和胃腑，脾胃主肉，有运化作用。倘脾失健运，水湿内生，则凝聚生痰。正如《景岳全书·杂证谟·痰饮》所说“盖痰涎之化，本由水谷，使果脾强胃健，如少壮者流，则随食随化，皆成血气，焉得留而为痰”。人迎穴是足阳明胃经经穴，为足阳明少阳之会。交会穴不仅可以治疗本经病，还可兼治交会经病症。针刺此穴施用补法既可以促进足阳明胃经经气运行，使其发挥降浊的作用；又可促进足少阳胆经的经气运行，使其发挥潜降少阳相火的作用。足三里为足阳明胃经合穴，是胃经经气深入的部位。《灵枢·九针十二原》曰：“所入为合”，意为经气自四肢末端至此，最为盛大，并由此深入会合于脏腑。且又为胃腑之下合穴，是胃气下合于胃经的腧穴。《灵枢·邪气脏腑病形》提出“合治内腑”理论，且《素问·咳论》又说：“治府者，治其合。”说明六腑病当取下合穴。而脾胃同秉土气，脾经病则不升，胃经病则不降。所以针刺足三里行补法可促进足阳明经气运行，健运脾胃，调理升降，以化痰除湿，为轴轮并运之法。且肝木亢盛，克伐脾土，故宜补土，合《金匮要略》“见肝之病，知肝传脾，当先实脾”之意。

人秉大气金气而生肺脏和大肠腑，肺与大肠主皮毛，有收敛作用。若收敛不及，金不克木，可使木气过于疏泄，肝气上逆。合谷为手阳明经大肠经原穴，为脏腑原气留止的部位。《灵枢·九针十二原》说：“五脏有疾也，当取之十二原。”《难经·六十六难》有云：“五脏六腑之有病，皆取其原也。”故取合谷穴具有促进大肠腑金气收敛的作用。曲池为手阳明大肠经合穴，是大肠经经气深入的部位，所以曲池具有调理大肠腑功能的作用。高血压病之肝火亢盛，本属疏泄太过之病。疏泄太过者，金气不足也。金气收敛，木气乃不妄肆疏泄。大肠经秉阳金之气，故取手阳明大肠经以补益金气。合谷为原穴针用泻法，曲池为合穴针用补法，二者一泻一补，一散一收，一降一升，可调理肺经、大肠经升降关系，具有益金收敛的作用，为行轮以运轴之法。人秉大气木气而生肝脏与胆腑，肝胆主筋，有疏泄的作用。胆木相火不降，燔灼于外，故肝火亢盛。肝木疏泄有余，内风妄动，横逆犯上，血随气升，发为眩晕。正如《素问·生气通天论》所说“大怒则形气绝，而血菀于上，使人薄厥”。太冲为足厥阴肝经输穴、原穴，为肝脏原气留止的地方。针刺太冲用泻法，可抑制肝木疏泄太过，又与胆经交会穴人迎

补法配伍，以潜降少阳相火，可平肝潜阳，散风和血，清利头目，定眩止晕，亦为行轮以运轴之法。

综上所述，人迎、足三里、合谷、曲池、太冲五穴具有运动中轴，升降四维的作用，共奏调节气机升降、活血散风、调和肝脾、平衡阴阳之功，使肺降金收，木调土运，中气转旺，轴运轮行，轮运轴灵，轮轴并运，则高血压病可愈矣。

（五）问题与展望

据有关资料显示，我国目前有高血压病患者2亿多人，且高血压病患者总体的知晓率、治疗率和控制率较低，分别低于50%、40%和10%。高血压病的治疗方法有很多，但大多具有费用高、副作用大等缺点。而针灸疗法治疗高血压病却具有显效快、副作用小、操作简便等特点，越来越被高血压患者接受。“活血散风，调和肝脾”针刺法是石学敏院士治疗高血压病的临证经验，具有很好的疗效及很高的应用价值。在过去的几年里，天津中医药大学第一附属医院将该针刺法应用于临床，取得了很多成绩。如申鹏飞等采用该针刺法治疗107例轻、中度高血压病患者4周，分别于治疗前后进行24小时动态血压监测，比较分析谷峰比值、平滑指数。结果显示，治疗4周后24小时平均收缩压、舒张压；日间平均收缩压、舒张压，夜间平均收缩压、舒张压均有所降低（$P<0.05$），收缩压、舒张压负荷也降低（$P<0.05$）。收缩压谷峰比值为76%，舒张压谷峰比值72%，收缩压平滑指数为（1.34 ± 0.13），舒张压平滑指数为（1.26 ± 0.22）。说明该针刺法具有良好的降压效果，并可防治高血压病的靶器官损害。申鹏飞等选取60例亚急性高血压病患者，随机分成针刺组30例，采用该针刺法治疗；对照组30例，予舌下含服硝苯地平10mg治疗。结果显示，针刺组针刺后3分钟~6小时7个时段收缩压和舒张压均值与治疗前比较均有明显下降（$P<0.05$，$P<0.01$），对照组服药后15分钟~4小时5个时段收缩压和舒张压均值与治疗前比较亦有明显下降（$P<0.05$）；组间比较针刺组疗效明显优于对照组（$P<0.05$），说明该针刺法具有效果迅捷、稳定、持续时间长等特点。张春红等采用该针法治疗60例高血压病患者，平均给予针刺26次。结果显示，经针刺治疗后血压达标率为83.3%，其中停药16例，减药29例，停减药率达到75.0%，说明该针刺法能有效控制血压升高，促进高血压患者血压值的达标，并可停减部分西药，减少药物带来的副作用。

虽然该针刺法治疗高血压病有很好的疗效，但根据圆运动的理论，仍有些不足：①只取足阳明胃经腧穴人迎和合穴足三里，没有选取相应的脾经腧穴。只促进了胃腑的降浊作用，没有提高脾升清的作用，可能会引起调节升降的力量不足。②只取手阳明大肠经原穴合谷和合穴曲池，没有相应的选取肺经腧穴；虽已促进阳明金气升发，却没有使太阴金气沉降，益金收敛作用可能不够。③只取了足厥阴肝经原穴太冲，没有选取足少阳胆经腧穴。虽有交会穴人迎，但平抑有余，潜降或不足。

若根据圆运动理论，相应加取脾经原穴太白或（和）其合穴阴陵泉以运脾升清，肺经原穴太渊或（和）其合穴尺泽以补益金气，胆经合穴阳陵泉或（和）其原穴丘墟以潜降相火，其治疗效果或许会更好，有待于进一步研究。

［中国中西医结合杂志，2015，35（3）：359-361.］

石学敏院士针刺治疗高血压临证经验

杜宇征　蔡斐

高血压病是一种常见病和多发病，以体循环动脉压升高为主要临床表现的综合征，具有“三高三低”的特点，即患病率高、致残率高、病死率高和知晓率低、服药率低、控制率低的特点，已成为全世界重要的公共卫生问题之一。针对此现状，石学敏院士认为其治疗的目的已不再是仅仅降低升高的血压，而是防治靶器官损害、提高患者的生活质量，有效减免心脑血管意外事件的发生为高血压治疗的最终目的；并结合自己深厚的学术造诣和丰富的临床经验，建立了以“活血散风、调和肝脾”为治疗原则的针刺降压法，该方法具有显效快、不良反应小、操作简便等特点，越来越被业内同行所关注。

（一）理论基础

中医学无高血压的病名，但对高血压病的认识可散见于“头痛”“眩晕”等，其病机多归于肝、肾、痰浊等。而石学敏院士首次提出，气海失司是高血压病的主要病机。石老指出：“膻中为气海，位近心肺，为宗气所聚之处。”《灵枢·邪客》云：“宗气积于胸中，出于喉咙，以贯心脉，而行呼吸焉。”石老认为：“宗气可以贯注于心脉之中，促进心脏推动血液运行，是血压形成的基础，而气海失司，宗气失乖，则可以导致血压失常。”《灵枢·海论》也有相关论述：“气海有余者，气满胸中，悗息，面赤；气海不足，则气少不足以言。”所以石老认为，气海理论是中医学认识、分析及治疗高血压病的根本理论基础。

（二）针刺治疗特色

石老以中医学的“气海”理论为基础，结合“治病之要诀，在明白气血，无论外感内伤，要知初病伤人何物……所伤者无非气血”(《医林改错·气血合脉说》)及“血气不和，百病乃变化而生”(《素问·调经论》)，确立了高血压病以“活血散风，调和肝脾”为主的治疗原则，创立以人迎穴为主穴，有明确的、规范的手法量学标准和量效关系的针刺手法，从而将针灸治疗剂量化，临床治疗科学化，治疗刺激量精确化。同时着重强调“重治神”的学术思想——崇尚治神，以神统针、以针驭神。石老对于神的生理、病理、诊断、治疗主要总结了四点：神之所在——脑为元神之府，心藏神；神之所主——人体一切生命活动过程；神之所病——百病之始，皆本于神；神之所治——凡针之法，必先调神。他认为治神包括两方面含义：首先要求医者全神贯注，定睛会神，定神气于指端；同时，医者观察患者神态，待患者精神状态安定，心平气和，然后下针。针刺时医者“目无外视，手如握虎；心无内慕，如待贵人”。石老认为，医者能做到如处于“旁若无人”之境医治患者，才是取得良效的前提。

（三）“活血散风”针刺降压法的组方

针刺治疗选穴包括双侧人迎、合谷、太冲、曲池、足三里，并制定了严格的手法操作规范：留针 30 分钟，每日治疗 1 次，治疗 28 天为一个疗程。

（四）选穴及手法量学的确立

石老认为，针灸学属自然科学范畴，应该有自己明确的、科学的量学观。他在对古医籍深入研究的基础上，借助现代科学手段，率先提出了“针刺手法量学”理论。对针刺作用力方向、大小、施术时间、两次针刺间隔时间等针刺手法的四大要素进行了科学界定。改变了历代针刺忽视剂量的状态，使针刺疗法更具有规范性、可重复性、可操作性，从而使针刺治疗由定性的补泻上升到定量的水平，填补了针灸学理论上的一个空白。

（五）取穴依据

1. 人迎穴

（1）中医学：人迎穴属足阳明胃经，为脉气所发之处，是多气多血之足阳明胃经穴位，气海输注于前之所在，正如《灵枢·海论》曰：“膻中者，为气之海，其输上在于柱骨之上下，前在于人迎。”故人迎穴具有调节人体气机、调和营卫、通利血脉的功效。人迎穴又为“气海”所出之门户、头气街与胸气街的连接处，具有使气血在脉内脉外自如运行，使营卫之气相会相通，共同发挥调气海和气血的功能，这是石老选人迎穴为“活血散风”针刺法主穴的根本原因。

（2）西医学：人迎穴的特殊断层解剖特点决定了它的即时调节血压效应。人迎穴深层的颈动脉窦是压力感受器。当刺激感受器时，兴奋传导到延髓心血管中枢，此时兴奋心迷走中枢、抑制心交感中枢来降低心率，同时抑制交感缩血管中枢使血管舒张，来降低外周阻力。心率和外周阻力的降低最终使偏高的血压下降到正常。从生化层面有学者认为，针刺人迎穴可刺激颈部压力感受器和化学感受器，能够调节血管内皮细胞的内分泌功能，具有较强的抗氧化能力和抑制脂质过氧化作用，以调节自主神经功能和心脑血管的舒缩，从而有降压、抑制动脉粥样硬化形成的作用。但是当刺激作用于感受器一定时间后，其感觉冲动发放的频率逐渐下降，这一现象称为压力感受器的适应。颈动脉窦压力感受器适应慢，只有在刺激作用的初期其冲动发放频率有些下降，而此后感受器发放冲动的频率在整个刺激过程中很少改变。所以采用正确的手法，使降压效果持久稳定，在治疗过程中尤为重要。因此，石院士选取人迎穴，并且应用小幅度、高频率的捻转补法针刺人迎穴时，可以达到最佳的降压效应，且能防治靶器官损害，有效减免心脑血管意外事件的发生。

2. 太冲配伍合谷

太冲穴属足厥阴肝经之输穴、原穴。《针灸大成》中言冲脉者，十二经脉之海，能调节十二经脉、五脏六腑之气血；肾者，元阴元阳之根、脏腑阴阳之本。因此古今论述皆认为太冲具平肝潜阳、行气解郁之功，是治疗高血压病的要穴。合谷穴为手阳明大肠经原穴，为阳中之阳，主气在上。方中合谷、太冲，名为四关，四关“主治五脏”。合谷属阳主气，清轻升散，主调气泻热；太冲属阴主血，重浊下行，主疏肝调血。二者配伍，一阴一阳、一气一血、一升一降，升降协调，阴阳顺接，所以开四关既可通经行瘀，又可平逆肝阳。有学者从解剖结构探讨“四关”穴的治病机制，认为两穴区内有丰富的神经末梢、神经束或神经丛、小血管等。两穴区的关节在生理上均承担着繁复、精细的功能活动，因而该部位在大脑皮层的功能投射区域也比其他部位广泛，神经元数量相应较多。因此，石院士选取两穴配伍完全符合针灸局部取穴、循经取穴、辨证取穴的选穴原则。

3. 曲池配伍足三里

曲池穴为手阳明经之合穴，被现代医家称为降压的经验效穴。足三里穴为足阳明胃经之合穴，六腑之下合穴，具有补中气、健脾胃、调和气血的作用，临床上常用于消化系统疾病的治疗。从解剖位置来看，足三里穴正位于一些大血管干或分支上，针刺该穴必影响这些血管。有学者认为足三里穴的调控机制与穴位的组织结构密切相关。足三里穴区微血管分支及淋巴管分支十分丰富，针灸刺激可使穴区微血管灌注量增加，神经及淋巴管的血液运行改善、功能增强，神经末梢兴奋性提高。石院士认为曲池、足三里穴分别属于手足阳明经的合穴，“合主逆气而泄”，能治气逆诸证，此两穴能摄纳阳明气血，使气血下降。

综上所述，太冲、合谷、曲池、足三里，四穴配伍，两阴两阳，两气两血，两脏两腑，再与人迎合用，共奏活血散风、调和肝脾之功效，且符合古人“天、人、地三才”配穴法，取穴精妙，叹为观止。

（六）典型病例

患者，女，57岁，于2012年9月3日就诊。身高161cm，体重68kg，无饮酒史及吸烟史，高血压病3年，既往血压水平2级，服用代文80mg，每日1次。服药情况下血压维持在理想状态（120/80mmHg），无高血压相关临床并发症。

诊疗经过：患者卧位安静休息5分钟后测量血压，针刺人迎、合谷、曲池、足三里、太冲，人迎穴直刺20~25mm，见针体随动脉搏动而摆动，施用石氏捻转补法第二定义1分钟，即小幅度（幅度小于90°）、高频率（每分钟120次以上）的捻转补法1分钟，留针30分钟；合谷、太冲均直刺20~25mm，施用石氏捻转泻法第一定义1分钟，即以任督二脉为中心，两手拇指开始捻转时作用力的方向离心，在患者左侧逆时针、右侧顺时针捻转；曲池、足三里直刺25mm，施用石氏捻转补法第一定义1分钟，即以任督二脉为中心，两手拇指开始捻转时作用力的方向向心，在患者左侧顺时针、右侧逆时针捻转，留针30分钟。起针5分钟后平卧位测量血压，治疗10次为一疗程，共治疗6个疗程。

结果：该患者在针刺24次后，自行监测血压值多维持在（105~110）/（70~80）mmHg，为避免患者血压过低，将代文剂量调整为40mg每日1次，经过2周的观察，患者血压平稳且维持在120/80mmHg。治疗48次后患者自行停止服用降压药物，至2012年12月1日治疗结束，停药期间，患者血压维持在（125~130）/80mmHg。通过对24小时动态血压观察结果的统计分析发现，治疗前、治疗28次、治疗56次的24小时平均收缩压分别为130mmHg、121mmHg和125mmHg，平均舒张压分别为78mmHg、82mmHg和86mmHg。治疗后血压昼夜节律由6%转为14%，即由非杓型转为杓型。

随访：2013年1月10日进行第1次随访，患者24小时平均血压为135/88mmHg，血压昼夜节律为勺型（13.8%），且无明显头晕、心悸等不适。2013年2月5日进行第2次随访，患者24小时平均血压为142/93mmHg，偶有头晕、头沉感觉，血压昼夜节律转为非杓型（9%）。

按语：经过6个疗程治疗，该患者的血压在减药停药基础上得到有效控制，且无不良反应。停止针刺治疗1个月后血压在正常范围内小幅度升高，停止针刺2个月后血压高于正常值，并且时有头晕、心悸等不适出现。证实该病例针刺的降压效应维持不足2个月。

（七）讨论

石老主持的高血压门诊开诊3年多，取得了很好的疗效。殷春等采用该针法治疗原发性高血压病患者，以坚持针刺治疗3个月以上者为观察对象。结果显示该针法不仅有良好的即刻降压效应，而且对血压有长期调节作用，通过长期坚持治疗，能够使血压平稳下降，并维持在正常范围内，有较好的长期平稳降压效果。

从我们已有的随访数据证实，部分1级高血压患者停止治疗后血压可维持正常范围，2级高血压患者停止针刺治疗后血压可维持1~2个月。该患者随访期间血压升高可能与针刺后遗效应减弱相关，但仍有些主客观因素不容忽视。首先，由于随访期间已进入冬季，气温大幅度下降，血管收缩，外界环境会引起血压升高；另外，患者第2次随访期间睡眠质量较差，也是导致夜间血压升高的原因之一。

（八）思考

近些年来在石学敏院士为首的创新团队的共同努力下，经过大量的临床研究和实验研究已经证实，“活血散风”针刺法能够气血兼顾，标本同治，使机体自身调节功能正常化。通过多层次、多环节、多靶点的综合调理，使阴阳协调，针刺降压效果确切，促进血压达标；控制血压晨峰现象，逐步恢复血压正常昼夜节律；减药或部分停药。减轻或完全根除药物的不良反应和药源性的并发症；对收缩压和舒张压均有影响，但对收缩压的调整幅度明显优于舒张压；对已经合并有靶器官损伤的患者，针药联合应用能够有效缓解临床症状及部分逆转损伤的靶器官。

但是石学敏院士认为目前该针法在科研层面仍存在许多问题：①高血压病的疗效评估标准不统一，不利于对本疗法疗效的评估和总结；②缺乏本方法大样本、多中心、随机、对照、盲法设计的高质量的临床研究；③长期随访较少，缺乏对本法针灸降压的远期疗效观察；④缺乏专门针对本方法治疗高血压病的作用靶点和作用机制研究，未能从器官水平、细胞分子水平及基因水平揭示针灸降压机制。

［中国针灸，2013，33（11）：1000-1003.］

"针刺量学"研究之探本溯源

常晓波　樊小农　王舒　石学敏

随着中医针灸的发展，针刺的量学研究越来越受到重视，尤其是影响针刺疗效的重要因素—针刺量，即针刺刺激量。石学敏院士首次提出了"针刺量学"的概念，所谓"针刺量"就是在临床诊治时，根据病情，确定相应的手法及足够的刺激量，以获得最佳疗效。至今对于中医针灸能否量化、如何量化的问题褒贬不一，众说纷纭。为此，我们探本求源，从易学之象数理论入手来探讨中医针灸量化的依据、思维方式与方法和标准。

（一）易学之象数理论

《周易》即《易经》，是《六经》之首，是中国古代科学文化的总源头。《易经》及其以后发展起来的象数易学主要是对世界符号化数字化的探索，即探索卦爻象和卦爻辞乃至《易传》之间内在联系的规律和根据。象数是由易经的 64 卦卦象、384 爻爻象和体现卦爻象的数字组成。其中，"象"是宇宙变化发展过程的一个重要阶段和存在表现，也是人类认识的重要形式;"数"是一切事物的本质，并且努力寻求事物之间的比例关系。

1. 易学之象数理论

数是象的深化，"参天两地而倚数"，"极其数，遂定天下之象"。即只要掌握了那一套"天地之数"，就可以"范围天地之化而不过，曲成万物而不遗"，"知鬼神之性状"。所以"古者伏羲氏之王天下也，始画八卦，造书契，以代结绳之政，由是文籍生焉"。无论象理还是数理，均属于认识客观世界的方法。

《易传》之"以类族辨物"包含两层意思：一是取象，即通过"仰观""俯察""近取""远取"等方法观察自然、社会现象，获得感性材料，继而对观察得来的各种表象，概括其类，使之脱离具体形象而抽象化，形成意象，最后将意象物化为最具代表性的法象，作为象征和演绎天地万物变化的简易模式，并通过爻画阴阳组合成象征性符号，以分析其演化规律，判断其凶吉成败，即《周易》八卦。二是运数，即运用十个自然数的朴素含义及其组成的数学模型，如阴阳模型、三才模型、五行模型、八卦模型等，以数学语言与思维形式，对"天地之道"进行描记和筹算，说明与推演事物变化规律，表达其质量变化。

明末哲学家王夫之站在朴素唯物辩证法的立场上，批判地继承以往象数易学，在《易传》"以类族辨物"基础上，提出了"象数相倚"的方法论。王夫之"象数相倚”的思想观点主要有二：一是要用“比类相观”的方法来“取象”。人们的认识不能停留在事物的表面相似上，而应从错综复杂的现象中用比较的方法来把握其本质，对事物作定性的分析。二是象生数，数生象，象数互相依存。故曰“天下无数外之象，无象外之数……是故象数相倚（依），象生数，数亦生象。象生数，有象而数之以为数。数生象，有数遂成乎其为象”（《尚书引义·洪范一》）。王夫之的“象数相倚”是比较自觉地运用对立统一规律并在朴素的唯物主义和朴素的辩证法基础上建立起来的，突出显示了方法论的意义。

2. 易学之象数理论的意义

《周易》凭借着象数去考察和认识世界，其将宇宙的结构看作是一种先验的程式化的象数模型，即由卦爻、九宫、五行、河图、洛书组成的模型，这些模型包括卦爻模型、河图洛书（五行）模型、太极图模型等。在此基础上发展出来的象数学，就是利用阴阳五行象数符号、图式解说推衍、模拟宇宙万物的存在形式、结构和变化规律。《周易》把世界上的一切事物分成 8 大类，用 64 种符号表示出来，且每一种符号设计了 6 个发展阶段，在人类历史上第一次成功地建立了符号化数字化的认识系统。《周易》世界符号化数字化是人类文明发展的象征，是人类认识的重要方法和成果。

（1）易学之象数理论对中国古代的科学世界观和自然科学发展的影响

对于世界本质的不同见解产生了两大象数易学学派：一是数本论学派，二是象本论学派。数本论认为数生象，偏重于运数，对世界数的本质的理解形成了数本论的科学世界观。其思想有二：一是数是世界的起源和本质；二是事物之间存在着数量关系。数是一个“先天地而已存，后天地而已立”的神灵之物，“神虽非数，因数而显”，万物莫逃于数。数本论的科学世界观对自然科学产生了积极影响，且成为天文学、历法、数学、音乐等学科的理论基础。象本论把象，即符号看得更为重要，偏重于取象，认为是由象生数，形成象本论的科学世界观。

（2）易学之象数理论对中国古代科学研究的思维方式和方法的影响

唯象思维方式是以象数为基本形式，或以观物取象，或以取数运数，或以符号模型来阐述天人之道，成为古代科学与文化的重要方法论。其本质是用符号和数字的方式去认识世界，并用其在世界之间、人与世界之间建立一种联系。此种科研方法，在具体应用时“取象”和“运数”的侧重点会有所不同，有些学科如医学、农学比较强调用类比法来“取象”，有些学科如天文、历法、音律则偏重于“运数”。唯象思维方式借助一些经验现象的刺激来获得象，并通过象的符号系统来获得对事物本质的直接把握，它的过程是顿悟，它所把握的是全体和意义，其目的是揭示存在本质和意义，并为人类生活提供方便之用，所以它是一种形象的直觉。这种方法虽然不是现代科学的定量方法，但它确实是近代数学方法产生前的意义重大的用符号和数字的方式去认识世界的科学方法。

3. 易学之象数理论存在的问题

中国古代虽然对世界符号化数字化做了最早的探索，但16世纪以后，中国在这方面的努力开始落后于西方，究其原因主要有两个方面。外因是以伽利略为代表的寻找自然现象间的数学关系的研究取得了巨大成就。内因是《周易》的世界符号化数字化的理论存在不足：一是重符号关系不重数量关系。在把世界符号化和数字化后，就出现了符号和数字这两种人的认识的产物。人的认识应该集中到符号之间的关系还是数字之间的关系，这是两种不同的思维路向。易学家大都是象本论者，认为象生数或象而后数，认为形及于变而象，象而后数。主张数本论的较少。所以它把问题集中在符号之间的关系。其对后世的影响就是过度重视符号研究，不重视数量的研究，结果使科学发展的速度变慢了，使人们对数字的感觉淡漠或不敏感。二是对实用性的过分追求。在数的计量、通神和述理三大功能中，通神的作用日益发展，并且成为占卜预测的主要工具，以致于各种通神预测的技术被称为“术数”。中国古代把世界符号化和数字化的努力后来没有获得像西方社会所取得的成就，而是走到神秘主义的路向，这是中国科学发展的一个巨大损失。

（二）中医针灸量化的科学依据、思维方式与方法及标准

1. 中国古代科学文化与象数理论的关系

象数理论是中国传统科技领域共同的观念基础，是数学、历法、音乐、中医、文字、农学等古代科学文化的源头。在数学方面，历代学者用“易数”的机制来解说、解释甚至指导数学研究的现象比比皆是，他们几乎把整个数学体系的形成都归因于“易数”，包括数的定义、运算工具、度量衡等等。“易数”对天文历法的影响也是深远的，如汉代刘歆所作的《三统历》中的数据都用《易经》来定义和解释；并认为行星与太阳的运行都是由乾之策数和坤之策数决定的，并且给出了大量数据。《周髀算经》、《大衍历》等著作中的数据无不以“易数”为基础。中国古代的音律也以象数理论为根据，《吕氏春秋》说：“音乐之所由来者远矣，生于度量，本于太一。太一出两仪，两仪出阴阳。阴阳变化，一上一下，合而成章。”由八卦，而有八音。十二律分阴阳两类，阳六为律，阴六为吕，与六爻相

呼应。

“医易相通”，易学也是中医学的理论渊源。古代医家大多懂得《周易》，都会自觉不自觉地应用象数思维方式来解决医学临床的实际问题。孙思邈有言:“不知易不足以言太医。”明代张介宾曰:“虽阴阳备于《内经》，而变化莫大乎《周易》。故曰:天人一理者，一此阴阳也，岂非医易相同，理无二致，可以医而不知《易》乎？”这种“医易相通”的观点在中医研究中占有非常重要的地位。从宏观上也可以发现，中医学的主体思想，天人合一、阴阳协调、四时节律和变易的观点都与《易经》相一致。

2. 中医量化研究的理论依据、思维方式与方法

在中医文献中不仅有“象”的描述，而且对“数”的研究也不乏其中。中医学的医数与易数密切相连。在《黄帝内经》中我们见到的数就有两种，一种是观察实测的数，是具有计算功能的数，例如对人体组织器官的实测量度、一昼夜呼吸次数、血气运行度数等；另一种就是具有文化功能的数，即易数，例如五行数、三部九候数、“七、八”数、天地生成（河图）数、九宫（洛书）数等。《黄帝内经》中这两种“数”说明了远在东汉末年医家就已经进行了数量关系的研究，其实质上体现了中医的象数思维。王夫之对《黄帝内经·素问》中的“取象”、“运数”予以肯定，说:“故诸家之说，唯《素问》为见天地之化而不滞五运之序。”(《思间录·外篇》)

基于上述可以认为，易之象数理论是中医针灸量化的依据。针灸量化的思维方式就是唯象思维。《易传》提出“以类族辨物”和王夫之的“象数相倚”的主要任务是“取象”，即对事物作定性分析从而认识类的本质；而对类的把握还必须“运数”，即对事物作数量的分析，这里就有从数量关系来把握类概念的意义，也就是定性分析与定量分析相结合。人们用科学的类比方法从自然界中抽象出范畴（“象”），又用范畴观察自然，把握事物的数量关系（“数”），然后又依据对事物数量关系及其规律性的知识，制作器物，改造世界。这就是中医（针灸）量化的方法。

3. 古代医家对“针刺量”大小的衡量标准

古代医家大多是从针刺深度、留针时间（呼吸次数或息数）、天地生成数、针刺补泻及患者针下“气至”或“得气”的感觉等几个标准来研究针刺量学的。

（1）针刺深浅

虽然古代文献没有明确提出现代意义上“针刺量”的概念，但有关针刺量学的问题早在《黄帝内经》中就已论及。如《灵枢·九针十二原》曰："故针陷脉则邪气出，针中脉则浊气出，针太深则邪气反沉，病益。"又如《素问·刺要论》："刺有浅深……浅深不得，反为大贼。""病有浮沉，刺有浅深，各至其理，无过其道"。再如《素问·刺齐论》记载："刺骨者无伤筋，刺筋者无伤肉，刺肉者无伤脉，刺脉者无伤皮……"这些记载都是根据疾病部位深浅而确定刺深刺浅。病位浅显或初病时，针刺要浅，小刺激量即可；病位深或疾病的急性期时，针刺要深，大刺激量才会起作用。至于刺之深浅程度，应以所需要刺达的组织为度。《难经·七十难》亦云："春夏者，阳气在上，人气亦在上，故当轻取之；秋冬者，阳气在下，故当深取之。"即春夏刺浅，秋冬刺深，这是根据春夏秋冬的不同来规定针刺深浅的。以上这些经文都是较早根据病位深浅、季节气候来界定针刺深浅的，是在"象"的基础上间接地论述了针刺的"数"。

（2）留针时间

古人把呼吸次数即息数作为每次留针时间长短来衡量针灸刺激量的大小。如杨继洲在《针灸大成·经络迎随设为问答》中的"补针之要法"中曰："针手经络者，效春夏停二十四息，针足经络者，效秋冬停三十六息。"这里强调用针行补法时，留针的时间(息数)：手经要24息，足经要36息。手经相对于足经的刺激量要小。这里的24、36就是六阴数。从"象"的基础上把握了"数"，这是象生数。

（3）针刺深度联合留针时间（呼吸次数）

古代文献记载多以针刺的深度并联合呼吸次数来计算留针时间。"呼"指呼吸，一呼即呼吸一次，这里指呼吸一次所用的时间。如《灵枢·经水》曰："足阳明，五脏六腑之海也，其脉大血多，气盛热壮，刺此者不深弗散，不留不泻也。足阳明刺深六分，留十呼……手之阴阳，其受气之远近，其气之来疾，其刺深者皆无过二分，其留皆无过一呼。"《针灸大成》也有类似记载："下关：《素注》针三分，留七呼。《铜人》针四分，得气即泻……"这些经典文献是以针刺的深浅和留针时间（以呼吸次数计算）来说明针刺量的，而衡量针刺量的标准量度单位就是"分"及"呼"。这里的几分、几呼应该属于数的范畴。但"刺几分"应根据机体胖瘦不同，腧穴分布部位各异而定，若徒执"刺某分"而不明了该刺至某一组织，则无异于刻舟求剑，故张景岳说："应浅不浅，应深不深，皆过其道。"

4. 古代医家对"针刺量"性质的判断标准

（1）天地生成数

《针灸大成·生成数》曰："天一生水，地六成之。地二生火，天七成之。天三生木，地八成之。地四生金，天九成之。天五生土，地十成之。”古代“河图”中将一、三、五、七、九称为天数，为奇为阳，将二、四、六、八、十称为地数，为偶为阴；将一、二、三、四、五称为“生数”，六、七、八、九、十称为“成数”。古代医家利用天地生成数来判断“针刺量”的性质。如杨继洲的补法采用“生数”1~5分的深度，泻法采用“成数”6~10分的深度，以此来区分针刺补泻。如其在《针灸大成·经络迎随设为问答》中的“补针之要法”论曰：“补针之法……催气针沉，行九阳之数，捻九撅九，号曰天才……以生数行之，号曰人才……再以生数行之，号曰地才。”杨继洲补法的操作，在到达天、地、人每一部时，行针催气时分别以九阳之数、生数行之。接着杨继洲又在“泻针之要法”论曰：“凡泻针之法……行六阴之数，捻六撅六，……提出至人部，号曰地才……以成数行之，吸气二口回针，提出至天部，号曰人才……以成数行之，吸气回针。提出至皮间，号曰天才。”杨继洲泻法的操作，在到达天、地、人每一部时，行针催气时分别以六阴之数、成数行之。可以看出：补用生数，刺激量小；泻用成数，刺激量大。杨继洲运用数量关系充分地把握了符号关系。

（2）针刺补泻

杨继洲在《针灸大成·经络迎随设为问答》中的“刺有大小”论中，把刺法分补泻而又有大小之不同，以此来区分刺激量的轻重。①平补平泻法：若病症仅为“阴阳不平”，根据虚实不同，只需用提插法来调整气机。补者，先浅而后深，从外（阳）推内（阴）而入之；泻者，先深而后浅，从内（阴）引外（阳）而出之。故曰“有平补平泻，谓其阴阳不平而后平。阳下之曰补，阴上之曰泻，但得内外之气调则已”。②大补大泻法：机体的阴阳都有盛衰之时，必须在天人地三部都施行补或泻的手法，使经气内外相通，上下相接，杨继洲称之为“大补大泻”。故曰“有大补大泻，惟其阴阳俱有盛衰，内针于天地部内，俱补俱泻，必使经气内外相通，上下相接，盛气乃衰”。③小补小泻法：即是杨继洲的“针头补泻”法，“此乃补泻之常法也”。在针刺入穴得气以后，着力于针头，推内为补，上提为泻。针头的推内提伸的深度为“容针空豆许”。所以杨继洲曰“摇而伸之，此乃先摇动针头，待气至，却退一豆许，乃先深而后浅，自内引外，泻针之法也，故曰针头补泻”。杨继洲的刺有大小论，从理论到具体针刺手法，用大补大泻、平补平泻、小补小泻来区分刺激量的轻重，达到了质和量比较一致的成熟阶段，对针灸临床具有十分重要的指导意义。

5. 古代医家把“气至”或“得气”作为“最小刺激量”的判断标准

得气是衡量针刺有效的信度标志，正如《灵枢·九针十二原》所云：“刺之而气不至，无问其数；刺之而气至，乃去之，勿复针……刺之要，气至而有效，效之信，若风之吹云，明乎若见苍天……”《标幽赋》亦云：“气速至而速效，气迟至而不治。”得气虽是一种主观指标，但却客观地反映了针刺的疗效。同时上句的《黄帝内经》经文不仅说明了“气至”或“得气”与针刺效应的关系，亦说明了针刺刺激量与针刺效应的关系，即针刺的量效关系，针刺量是针刺效应的重要因素。“刺之而气不至，无问其数”，是说针刺未达到刺激阈值，未引起针刺效应，继续针刺或留针以候气。留针的目的是为了得气或增强刺激量以巩固疗效。“刺之而气至，乃去之，勿复针”是说针刺的刺激量达到了阈值就产生了针刺效应，就可以拔针了。所以，“气至”或“得气”可以看做每次针刺达到最小刺激量的界值点。

（三）结语

总之，通过以上对于易学之象数理论的研究探讨及古代医家对基于“针刺量”意义上的认识，基本上回答了本文开篇所提出的问题。针灸量化科学研究是可行的，而且有其可靠的科学依据——易之象数理论。针灸量化的思维方式是象数思维方式，量化方法应是“以类族辨物”和“象数相倚”，既“取象”又“运数”，即形数统一。其量化的标准是以针刺深度、留针时间（呼吸次数或息数）为衡量针刺量的大小，以天地生成数、针刺补泻来区分刺激量的性质，以患者针下“气至”或“得气”的感觉来衡量是否达到最小刺激量。虽然古代医家对针刺量学研究还不够系统，但是对今后的针刺量化研究给予了一定的指导和启示。

［中医杂志，2011，52（5）：363-366.］

石学敏院士针刺手法量学的概念及核心

卞金玲　张春红

石学敏院士从医40年来，始终如一地坚持学习、继承、发展、弘扬以针灸为主的中国中医学。他创立的“醒脑开窍”针刺法治疗中风取得了显著疗效，推广到全国各地，纷纷效仿；他率先提出针刺手法量学理论，并开展相关研究，对捻转补泻手法确定了新定义和量化操作，使传统针刺手法向规范化、量化发展，填补了针灸学历史上的一个空白，获1995年国家级科技进步三等奖，是目前中医针灸界唯一一项国家级奖项，1999年成为国家中医药科技成果推广项目。石学敏院士博览群书，采众家之长，集中外之萃，学验俱丰，高尚的医德，精湛的医术，深受患者信赖、同行赞誉及国际友人的欢迎，被中国工程院院长、著名科学家朱光亚誉为“鬼手神针”。下面就石学敏院士针刺手法量学理论总结如下。

针刺治病的过程就是在明辨虚实、确定穴位的基础上运用各种手法予以补泻的过程。由于各种针刺手法从性质上来讲，均属于机械性刺激，所以无论是补法还是泻法都涉及一个刺激量，即治疗剂量的问题。各种补泻手法在操作时采用多大的“剂量”，这是历代医家未能搞清的问题。施术者或据师承之法，或凭有限的经验来确定针刺的量，欠规范操作，往往带有片面性和盲目性，后学者难以掌握。石学敏院士在对古医籍深入研究的基础上，借助现代科学手段，率先提出了“针刺手法量学”理论。所谓针刺手法量学就是研究和确定针刺最佳治疗剂量的学问。石学敏院士首次对针刺作用力方向、大小、施术时间、两次针刺间隔时间等针刺手法的四大要素进行了科学界定，改变了历代针刺忽视计量的状态，使针刺疗法更具有规范性、可重复性、可操作性，从而使针刺治疗由定性的补泻上升到定量的水平。

（一）针刺手法量学的四大要素

（1）作用力的方向是决定补和泻的重要因素之一，即捻转补泻手法第一定义。十二经脉以任督二脉为中心，两手拇指开始捻转时作用力切线的方向为标准，医生采用面向病人的体位，规定作用力的方向向心者为补，离心者为泻。即左侧捻转的方向为顺时针（相对病人而言），右侧捻转方向为逆时针为补，具体操作为捻转时加作用力，倒转时自然退回，一捻一转连续不断。至于捻转泻法与补法正相反，其作用力起始的方向左右两侧均为离心，即左侧为逆时针，右侧为顺时针。任督二脉脑穴则采用迎随补泻、呼吸补泻或平补平泻。这一临床研究，较之古代医家“迎夺左而泻凉，随逢右而补暖”，及近代“大指向前为补，大指向后为泻”等论述更加具体化、规范化。

（2）捻转补泻与作用力的大小有直接关系，即捻转补泻手法第二定义。捻转时，小幅度、高频率，其限度为 1/2 转，频率为每分钟 120 次以上为补；捻转时，大幅度、低频率，其限度为一转以上，频率在每分钟 50~60 次为泻。在施行补法时，术者手指轻轻地捻转，然后自然退回，形成一个有节奏的捻转频率，以达到徐徐地激发经气的作用。在施行泻法时，术者手指、腕及全臂协调用力，其作用力较大，能迅速激发经气，以达到气至病所的目的。此观点的提出，使古人“捻转幅度小，用力轻为补，捻转幅度大，用力重为泻”的论述，从宏观进入到有数据可循的量学范畴。

（3）施行捻转补泻手法所持续时间的最佳参数是，每个穴位 1~3 分钟。这一参数是经过对正经 361 穴，经外 50 余穴的逐一考察对比提出的。

（4）两次施术间隔时间的最佳参数为 3~6 小时。针刺治疗后其持续作用时间因病而异，为找出针刺治疗有效作用的蓄积时间，经对 50 余种病进行逐一研究，提出每个穴位在治疗不同病种中所持续时间的最佳参数。如针刺人迎穴治疗脑血管疾病，施术 3 分钟，其脑血流图改变最为明显，施术后 6 小时其脑供血开始衰减。因此，对此疾病应该 6 小时蓄积一次治疗。再如，针刺治疗哮喘施捻转补法 3 分钟后，肺内哮鸣音减少，病人症状缓解，最佳有效治疗作用时间持续 3~4 小时，此后继续针刺治疗才能达到有效的蓄积作用。

临床上应根据以上四大要素来决定“计量”。当然，机体接受刺激的强度存在较大的个体差异，还应根据病人的体质、肥瘦等因素进行适当的调整，但不能因此而认为针刺手法的刺激量是不能确定的。另外，针刺的深度实际上是决定针刺刺激量的另一重要参数，临床应予以重视，如中风病针刺极泉、委中、三阴交等穴以提插手法，至上下肢抽动 3 次为度，外伤性截瘫的夹脊针刺（不全损伤），用提插手法使胸椎夹脊穴产生躯体紧束感，腰椎夹脊穴产生向外生殖器及双下肢放射感，都是提高疗效的重要环节。

（二）针刺手法量学的实验研究

石学敏院士“从疑难重症中选题，到临床实践中检验”的研究方法，贯穿于手法量学研究的全过程。

1. 治疗“中风”的临床研究

为证实同一穴位采用不同量学手法是否有差异，石学敏院士从血液流变学、血脂等方面进行了实验比较，采用双盲法，观察对象为发病10天以内的中风住院病人，主要是缺血性脑血管病急性期，脑血栓形成患者。第1组30例，采用“醒脑开窍针刺法”的规范量学；第2组30例，仍采用“醒脑开窍针刺法”诸穴，但在操作上用传统手法。测定全血黏度、红细胞压积、红细胞电泳、血小板电泳、胆固醇、高密度脂蛋白等7项指标。结果证实：同用“醒脑开窍”诸穴，规范量学手法与非规范量学手法，在治疗前各项指标没有显著性差异，而治疗后比较，在血液流变学、血脂7项指标方面，差异均有极显著性意义。实验结果充分说明，治疗效果的好坏，不但与选穴、配方有关，而且与手法的差异有很大关系，证实针刺手法量学的提出和规范是十分重要的，印证了手法量学的科学性和实用价值。

2. 治疗“胆石症”的临床试验

对102例经胆囊造影或“B超”诊断为胆囊结石的患者，取足厥阴肝经太冲、足少阳胆经阳陵泉、日月（右）5个穴位，每穴施捻转泻法1分钟，随着手法的实施，患者自觉右上腹有抽动感，特别对泥沙样结石，可在针刺3~7次后排石。曾对30例患者做针刺前后胆囊造影摄片观察，经采用大幅度、低频率的捻转泻法1分钟后，体位不变，立即摄片，可见胆囊影像模糊，提示胆囊收缩。继续施手法3分钟时拍片，可见胆囊体部一圆形结石移向胆囊颈部，临床效验和物理观察都有力地证明了采用捻转泻法的规范量学有助于加大胆汁排泄，促进欧狄氏括约肌扩张，促进胆石排出，这一发现对我们针刺治疗胆结石提供了可靠的临床依据。

3. 治疗“冠心病”的临床试验

对380例经心电图、心动超声、心脏监测系统诊断为“冠心病”患者，取手厥阴心包经内关、手少阴心经郄门、足太阳膀胱经心俞、膈俞、任脉膻中几个穴位，采用捻转补法，施术3分钟，患者胸闷憋气、左肩臂刺痛感相应减轻，心电图观察，可见ST段在原基础上有所恢复，T波波幅亦有增高，提示冠状动脉供血和心肌耗氧状况有改善。

4. 改善“椎－基底动脉供血不足”的临床试验

对50例经脑电图、脑血流、微循环检查诊断为脑动脉硬化反映在基底动脉方面的症候群，或因颈椎增生压迫椎－基底动脉供血不良者，取足少阳胆经风池、完骨、足太阳膀胱经天柱3对腧穴，每穴均施小幅度、高频率捻转补法3分钟，每日治疗2次，患者头晕、目眩、心烦、失眠等症状得到相应缓解，同时在施术过程中用XLJ-Ⅱ型双导脑血流图分别描记施手法后即刻、2小时、4小时、6小时的枕乳导联图形，可见波幅较针刺前增高，重搏波出现，随着时间推移，这种改善逐渐变小，至6小时衰减较为明显，提示针刺施术3分钟对脑供血改善的针刺效应能持续4~6小时，这一研究结果为临床开展脑血管病的针刺治疗提供了手法量学依据。

5. 治疗顽固性便秘试验

共108例，取穴丰隆、左侧水道、左侧归来、左侧外水道、左侧外归来，均使用大幅度低频率捻转泻法，施手法1分钟，留针30分钟，每日2次，有效率达95.6%，排便最短时间20分钟，最长3小时，绝大多数在1小时左右，临床效果卓著。

上述观察证明了在疾病的针刺治疗中，施术时间与针刺作用的持续时间有其自身的、客观的、严密的规律性，充分地掌握这一规律，将极大地促进针刺研究的深入发展和针刺疗效的提高。

（三）针刺手法量学的卓越贡献

针灸作为物理刺激疗法，必然要涉及治疗剂量的问题。对此早在《黄帝内经》中就已有诸多方面的论述。尽管在“量”的描述上面还很模糊，甚至有些论述非常费解和不可思议，但却反映了手法量学的思想，体现了萌芽状态的量学观。

历代医家都非常重视针刺的手法，并在实践中不断发展和创新，从而形成了多种多样的针刺手法。据《灵枢·官能》记载，泻法用“切而转之”，补法为“微旋而徐推之”。至《标幽赋》始将捻转分左右而为补泻，即“迎夺右而泻凉，随济左而补暖。”左转是指捻针时大指向前，食指向后转，为补法；右转是指捻针时食指向前，大指向后转为泻法。亦即大指向前为补，大指向后为泻，此为后世捻转补泻手法的重要概念。但在具体施行手法操作时，仍有许多迷惑之处。如“大指向前为补，大指向后为泻”，究竟医生和病人成什么体位，医者用左手持针，右手持针，还是两手同时持针？故单纯规定大指前后捻转的方向而不限定其他条件是不够的。另外，根据捻转幅度的大小及用力轻重而分补泻，也缺乏具体的量学概念，致使操作者处于随意或茫然状态。尽管各种补泻手法都是历代医家临床经验的结晶，是行之有效的。然而由于各种针刺补泻手法几乎均无规范化的量学规定，令后学者难以正确掌握，补泻在于疑似之间，从而限制了针刺手法不断发展。有鉴于此，石学敏院士认为：针灸学属自然科学范畴，应该有自己明确的、科学的量学观。他率先提出了“针刺手法量学”理论，首次对针刺作用力方向、大小、施术时间、两次针刺间隔时间等针刺手法的四大要素进行了科学界定，并开展相关研究，使针刺疗法更具有规范性、可重复性、可操作性，填补了针灸学历史上的一个空白。

［中国针灸，2003，23（5）：287-289.］

针刺手法与临床效果的相关性研究——同一穴位针刺方向、深度、施术与对应症的关系

石学敏

针刺手法是指为了达到某种治疗目的所采取的操作方法，有广义和狭义之分。广义的针刺手法是指针刺操作过程中的施术方法，包括进针前的准备、揣穴、循切以及进针后的操作和出针等各种手法；狭义的针刺手法是指毫针从进针到出针前的一系列操作方法。临床实践说明，针刺手法对临床疗效具有直接影响，不同的针刺手法可产生不同的针刺效应，形成不同的刺激量。如果不能正确掌握适度的刺激量，就很难达到预期的治疗效果。因此，全面理解针刺手法应包括进针方向、进针深度、具体施术手法的选择、施术所持续的时间、留针时间的长短。同一穴位不同针刺方向甚至可以治疗不同的疾病，加之施针的深浅、指力、频度不同，对疾病的治疗和转归往往起着关键性的作用。

1970 年初，笔者先后对针灸治疗显效的 10 余种疾病进行了手法量学研究，包括处方、腧穴定位、针刺方向与深度、选择手法与施术时间、针刺间隔时间等参数详细记录和验证，通过积累数据进行分析和对比研究，得出一些规律性操作法和技术，为量学标准化研究奠定了基础。现主要从以下 4 种疾病举例说明。

（一）醒脑开窍针刺法量效关系治疗中风病

中风病是危害人类健康的四大主病之一，发病率在我国居首位，其死亡率高、后遗症多，给家庭和社会带来了巨大的负担。自 1972 年，笔者提出醒脑开窍针刺法以来，对于中风的诊断、治疗、机制探讨开展了系统的临床研究和深入的基础研究，临床治疗国内外患者近千万人次，形成了一套以针灸治疗为中心的中风诊疗体系。

处方：主穴：内关，人中，三阴交。配穴：极泉，委中，尺泽。操作：先刺内关，位于腕横纹中点直上 2 寸，两筋间，直刺 0.5~1.0 寸，采用提插捻转结合泻法。内关穴采用捻转泻法，即左侧逆时针捻转用力自然退回，右侧顺时针捻转用力自然退回，配合提插，双侧同时操作，施手法 1 分钟。继刺人中，于鼻唇沟上 1/3 处，向鼻中隔方向斜刺 0.3~0.5 寸，采用重雀啄手法，针体刺入穴位后，将针体向一个方向捻转 360°，使肌纤维缠绕在针体上，再施雀啄手法，以流泪或眼球湿润为度。再刺三阴交，位于内踝直 3 寸，沿胫骨内侧缘与皮肤呈 45°

角斜刺，进针 0.5~1.0 寸，针尖深部刺到原三阴交穴的位置上，采用提插补法，即快进慢退，或者可以形容为重按轻提。针感到足趾，下肢出现不能自控的运动，以患肢抽动 3 次为度。三阴交仅刺患侧，不刺健侧。极泉，部分古籍记载极泉穴为禁针穴，究其原由有以下几点：极泉穴部位腋毛茂密，汗腺丰盛，细菌容易滋生，不易消毒；极泉穴部位组织疏松，对穴位部位中的血管缺少压迫，容易出现皮下血肿。根据极泉穴的解剖特点，醒脑开窍针刺法将其沿经下移 1~2 寸，避开腋毛，在肌肉丰厚的位置取穴。直刺 1.0~1.5 寸，施用提插泻法，以上肢抽动 3 次为度。尺泽，取穴应屈肘为内角 120° ，术者用手托住患肢腕关节，直刺 0.5~0.8 寸，用提插泻法，针感从肘关节传到手指或手动外旋，以手外旋抽动 3 次为度。委中，仰卧位抬起患侧下肢取穴，术者用左手握住患肢踝关节，以术者肘部顶住患肢膝关节，刺入穴位后，针尖向外 15° ，进针 1.0~1.5 寸，用提插泻法：以下肢抽动 3 次为度。

1. 中风病其他并发症的治疗

中风病根据颅脑损伤的不同部位和原发病灶，可并发诸多不同临床表现的并发症及合并症。笔者在创立“醒脑开窍针刺法”治疗中风病的同时，根据不同的并发症、合并症设立了相应的配穴治疗，通过大量临床应征研究均收到非常理想的临床疗效。

（1）手指握固或手指功能障碍

脑卒中后遗症患者多由于上肢屈肌张力增高出现手指握固，严重影响患者的生活自理。脑卒中肢体功能康复中，手指功能康复是非常重要的。因此，改善脑卒中患者的手指运动功能是康复疗法中非常重要的环节之一。

处方：患侧合谷。操作：取患侧合谷向三间穴方向（即第二指掌关节基底部）透刺 1.0~1.5 寸，施用提插泻法，以握固的手指自然伸展或食指不自主抽动 3 次为度；再刺一针，仍在合谷穴位置针刺向第一指掌关节基底部透刺，进针 1.0~1.5 寸，施用提插泻法，以拇指不自主抽动 3 次为度，合谷穴两针均留针 30 分钟以上。

（2）足内翻

足内翻是脑卒中后遗症中多见的并发症之一，由于足内翻将严重地影响脑卒中患者的下肢运动。

处方：患侧丘墟透照海。操作：自丘墟穴进针向照海部位透刺，透刺应缓慢前进，从踝关节的诸骨缝隙间逐渐透过，进针为 2.0~2.5 寸，以照海穴部位见针尖蠕动即可，针体自然退回，行手法 30 秒，手法结束后，将针体提出 1.0~1.5 寸，留针 15 分钟。

（3）吞咽困难

2005 年《中国脑血管病防治指南》正式将中风后发生的吞咽障碍、震咳不能、构音障碍、饮水咳呛等症状确定为“卒中后吞咽困难”。彻底改变了传统的“假性延髓麻痹”诊断理念。笔者自 1970 年开始对该病进行了广泛深入的治疗研究，取得了非常理想的疗效。传统认识的“假性延髓麻痹”是指由于双侧皮质脑干束损伤导致延髓疑核功能紊乱。出现吞咽困难、震咳不能、构音障碍、饮水咳呛。多年研究发现，笔者所治疗的吞咽困难不仅是上运动神经元所致，部分延髓血管病可以直接导致疑核缺血，出现功能障碍，应该属于下运动神经元病变。但是与运动神经元退行性病变的“进行性延髓麻痹”有着本质的区别，针灸治疗该病也收到非常理想的疗效。延髓疑核缺血性病变导致的下运动神经元性吞咽障碍，由于发病迅速、损伤弥散，早期并非出现明显的下运动神经元病变特点，未得到合理治疗的，数月或更长时间后可以出现舌肌萎缩、舌肌纤维震颤等症候。因此，早期对吞咽困难的上下运动神经元的诊断，只能依据影像学的病变部位而判定。脑卒中后吞咽困难至今为止除了康复训练外，仍然是西医学无法积极治疗的疑难病，消极的支持疗法，不能保证患者的生活质量。往往因感染、电解质紊乱等多种原因，导致患者死亡。醒脑开窍针刺法及其配穴的应用有非常理想的治疗效果。临床观察住院病历 521 例，临床治愈率达 84.07%，这部分患者均可以撤消鼻饲，正常饮食。

处方：双侧风池，双侧完骨，双侧翳风，咽后壁点刺，闭锁综合征加天突穴。操作：风池、完骨、翳风，三穴均向喉结方向斜刺，进针 2.0~2.5 寸。施用小幅度、高频率捻转补法，即捻转幅度小于 90°、捻转频率 120~160 转 / 分钟，行手法 1 分钟。要求双手操作同时捻转，留针 15 分钟。以 3 寸毫针或圆利针于咽后壁点刺。天突：患者取仰卧位，将枕头置于项背部，使胸部抬高，头向后倾，天突穴暴露，取 0.30mm × 100.00mm 芒针，沿胸骨柄后缓慢向下进针 3 寸，呼吸泻法不留针。

2. 典型病例

患者戴文（Deven），健美教练，美国人，患大面积脑梗死 2 年，神经功能缺损严重，经醒脑开窍针刺治疗后显著改善，治疗过程被好莱坞拍成 80 分钟科技商业纪录片，治疗中应用 9000 根银针，命名为《9000 银针》并在美巡回公演，引起广泛关注，他还建立了专门的同名网站。

患者罗施（Ruth），护士，美国人，患脑干（脑桥）出血 4 年，经醒脑开窍针刺治疗后痊愈，正常工作。并将自身治疗经过写成书籍《走出黑暗》(Out of the Darkness)，在美国出版后引起轰动。

（二）醒脑开窍针刺法量效关系治疗郁证

郁证是由于情志不舒，气机郁滞所引起的一类病证。主要表现为心情抑郁，情绪不宁，胁肋胀痛，或易怒善哭，或咽中如有异物梗阻，失眠等各种复杂症状。中医学认为："气血冲和，万病不生，一有情郁，百病生焉，故人身诸病，多生于郁。"西医将该病归属于情感障碍，目前治疗以三环类抗抑郁药为首选药，但有许多不良反应，笔者采用针刺治疗，临床收到理想的疗效。

处方：主穴：内关、人中、三阴交。配穴：百会、四神聪。操作：先刺内关，继刺人中，具体操作同前。三阴交，取双侧，直刺进针 1.0~1.5 寸，用提插补法。百会、四神聪，均向后斜刺 0.3~0.5 寸，施用捻转平补平泻，行手法 1 分钟，留针 15 分钟。

（三）醒脑开窍针刺法量效关系治疗多发性硬化症

多发性硬化症是以中枢神经系统白质脱髓鞘病变为特点的自身免疫病。其病因及发病机制尚不清楚，可与多病因及环境和遗传因素等有关。目前尚无特效药物，临床仅是对症支持治疗。笔者采用针灸治疗取得了很好的临床疗效。

处方：主穴：内关、人中、三阴交。配穴：四神聪、天枢、中脘、关元。操作：主穴操作方法同前。天枢、中脘、关元，直刺 1.5~2.0 寸，施用捻转平补平泻，行手法 1 分钟，留针 15 分钟。

（四）醒脑开窍针刺法量效关系治疗高血压病

高血压是脑卒中最多见的合并症之一，持续的超高血压，直接影响脑卒中的疾病转归，也是脑卒中再次发病的重要危险因素之一。有效地调整和控制血压是治疗和预防脑卒中的重要手段之一。

1. 处方与操作

处方：双侧人迎，双侧曲池，双侧合谷，双侧太冲，双侧足三里。操作：人迎，位于喉结旁开 1.5 寸，胸锁乳突肌前缘，直刺 1.5 寸，视针体随动脉搏动节律而摆动时，施用小幅度、高频率捻转补法，即捻转幅度小于 90°、捻转频率为 120~160 转 / 分钟，行手法 1 分钟，留针 15 分钟。曲池，屈肘时，肘横纹桡侧端与尺骨鹰嘴连线 1/2 处，直刺 1.0~1.5 寸，施用作用力方向的捻转泻法，即左侧逆时针，右侧顺时针捻转用力，针体自然退回，行手法 1 分钟，留针 15 分钟。

太冲、合谷，分别直刺 0.8~1.0 寸，施用作用力方向的捻转泻法，即左侧逆时针，右侧顺时针捻转用力，针体自然退回，行手法 1 分钟，留针 15 分钟。足三里直刺，进针 1.0~1.5 寸，施用作用力方向的捻转补法，即左侧顺时针捻转用力自然退回，右侧逆时针捻转用力自然退回，施手法 1 分钟。

2. 典型病例

患者噶礼·赛普特（Gary Septer），男，64 岁，美国人，高血压病史 18 年，脑梗死病史 2 年，既往口服赖诺普利 20mg，每日 2 次，入院时血压：130/80mmHg，针刺降压治疗 1 个月后赖诺普利减为 10mg，每日 2 次，血压平均在 120/80mmHg 左右，经针刺降压治疗 2 个月后停用降压药物，血压平均在 110/70mmHg 左右，直到 3 个月后出院时，未服用任何降压药物，血压一直稳定在 110/70mmHg 左右。治疗过程中笔者通过每日 4 次血压观察及治疗前后 2 次 24 小时动态血压监测结果发现：经过连续 3 个月的针刺降压治疗，该患者可以完全停药，达到理想的血压指标。在四十余载的临床实践中，逐步形成了针刺治疗缺血性中风病及其并发症的诊疗规范和评价体系。近年来更是引入先进的研究方法和手段，对其疗效进行了综合系统的评价，获得了高级别的临床证据，并结合现代科学技术，系统地阐明了针刺治疗缺血性中风病的科学内涵及疗效。经过临床 RCT 试验证明：针刺可明显改善各期中风患者神经功能缺损程度，并且对患者日常生活能力有显著改善，急性期的改善尤其明显。通过 6 个月随访证实，针刺不仅可以改善各期中风患者神经功能缺损及日常生活能力的作用，而且针刺可降低各期中风患者残障程度，降低缺血性中风病患者的复发率和死亡率。

（五）结语

针灸手法量学标准化是针灸治疗学走向剂量化、规范化、标准化、科学化的必经之路。它是一项浩瀚而艰难的工程，需要众多学者，甚至几代学者共同努力才能完成。针灸治疗学是一门实践科学，临床疗效是其衡量的标准。笔者要从简至繁，点滴积累是手法量学标准化研究的基本模式。

四十余载来，笔者一直在针刺手法量学标准化研究方面努力工作，对 10 余种疾病的针刺治疗进行了手法量学规范，并开展了大量的临床试验和对比研究。但笔者的这些工作只是针灸手法量学标准化研究浩瀚工程中的一粒砂，今后还需要全体针灸学者的共同努力，鼎力支持。

［中医学报，2012，27（9）：1077−1079.］

醒脑开窍针法调神穴针刺顺序的探讨

曹江鸿　戴晓裔

“醒脑开窍”针刺法是由中国工程院院士石学敏教授提出治疗中风患者的针刺治疗大法，“调神”为行其针法的基础，针刺内关穴可宁心调血安神，雀啄人中穴可开窍启闭、醒元神、调脏腑，两穴均为“调神”要穴。在针刺中要求先针刺内关，后重雀啄人中，二者的针刺顺序存在着一定的规律性。

（一）“醒脑开窍”针刺法的操作

“醒脑开窍”针刺法的规范操作由 3 个部分组成：①若干特定腧穴的有序组合形成严格的处方；②特定的手法量学标准；③处方的规范化加减。以上三者缺一不可。

主方Ⅰ（即“大醒脑”），主穴：双侧内关穴、人中穴和患侧三阴交穴；辅穴：患侧极泉、患侧尺泽、患侧委中；配穴：吞咽障碍加风池、翳风和完骨；手指握固加合谷；语言不利加廉泉，金津和玉液放血，足内翻加丘墟透照海。主方Ⅱ（即“小醒脑”），主穴：双侧内关穴、上星穴、百会穴和印堂穴，患侧三阴交穴；辅穴及配穴同主方Ⅰ。

主方Ⅰ操作方法：先刺双侧内关穴，直刺 0.5~1.0 寸，采用捻转提插相结合的泻法，施手法 1 分钟；继刺人中穴，向鼻中隔方向斜刺 0.3~0.5 寸，用重雀啄手法，至眼球湿润或流泪为度；再刺三阴交，沿胫骨内侧缘与皮肤呈 45° 斜刺，进针 1.0~1.5 寸，用提插补法，使患侧下肢抽动 3 次为度；极泉穴，原穴沿经下移 1.0 寸，避开腋毛，直刺 0.5~1.0 寸，用提插泻法，以患侧上肢抽动 3 次为度；尺泽穴，屈肘成 120°，直刺 1.0 寸，用提插泻法，使患者前臂、手指抽动 3 次为度；委中穴，仰卧直腿抬高取穴，直刺 0.5~1.0 寸，施提插泻法，使患侧下肢抽动 3 次为度。“大醒脑”适用于中风急性期患者，“小醒脑”适用于病情稳定、神志清醒的中风中后期患者。在调神法之初首选“大醒脑”，而后与“小醒脑”交替使用。

（二）“调神”为针法基础

“神”是人体生命活动的主宰及其外在总体表现的统称。中医的“神”有狭义和广义之分，狭义之“神”，指思维、意识、精神状态和认知能力等；广义之“神”，则泛指一切生命活动的外在表现，同时，广义之“神”，也主宰一切生命活动的正常运转。

“神”是在自然环境与社会环境的外界刺激下人体内部脏腑作出反应的产物。在这个过程中，尤以心的生理功能最为重要。心有主血脉和主藏神两大生理功能，能起主宰人体整个生命活动的作用，并且心被称为“君主之官”“生之本”。可见，心可使气血流通，滋养全身，统帅全身脏腑、经络、形体和官窍的生理活动以及意识、思维和情志等精神活动。因此，狭义之“神”是“心”主之神志。

心与脑有着密切的关系。明代·李时珍明确指出：“脑为元神之府”。元者，起始也，古人已经认识到脑与神的关系密切。因此，广义之“神”是“元神”、“脑神”，是“脑”主之神志。

石学敏院士认为“神之所在——脑为元神元府；神之所主——人体一切生命活动的表现；神之所病——百病之始，皆本于神；神之所治——凡刺之法，必先调神”。故创立醒脑开窍针刺法之调神大法。醒脑开窍针刺法其理论源于《灵枢经》。《灵枢·本神》：“凡刺之法，必先本于神。”在针刺中通过守神、神应来调节人体的精气血津液、五脏六腑功能、生命活动，通过对脑与心的调节，达到治疗中风、痴呆、癫痫、抑郁和疼痛等疾病的目的，因此“调神”是治疗疾病的基础。并且“调神”法的治疗已经在国内外等100多个国家和地区得到推广和应用。与德国柏林大学合作开展多发性硬化的治疗；与德国赛德克医院合作开展抑郁症治疗，均收效显著，得到国际友人的高度评价。

（三）针刺顺序的重要性

在“醒脑开窍”针刺法操作中要求先刺双侧内关穴，在捻转提插泻法1分钟后，继刺人中穴，用重雀啄手法，至眼球湿润或流泪为度。内关穴和人中穴均为“醒脑开窍”针刺法中的“调神”要穴，起着举足轻重的作用，针刺顺序有着自身的规律。

1. 内关穴

属手厥阴心包经，为其络穴。首见于《灵枢·经脉》：“手心主之别，名曰内关，去腕二寸，出于两筋之间。”“内”指内面，“关”指关口。本穴为八脉交会穴之一，通阴维脉，联系三焦，通于任脉，交会阴维，是临床常用要穴。从中医角度看，内关穴既能益气养心安神，又能疏通心脉镇痛；既能镇静宁神定志，又能疏肝开郁除烦；既能理气宽胸散结，又能和胃降逆化浊；既能醒神开窍解痉，又能疏通气血止痛；尤以养心安神，理气止痛为主。且心主血脉，血脉畅通可保证身体各脏腑、器官、组织的氧气供应和营养代谢。从西医角度来看，内关穴可及时保护心脏，加强心肌收缩力，增加心输出量及冠脉血流量，并为脑提供充足的血流灌注，延长脑缺血耐受时间。并且，在心肌供血充足的同时，可以增加脑供血量，从而，可以改善脑代谢和脑循环。因此，内关穴可以治疗脑血管方面的疾病，尤其是中风及中风后遗症。

2. 人中穴

又名水沟，属督脉。首见于《灵枢·经脉》:“大肠手阳明之脉……还出挟口，交人中，左之右，右之左，上挟鼻孔。”为急救首选之要穴。从中医角度来看，督脉从颠入络脑，为阳脉之海，总督诸阳，且与其旁的足太阳、手太阳脉气相通，人中又为手足阳明与督脉之会，故其具有醒脑开窍，安神定志，升阳通气，舒筋利脊作用。从西医角度来看，人中可改善机体微循环、脑血流动力、在急性脑缺血期还会缩小脑梗死体积、对抗脑缺血损伤。

樊小农等将大脑中动脉阻塞大鼠分为人中穴组、内关穴组、非穴组、未针刺组和模型组，另设正常组和假手术组，每组 12 只。人中穴组、内关穴组和非穴组分别对人中穴、内关穴和非穴位部位施以频率 3 次 / 秒、持续时间 5 秒的针刺干预，观察各组大鼠脑血流量、脑微血管管径和光镜下脑微血管数的变化。结果表明：针刺能明显改善大脑中动脉阻塞模型大鼠有关脑血流动力的病理状态，并且人中穴组和内关穴组比非穴组血流量增多明显、以轻微扩张微血管管径为主（$P<0.05$），同时人中穴组还可增加微血管数（$P<0.05$）；在促进脑微血管新生方面人中穴作用强于内关穴。从该研究中可以看出内关穴治疗脑血管病有一定的优势，而人中穴较内关穴有更好的改善脑血管作用。

3. 针刺顺序分析

《素问·六节藏象论》中指出：“心者，生之本，神之变也。”心主血脉，心气推动和调控血液在脉道中运行，流注滋养全身；心藏神，主宰和协调人体脏腑形体官窍的生理活动，同时也主宰着人体的心理活动。《灵枢·平人绝谷》：“血脉和利，精神乃居。”《灵枢·本神》亦云：“心藏神，脉舍神。”即血脉为神之居所，血是精神活动的物质基础，血脉畅通可保证身体各脏腑、器官、组织的氧气供应和营养代谢，脑部所需血液为全身供血量的 20%。而针刺内关穴可宁心安神，疏通脉络，增加心输出量，使血液充盈于血脉，并且心气的推动使血脉畅通，令神有所居，为神的活动提供物质基础，从而，神才能保障人体一切活动的进行。这是“调神”的第一步。《灵枢·终始》有云：“专意一神，精气之分，毋闻人声，以收其精，必一其神，令志在针。”强调在施术的过程中，医者需要精神专一。

因此，在针刺内关穴时，医师在捻转提插泻法1分钟时，不仅是对患者“神”的调整，也是对医师“神”的调整，使医师之神专注于整个施术过程，通过对针下经气强弱虚实与患者的表情、反应来达到守神、神应的目的，使“神与气相随”，从而，提高针刺疗效。

石院士指出：脑主神明与心主神志是并存的，心脑是藕联的，脑所主之神是广义的神，它包括机体的内在精神活动和外在生命活动，起着决定性作用。《本草纲目》：“脑为元神之府。”经脉的神气活动与脑有密切联系，督脉上的人中穴与脑相近，可迅速改善脑血管循环，达到醒脑开窍的目的。故针刺人中穴是在针刺内关提供物质基础上调节广义之神，使人体的内在精神活动和外在生命活动均可得到调节，有所改善。这是“调神”的第二步。

《黄帝内经》曰：“得神者昌，失神者亡。”神安则精固气畅，神荡则精失气衰。针刺内关穴可调节患者的狭义之神和医师之神，针刺人中穴可调节患者的广义之神。狭义之神使患者血脉畅通，神有所居，心神得以安定；医者之神使医者精神专一，令志在针；广义之神使患者内在精神与外在生命活动达成统一。三者相互作用使“神”在血脉通畅的物质基础和医师“神与气相随”的基础上有针对性地对患者的精神和身体进行调节，从而，有效地治疗中风及中风后遗症患者。

（四）典型病例

患者男，58岁。主因右侧肢体不遂，伴语言不利、右口㖞14天，于2014年11月24日就诊于天津中医药大学第一附属医院针灸科。患者于2014年11月10日上午7时许，无明显诱因突然出现右侧肢体不遂，伴失语、右口㖞，当时神清，无头痛头晕、胸闷憋气等证，就诊于天津市环湖医院，诊断为脑梗死，治以阿司匹林、单硝酸异山梨酯、丁苯酞胶囊、阿托伐他汀、氨氯地平、依达拉奉注射液、奥拉西坦注射液和丹参酮等药物，经治疗后病情平稳，为进一步治疗再诊于天津中医药大学第一附属医院。刻诊：神清，精神可，右侧肢体不遂，上下肢肌力0级，右口㖞，失语，纳可，寐安，小便尿管排出，大便溏。舌暗红，苔薄白，脉弦细。美国国立卫生研究院卒中量表（National Institute of Health Storoke Scale，NIHSS）得分：12分。查颅脑CT示左侧基底节、左侧半卵圆中心区、左侧额颞区、左侧颞枕区梗塞。

中医诊断：中风（阴虚风动型）。

西医诊断：脑梗死，高血压Ⅲ级，高脂血症。

西药予以阿司匹林肠溶片抗血小板、苯磺酸氨氯地平片降血压、辛伐他汀胶囊降血脂、长春西汀注射液和小牛血去蛋白提取物注射液改善脑代谢治疗。并予中药丹芪偏瘫胶囊、益肾养肝合剂、活血通络汤剂以滋补肝肾、疏通经络、益气活血。针刺治疗以“大醒脑”针刺法为主。先刺双侧内关穴，直刺0.5~1.0寸，采用捻转提插相结合的泻法，施手法1分钟；继刺人中穴，向鼻中隔方向斜刺0.3~0.5寸，用重雀啄手法，至眼球湿润或流泪为度，随后进行患侧三阴交穴、极泉穴、尺泽穴、委中穴的提插补泻法，各以患肢抽动3次为度。针刺后即刻见患者上、下肢微动作，随后再常规针灸治疗。患者经过4个月治疗，神清，精神可，纳可，寐安，二便调。上肢肌力Ⅱ级，下肢肌力Ⅲ级，NIHSS评价得7分。

由此可见，醒脑开窍针刺调神法在治疗过程中起效迅速，这不仅可以改善患者的预后，而且使患者及家属的心理得到极大地安慰，对提高患者今后生活质量，增强信心并且在情志方面也起到积极作用。

［中华针灸电子杂志，2016，5（1）：5-8.］

浅探“醒脑开窍”针刺法之“小醒脑”

李夏珍　高新新　马芬　杜宇征

石学敏院士总结多年的临床经验发现，中风的基本病机为瘀血、肝风、痰浊等病理因素蒙闭脑窍，致“窍闭神匿、神不导气”而发为中风。“醒脑开窍”针刺法是1972年石学敏院士首先提出和创立的以治疗中风为主的针刺方法，石老根据中风的病因病机，在辨证论治和辨病论治相结合的基础上，确立了“醒脑开窍、滋补肝肾为主，疏通经络为辅”的治疗原则。“醒脑开窍”针刺法中有两组主穴方，主穴方Ⅰ由水沟、双侧内关、患侧三阴交组成，俗称“大醒脑”；主穴方Ⅱ由印堂、上星、双侧内关及患侧三阴交组成，俗称“小醒脑”。

（一）“小醒脑”的理论基础

1. 治疗原则

确立的理论基础石学敏院士创立的“醒脑开窍”针刺法之“小醒脑”，主要用于“大醒脑”针刺法治疗3～4天后神志清楚、病情稳定的中风病患者。“小醒脑”从选穴到针刺方法上都有考究，紧紧围绕“调神”这一原则，而此处之“神”，指的是广义的“神”，并不仅是精神活动、意识状态等，“神”的外在表现为阳气功能活动的结果。督脉为阳脉之海，入络于脑，总督一身之阳气。根据“神明乃治”，神明由脑所主，而“神明”的髓由肾生，故肾气足、肾阴不亏、肾阳不虚，才能髓海充，“神”则可“明”矣。因此，石学敏院士提出以“醒脑开窍，滋补肝肾”为治则的针刺法。

2. 选穴的理论基础

根据“小醒脑”的治则，石院士提出取穴应以督脉及阴经腧穴为主，故选用印堂、上星督脉两腧穴为君穴，三阴交、内关两阴经腧穴为臣穴。现代文献报道提示，印堂具有安神定惊、疏风止痛、醒脑通窍之功效；针刺上星透百会可调阴阳，平肝息风，填精补髓，益气养血，醒神开窍；内关为心包经络于三焦经之穴，三焦为气机宣化之道，故可开启心窍之闭，宣发心神之气，且为八脉交会穴，心包经借其与阴维脉相通，阴维脉又主肢体运动；三阴交为脾、肝、肾三条阴经的交会穴，可起到健脾、滋补肝肾的作用，《针灸聚英》记载：“经脉闭塞不通，泻之则通。”而肢体运动以手足三阴经经气为主为先。

（二）“小醒脑”穴位归经、定位及操作方法

（1）归经：印堂位于督脉循行线上，归属于督脉。《针灸逢源》记载：“印堂一穴，在鼻柱上两眉间陷中。”关于督脉的循行，古代医家众说纷纭，石学敏院士认为“督脉，起于小腹内，下出于会阴部……沿前额下行鼻柱，止于上唇内龈交穴”。上星归属于督脉；内关归属于手厥阴心包经，“心包为心之外卫，神明出入之窍”；三阴交归属于足太阴脾经，为足三阴经之交会穴。

（2）定位：印堂位于两眉头之中间；上星位于前发际正中直上 1 寸；内关位于腕横纹中点直上 2 寸，掌长肌腱与桡侧腕屈肌腱之间；三阴交位于内踝尖直上 3 寸，胫骨内侧面后缘。

（3）操作方法：或眼球湿润为度；上星采用长 75mm 毫针沿皮刺，针尖透向百会，施用小幅度、高频率、捻转补法，即捻转幅度小于 90°、捻转频率为 120~160 次 / 分钟，顺时针捻转，行手法 1 分钟；内关直刺 10~20mm，采用提插捻转结合泻法，即左侧逆时针捻转用力自然退回，右侧顺时针捻转用力自然退回，配合提插泻法，双侧同时操作，施手法 1 分钟；三阴交沿胫骨内侧缘与皮肤呈 45° 角斜刺，进针 10~20mm，针尖深部刺到原三阴交的位置上，采用提插补法，即快进慢退，以患肢抽动 3 次为度。

（三）“小醒脑”针刺法的常见临床应用

“小醒脑”所调“神”为广义之“神”，故除了可以用来治疗中风及中风后遗症，如语言障碍、偏瘫、抑郁等，近年来还不断被用于治疗头晕、头痛等内科疾病。闫晓瑞临床观察发现醒脑开窍针刺法取穴少、效果明显、且无不良反应，是治疗脑卒中后顽固性呃逆的安全有效方法之一。王春艳针刺上星、印堂穴配合护理干预治疗颈性眩晕能有效改善椎动脉供血情况，缓解临床症状。郭景贤亦发现“醒脑开窍”针刺法治疗椎动脉型颈椎病疗效显著。刘宝芳用毫针针刺上星透百会穴治疗顽固性失眠、偏头痛、老年腰椎退行性疾患、颈性眩晕皆获得良好的疗效。以上研究表明，“小醒脑”针刺法在治疗非中风类疾病方面疗效确切，且其应用范围具有不断扩大的趋势。

（四）讨论

石院士创立“小醒脑”针刺法的原意是为了改善中风患者的临床症状，从而降低其病死率，减少致残率。与“大醒脑”更易接受后者。最重要的是，在治疗中风等疾病方面，其疗效比传统针刺方法更好。经过众多学者多年的临床应用，发现临床上只要与“神”的病机有关的疾病，都可用“小醒脑”针刺法治

疗。因其选取的穴位为临床常用穴，腧穴安全实验均为良性向导，且操作方法量效化，不仅易于后人传承，国外学者也更易于接受并掌握。至于其治疗疾病的机制，目前尚未明确，有待进一步研究，其临床应用也有待进一步挖掘，使更多患者受益。

［中国针灸，2016，36（7）：779-780.］

从腧穴的定位、进针、行针谈“醒脑开窍”针刺法

孟祥刚　谷文龙　马芬　杜宇征　赵琦

石学敏院士根据多年临床经验，于1972年创立了以针刺阴经和督脉穴为主的“醒脑开窍”针刺法，配以规范的手法量学标准治疗中风病，历经40余年，通过学术的继承和发展以及临床和基础的不断探索与研究，现已形成以“醒脑开窍”针刺法为主的中风治疗单元，被国家中医药管理局列为重点科研成果推广项目之一。导师杜宇征继承并发扬了石院士的学术思想，探微知著，通过对运用“醒脑开窍”针刺法治疗中风病的不断探索，总结了一套特有的进针和行针方法。针刺治疗疾病的目的是平衡阴阳，根据中风病人痉挛期和弛缓期的不同，针刺治则亦不同，痉挛期以阴急阳缓为主，治则抑阴，辅以扶阳，降低肌张力；弛缓期以阴阳俱缓为主，治则扶阳，兼顾抑阴，防止阴急，增强肌力。而中风者无论阴急或是阳缓，均以“静”为特点，“静”即神志障碍（窍闭神匿，神不导气）和肢体运动障碍（经络不通），治则当以“动”来平衡阴阳，“动”即醒脑开窍与疏通经络。使用“醒脑开窍”针刺法治疗中风时，激发腧穴经气后肢体出现的“窜动”针感即是“动”的体现，临床应用时首先应辨明阴阳缓急，激发经气，扶阳抑阴，补阳经以扶阳经之缓，泻阴经以抑阴经之急，辨证施治，从而达到治疗中风病人挛痿的目的。

（一）腧穴的定位

为了快速获得“窜动”的得气针感，可灵活选穴，不必拘泥于传统腧穴的骨度定位。首先宜明确患者丧失的是哪些肢体功能，根据肢体挛痿位置的肌肉群，寻找支配该区域的神经，再结合神经的走行与经络的循行定位至某一腧穴，该腧穴定位可遵循“宁舍其穴，不舍其经”的原则，如肱二头肌肌张力增高，伸展不能，属挛，其下有正中神经、尺神经、桡神经经过，桡神经支配伸肘、腕等功能，上肢内侧为手三阴经的循行路线，结合中医理论和临床总结，取心经之极泉穴并下移1.5寸，即下极泉，辨证施术。定位时，患者的肢体摆放是关键，如三阴交，下肢外旋位易改变术者的习惯进针点和针刺方向，不易产生针感，故常取功能位，沿胫骨下缘与皮肤呈45°角向下斜刺。再如委中，采取仰卧位，使下肢抬至约45°并避免膝关节屈曲，激发针感时可使患侧下肢瞬间抽动，引起屈髋、屈膝动作，若取俯卧位，虽能获得“窜”感，但床面阻碍了下肢的动作，缺少了“动”，从而降低了针刺疗效。

（二）进针和行针

针刺角度、方向和深度是决定该腧穴定位后能否取得目的针感的关键要素。传统的进针方法定义了针尖是如何刺入皮下浅层的，如指切、夹持进针法等，针尖应如何达到一定的深度则是进针的第二环节，如直接刺入、捻转刺入等方法，进针有速刺、缓刺之别，刺皮可速可缓，刺肉亦可速可缓。传统的行针手法包含提插、捻转等手法，临床各有所适。选定腧穴后，揣压腧穴，一是为了寻找穴下神经周围的组织，掌握骨、肌腱等标志，准确定位；二是为了宣散气血，减少进针时的疼痛，所谓“左手重而多按，欲令气散，不痛之因”；三是为激发经气，穴位为神气游行出入之所，揣穴时必定会激发经气。进针时，以指为发力点，拇示二指紧捏针柄，中指抵针身，将针尖速刺入皮下，继之，拇示二指轻持针柄，以腕为发力点进针，发力方向与针体纵轴一致，有进有回，每次进针幅度为3分（6mm）左右，回针幅度为2分（4mm）左右，如“雀啄”状，于天人地三部分别短暂停留，快中有慢，“雀啄”的频率应快，针体有效长度的刺入频率应慢，名曰“雀啄进针法”。若无针感则将针尖提至皮下，改变方向探穴，此方向应与经络循行或神经走行垂直，呈扇形寻找针感，继续依前法循序进针，名曰“苍龟探穴法”。一旦出现“窜动”针感即停止进针，守其位，于针尾处以示指掌面施加间断的微量刺激，一离一合，一浮一沉，患者则因外界的刺激继续出现肢体的“窜动”，反复几次，因人施量，名曰“浮沉行针法”。此进针和行针法优点在于：其一，寻找针感过程中避免大幅度、高频率提插给患者带来过多痛苦，亦可减少因过猛提插而对神经和组织造成损伤；其二，导师更强调此法有利于施术者对针感的体会，雀啄进针时，拇示二指持针的力度要求轻缓，以提高指腹的敏感度，得气时，穴下经气强弱的变化即刻通过针身、针柄反馈到拇示二指的指腹，甚至可以做到闭目行针，达到“人穴合一”，快速激发经气。当针感到来之时，指下会有沉紧涩之感，无需大幅度或高频率提插，气至即收。要领在于“守神”，术者应引导患者精神专一，意守病所，术者亦要安定神志，精神集中，如此才能快速激发经气，达到平衡阴阳的目的。如《标幽赋》所述“气速至而速效”。

（三）特殊穴操作要求

1. 下极泉、肘髎

于上肢下极泉、肘髎二穴激发“窜动”针感，阴阳相配，疏通经络，扶阳抑阴，扶阳经之缓（增强上肢伸肌群肌力），抑阴经之急（降低上肢屈肌群的肌张力），促使阴阳平衡。下极泉（极泉下1.5寸）：穴属手少阴心经，穴下布有正中神经、尺神经，刺激正中神经可产生腕屈曲及外展、前臂旋前、第2~5指屈曲等动作。刺激尺神经，可产生屈腕及内收、第3~5指屈曲等动作。提插泻法以抑阴经之急，针尖向前斜刺，刺向正中神经、尺神经，降低上肢屈肌群的肌张力，针感可呈放射状循上肢内侧传至掌指。定位时，使患侧上肢外展保持神经的牵拉位，根据腧穴所在，循经取穴。肘髎：穴属手阳明大肠经，穴下布有桡神经，刺其可产生伸肘、屈肘、伸腕及外展、五指伸展等对抗屈肌群动作。提插补法以扶阳经之缓，增强上肢伸肌群的肌力，以平衡内侧肌群的拘挛状态，针感可呈放射状循上肢外侧传至掌指。定位时，患者前臂取旋前位，直刺即可。

2. 阴陵泉、阳陵泉

于下肢阴陵泉、阳陵泉二穴激发"窜动"针感，阴阳相配，疏通经络，扶阳抑阴，扶阳经之缓（增强下肢外侧肌群肌力），抑阴经之急（降低下肢内侧肌群的肌张力），促使阴阳平衡。阴陵泉：穴属足太阴脾经，穴下深层布有胫神经，刺其可使下肢屈髋、屈膝、屈踝、屈趾并使足内翻，针感可呈放射状循小腿后侧传至足大趾。提插泻法以抑阴经之急，防止或抑制下肢内侧肌群的肌张力增高。循胫骨内侧缘向上与胫骨内侧髁之夹角处取穴，直刺约65mm，此处术者针下应是"沉紧涩"。阳陵泉：穴属足少阳胆经，穴下布有腓浅、深神经，刺其可使局部腓骨长、短肌及趾长伸肌抽动，并使足外翻及伸2~5趾等，针感可呈放射状传至足大趾及第2~5趾。提插补法以扶阳经之缓，促进下肢外侧肌群肌力的恢复，以平衡内侧肌群的拘挛状态，从而改善足内翻及足下垂。以腓骨小头前下方处定位，与皮肤呈45°角向后下斜刺，避免刺中腓骨，不易产生针感。

3. 委中、血海

于下肢委中、血海二穴激发"窜动"针感，前后配穴，疏通经络，改善肢体运动障碍。委中：穴属足太阳膀胱经，穴下布有胫神经，刺其可产生下肢屈髋、屈膝等动作，针感可呈放射状循小腿后侧传至足小趾。患者仰卧位，嘱其放松，术者以押手握固踝关节，使下肢抬至约45°并避免膝关节屈曲，捏起腘横纹两端，中央隆起处揣穴定位，直刺入穴下15~25mm即可出现"窜动"针感。血海：穴属足太阴脾经，穴下布有股神经前皮支、股神经肌支，刺其可使局部股四头肌内侧头抽动，针感可呈放射状扩至膝内侧。与皮肤呈15°角向内上方斜刺，缓慢进针，若无针感，依"苍龟探穴法"寻找针感，获得足量针感后留针。

（四）讨论

中风病是危害人类健康的四大疾病之一，目前中风病已成为危害我国中老年人身体健康和生命的主要疾病，具有高发病率、高致残率、高病死率、高复发率及多并发症的特点，给国家和众多家庭造成沉重的经济负担。降低中风发病率、致残率、复发率刻不容缓。已有分析证实，“醒脑开窍”针刺法可降低各期中风患者残障程度，降低缺血性中风病患者的复发率和病死率，可明显改善各期中风患者神经功能缺损程度，并且对患者日常生活能力有显著改善，急性期的改善尤其明显。认为“醒脑开窍”针刺法治疗中风安全有效。以上针对中风病已取得的临床研究成果均建立在规范的手法量学基础之上，不同的针刺手法可产生不同的针刺效应，形成不同的刺激量，所以掌握针刺手法对临床疗效具有直接影响。因此，掌握规范的“醒脑开窍”针刺法需从手法、实践操作入手，定位、进针、行针获得目的针感，激发所需经气获得足够刺激量，将理论付诸实践才能得到预期的疗效。理论固然重要，然针刺更是一门技术，手法的意义不言而喻。通过增加配穴对高血压、吞咽困难等并发症的干预不仅能防治并发症的出现和进展，还能进一步降低中风病的复发风险。积极防治中风并发症，对中风病情及预后有明显的影响，于特定腧穴激发“窜动”针感能有效改善并发症，如小便异常（尿潴留），针刺中极、水道等腧穴，提插泻法可使“窜”感传至会阴部；肩关节痛，于天鼎穴直刺25~40mm，提插泻法，“窜”感直达肩周或手指。此外，周身凡能激发“窜动”针感的腧穴，其疏通经络、通调脏腑的作用亦较强，同时，这些腧穴的使用也应遵循因人、因病而异的原则，适度激发经气，防止针刺意外的发生，临床酌情用之。

［中国针灸，2015，35（3）：249-251.］

谈石学敏院士醒脑开窍学术思想在临床工作中的应用

常玉莹

石学敏院士从医已40余年，博览群书，深悟其理，勤奋临床，深展其术，以其高尚的品格、精湛的医术深得广大患者的信赖，为同道所折服。40年来，他深入研究了中风的机制，创新了中风的理论，创立了醒脑开窍针刺法，他深入研究了针刺手法，提出了“针刺手法量学”的新理论，创立了自己独特的针刺手法，石氏针刺法独成一派，有“轻捷、华丽、流畅、舒展、疾则如闪电、缓则如流水”之称。

醒脑开窍针刺法是石学敏院士在辨证辨病相结合的指导思想下，结合西医学，立足于中医“神”的学说而创立的治疗中风病的大法。他提出中风病的根本病因病机为“窍闭神匿、神不导气”，确立了中风病的治疗法则以醒脑开窍、滋补肝肾为主，疏通经络为辅，在取穴上改变了以阳经穴为主的传统配穴原则，而以阴经穴为主，方中选用人中、内关、三阴交为主穴，极泉、尺泽、委中为副穴，各穴所属经脉与主治、功效密切联系，相得益彰。其中，“人中”正居督脉，为醒神急救之要穴，取人中为君穴，施以泻法，既可醒神开窍启闭，还可振奋督脉之阳，借督脉与足太阳经及冲、任脉以及心肾等脏腑的联系，发挥其调理脏腑气血的作用：“内关”为心胞经之络穴，又通阴维，系八脉交会穴之一，而“三阴交”为肝、脾、肾三阴经交会之所，取内关、三阴交为臣穴，既可宁心调血，直接改善心脏功能，增加脑血氧供求需要，又可调整肝、脾、肾三脏，使气机和顺，脑髓生化有源，全身功能改善，进而加速大脑生理功能的恢复；而极泉、尺泽、委中等副穴为方中佐使，与君臣诸穴协调一致，使经络疏通，窍道通畅，元神明达，阴阳平衡，气血冲和，疗效更佳。他在20多年治疗中风的临床实践中，从多层次、多方位对醒脑开窍针刺法的选穴组方进行了验证，并在规范配方的基础上，对各腧穴的针刺方向、深度、施术方法、刺激量以及同一腧穴不同病情下的针刺手法变化作了更深入的研究，确立了中风病醒脑开窍针刺手法量学一科学新概念和相应的技术客观指标，形成了一套科学、系统、规范的中风病治疗新技术。该项新技术方法运用于中风急性期（出血或梗塞）、中风恢复期以及中风后遗症等各个不同病理阶段，疗效好，深受广大患者及其家属的赞许，从而创立了醒脑开窍针刺法，创立了“醒神”“调神”的学术思想。他认为：百病之始，必本于神，凡刺之法，先醒其神，神调则气顺，百病除矣，倡用“醒神”“调神”

法治疗急危重症，疗效显著，取得重大突破。

石学敏院士以临床专病针刺技术方法研究为契机，开拓了醒脑开窍针刺法的研究课题，产生了由局部突破推动整体前进的巨大科研效益，使针灸医学发生了质的飞跃。他的成功经验启示我们中医科研已开始摆脱传统模式步入现代科学的殿堂，与现代科学的联系也愈来愈密切，对技术进步的依赖越来越强，加速中医学与现代科学技术的结合、渗透，利用现代科学为中医科研服务，是我们这一带医务工作者所要完成的任务，我们必将沿着石学敏院士的学术思想将中医学从传统推向现代，使中医科研成果由中国走向世界。

［内蒙古中医药，2014，33（28）：44.］

“醒脑开窍”针刺法的理论内涵
——石学敏院士学术思想浅析之一

李军　李妍　卞金玲

“醒脑开窍”针刺法是石学敏院士1972年设立的治疗中风病的大法。历经30余年的临床与基础研究，已经形成以“醒脑开窍”针刺法为主的中风病综合诊疗体系。该体系充分得到业内专家的肯定，被国家中医药管理局列为重点科研成果推广项目之一。国内外数十家医疗机构广泛应用，为中风病患者创造了更优越的治疗方案。认真总结，深入探讨石学敏院士设立“醒脑开窍”针刺法的理论内涵，为中医针灸临床研究工作的开展奠定良好的理论基础。

（一）“醒脑开窍”针刺法的设立，还中医诊断学的全貌

中医临床十分强调“辨证施治”，辨证施治确实是中医宝库的奇葩，很多疾病在辨证施治的指导下获得良好的疗效。因此，近年来西医学也提出“个体化医疗”的观点来修整自身的医学理论。但是，单纯的“辨证施治”也存在其临床中的缺陷。临床重复性差；不利于总结；不利于传授；不利于研究。

医圣张仲景在《伤寒论》太阳经证中共设立了16个处方，8个处方治疗太阳中风（表虚）；8个处方治疗太阳伤寒（表实）。张仲景抓住太阳中风（表虚）证发热、恶寒、有汗的主症设立了“桂枝汤”为主方，8个治疗表虚的处方均是在“桂枝汤”基础上衍生而来。同样抓住太阳伤寒（表实）证发热、恶寒、无汗的主症设立了“麻黄汤”为主方，8个治疗表实的处方均是在“麻黄汤”基础上衍生而来。充分体现了辨病与辨证相结合的整体诊疗观。因此，《伤寒论》应该是中医诊断学的范例。

中医证与症有所不同，中医的证是指证候，相于西医学的病；中医的症是指症状。因此，中医诊断学应该是辨病与辨证相结合的整体诊疗观。

中风病是病因、病机非常复杂的一种疾病。痰浊、肝风、瘀血等病理因素均可导致中风病的发生。但是，无论什么病因；无论什么体质均出现共同的临床症候既喎僻不遂。石学敏院士认为既然有共同的病证表现，必定存在共同的病理机转。经过多年的临床体验，归纳出中风病的基本病机为瘀血、肝风、痰浊等病理因素蒙蔽脑窍，导致“窍闭神匿、神不导气”发为中风。

（二）清楚阐述“神”的概念

中医的“神”有狭义和广义之分，狭义之“神”，仅指思维、意识、精神状态、认知能力等；广义之“神”，则泛指一切生命活动的外在表现，同时，广义之“神”，也主宰一切生命活动的正常运转。

石学敏院士确定的中风病基本病机“窍闭神匿、神不导气”中之“神”，即为广义之“神”，因此，中风病无论有无神志障碍均可视为“窍闭神匿、神不导气”。

中风病病机中“神”的定位：明代·李时珍曰：“脑为元神之府”。元者，气始也。说明古人已经认识到脑与神的关系密切。中风病从西医学角度已经确定脑神经细胞迟发性坏死所造成的病证。因此，中风病病机中之“神”是“元神”“脑神”。石学敏院士在治疗中风病的主要治法中直接定位为“醒脑开窍”。

（三）对中风病传统针刺治疗原则的修正

中风病传统针刺治疗原则是急性期“平肝潜阳、镇肝息风”；稳定期及后遗症为“疏通经络”。取穴方面多沿用“风取三阳”、“治痿独取阳明”的理论，以取阳经穴为主。通过大量的临床对比研究和基础实验证实：传统针刺法治疗中风病确实对稳定病情、改善肢体功能有一定的疗效。但是，在改善脑循环、保护脑细胞、改变脑功能等方面作用则不明显。石学敏院士设立的“醒脑开窍”针刺法则以阴经穴为主；以督脉穴为主，以“醒脑开窍、滋补肝肾”为主；“疏通经络”为辅。

（四）对“醒脑开窍”针刺法配伍腧穴的操作进行量学规范

古人针灸的量化指标：古医籍中记载了很多针灸的量化指标和手法规范。例如：“针三呼”、“灸五壮”、“拇指向前为补，拇指向后为泻”等等。充分说明古人对针灸治疗的量化指标和手法规范是非常重视的。因为古今文化的差异及历史进程中古典医籍的遗失，针灸操作的量化指标及手法规范后世没有完整的继承。

石学敏院士将“醒脑开窍”针刺法配伍的腧穴进行了针刺量学规范，为此，开展了大量临床研究和基础实验逐一确定了腧穴位置、进针深度、针刺方向、施术手法、施术时间、针刺效应及针刺最佳间隔时间等。使“醒脑开窍”针刺法日趋规范化、剂量化、科学化。

（五）“醒脑开窍”针刺法的组成与操作

1. 治则

醒脑开窍、滋补肝肾、疏通经络。

2. 处方

主穴：内关（手厥阴心包经）、人中（督脉）、三阴交（足太阴脾经）。辅穴：极泉（手少阴心经）、尺泽（手太阴肺经）、委中（足太阳膀胱经）。配穴：手指握固加合谷透三间；吞咽障碍（假性延髓麻痹）加风池、完骨、翳风；语言不利加上廉泉，金津、玉液放血；足内翻加丘墟透照海。

3. 操作方法

先刺双侧内关，直刺0.5~1寸，采用捻转提插结合泻法，施手法1分钟；继刺人中，向鼻中隔方向斜刺0.3~0.5寸，用重雀啄法，至眼球湿润或流泪为度；再刺三阴交，沿胫骨内侧缘与皮肤呈45度角斜刺，进针1~1.5寸，用提插补法，使患侧下肢抽动3次为度。极泉，原穴沿经下移1寸，避开腋毛，直刺1~1.5寸，用提插泻法，以患侧上肢抽动3次为度，尺泽，屈肘成120度角，直刺1寸，用提插泻法，使患者前臂、手指抽动3次为度；委中、仰卧直腿抬高取穴，直刺0.5~1寸，施提插泻法，使患侧下肢抽动3次为度。风池、完骨、翳风均针向喉结，进针2~2.5寸采用小幅度高频率捻转补法，每穴施手法1分钟；合谷针向三间穴，进针1~1.5寸，采用提插泻法，使患者第二手指抽动或五指自然伸展为度；上廉泉针向舌根1.5~2寸，用提插泻法；金津、玉液用三棱针点刺放血，出血1~2ml。丘墟透向照海穴约1.5~2寸，局部酸胀为度。形成了“石氏中风单元疗法”。更进一步降低了中风病死亡率；提高中风病康复率，为中风病的治疗开辟了更好的治疗途径。

4. 治疗时间

每日针2次，10天为1疗程，持续治疗3~5个疗程。

以上内容系我们跟随石学敏院士进行大量临床研究和基础实验而归纳的结论。“醒脑开窍”针刺法治疗中风病临床疗效显著；对人体多系统均有良性导向作用。石学敏院士经过30多年的临床归纳，将多系统、多学科诊疗、预防、康复方法有机结合管理，综合、程序化用于中风病的诊疗中，形成了“石氏中风单元疗法”。更进一步降低了中风病死亡率；提高中风病康复率，为中风病的治疗开辟了更好的治疗途径。

［针灸临床杂志，2004，20（12）：1-2.］

“醒脑开窍”重要穴位在非中风病中的应用研究

武慧群　樊小农　王舒　石学敏

石学敏院士 1972 年创立的醒脑开窍针法，应用内关、人中、三阴交、尺泽、极泉、委中为其主穴，历经 30 余年的临床与基础研究，在治疗中风病方面的效果得到广泛认可。此 6 穴在单独使用或与其他穴位配伍使用治疗中风病之外的疾病方面也有不错的效果，现总结如下。

（一）内关

内关穴为手厥阴心包经络穴，又为八脉交会穴，通于阴维脉，《难经·二十九难》曰：“阴维为病苦心痛。”所以对内关穴作用机制的研究主要以心血管疾病为重点，也涉及消化系统疾病以及过敏性休克等危急重症。

急性心肌缺血是心血管疾病中的多发病。电针内关可减少缺血再灌注损伤大鼠心肌细胞内钙离子（Ca^{2+}）浓度，且明显低于神门穴组。由于两者分别隶属于手厥阴心包经和手少阴心经，其结果的差异提示经穴对靶器官的调节作用与经脉（穴）一脏腑间的特异联系关系密切。针刺厥阴经穴内关、郄门可提高三磷酸腺苷酶活性及其 mRNA 的表达，而针刺三焦经支沟穴无此变化，表明表里经穴功效的特异性。另外，由于心肌缺血时胞浆镁离子（Mg^{2+}）的丢失是心肌缺血的早期变化，而心肌细胞中 Ca^{2+} 三磷酸腺苷酶失活与心肌缺血再灌注时的胞内钙超载密切相关，因此，有学者选择以上两个指标观察内关穴与其他经配伍后的作用效应，发现与单独使用内关相比，内关配伍关元、足三里以加强对先天之本肾和后天之本脾的补益，结果显示配伍后的内关组方对缺血心肌 Ca^{2+} 三磷酸腺苷酶、Mg^{2+} 三磷酸腺苷酶的保护作用更为明显，证实针刺治疗中重视中医整体观的重要性。

充血性心力衰竭（CHF）是各种病因导致心肌损伤的最终结果，电针内关对这一疾病也有不错的疗效。CHF 发生时其形态学特征是心肌细胞的坏死与凋亡，同时肾素—血管紧张素—醛固酮系统紧张，电针内关能显著降低充血性心力衰竭大鼠模型血浆中血管紧张素Ⅱ（AngⅡ）和内皮素（ET），升高降钙素基因相关肽（CGRP）含量，且与西药卡托普利治疗效果无显著差异，提示电针内关可一定程度替代或作为西药治疗的有益补充。

对内关穴的研究还从对穴位的刺激方式等方面展开。硝酸甘油和丹参注射液是治疗急性心肌缺血（AMI）的常规用药，前者舌下含服，后者静脉滴注。受此启发，在左内关穴注射 0.1mg 硝酸甘油（NTG）进行造模前预处理有明显的抗心肌缺血作用，在 2 分钟时心电图参数已基本恢复至造模前水平，产生与舌下用药相似的即时效应，且持续时间更长。内关穴注入丹参注射液后从 30 秒到 10 分钟的时间段内，心电图的心肌缺血表现都有显著改善。表明内关穴位及其穴位注射的特异性刺激方法，都可发挥有效、及时、持久的作用，显示穴位和经络治病的优势。按摩内关穴加川芎嗪对急性心肌缺血大鼠的心肌、血清超氧化物歧化酶活力、丙二醛含量及血清乳酸脱氢酶、肌酸激酶活性均有保护作用，并优于单纯川芎嗪治疗。均提示采用特异性针刺方法的重要性。

休克发生时，心肌受损严重，电针内关对失血性休克和过敏性休克均有治疗作用，在相同频率（30~40Hz）条件下，高强度（3V）电针内关穴的升压效应比低强度（1V）好，当电针强度（1V）不变时，高频（60~70Hz）电针内关穴的升压效应明显高于低频（30~40Hz）组，说明高频高强度刺激对过敏性休克的治疗作用更强。

内关为阴维脉气所会，为治疗胃病要穴。电针内关配伍足三里、公孙对急性胃黏膜损伤大鼠胃黏膜的表皮生长因子、一氧化氮、胃泌素有保护作用。

（二）人中

人中穴又称水沟穴，是督脉重要的腧穴，具有回阳救逆、醒神开窍之功，自古以来就是急救的常用穴位。对人中的研究主要集中在其改善循环障碍，升高血压，挽救休克等急重症方面。严重的微循环障碍是许多急危病证的共同特征之一，其临床表现相当于中医“亡阳”或“阳脱”等急危重证。电针人中可促进微血管内血液流速。电针人中穴具有抗多种休克（失血性休克、创伤性休克等）的作用，相同强度和低（4~16Hz）、中（30~40Hz）、高（80~100Hz）3 种不同频率分别电针过敏性休克豚鼠人中穴，在电针 5 分钟后，均可升高过敏性休克豚鼠的平均动脉压。证明人中穴具有明显而快速的抗过敏性休克作用，能及时有效地改善休克时的低血压反应。电针人中还可使呼吸暂停家兔颌舌肌放电暂停时间缩短，改善睡眠呼吸暂停综合征，而素髎和足三里穴均无此作用，提示电针人中穴对颌舌肌活动的易化作用具有相对特异性。

（三）三阴交

三阴交为足太阴脾经腧穴，又是肝、脾、肾三经的交会穴。在“经络所过，主治所及”的分经辨证的原理指导下，采用循经取穴、表里经取穴、多经取穴等方法与其他穴配伍，体现出其广泛的主治作用。

1. 三阴交与关元配伍

两者配合多用于调理冲任。因为三阴交是肝、脾、肾三经交会穴，而肝脾肾与冲任的关系密切；关元属于任脉，也是任脉与足三阴经的交会穴，并与冲脉相通，故三阴交常与关元配伍发挥补益肝肾、活血调经的作用。用于治疗原发性痛经、各类型黄褐斑、围绝经期综合征等妇科疾病，可增加子宫脏器指数和子宫内膜厚度，协同影响下丘脑（β^2EP）和老年大鼠体内雌激素的水平，显示对异常激素水平的调节作用。

2. 三阴交与合谷配伍

针刺合谷、三阴交为催产下胎的效穴，但其机制不同。合谷穴主要影响内分泌激素水平而促进分娩；三阴交穴则主要通过神经反射起到促分娩作用。所以其产生的效果也不相同：电针三阴交穴对子宫的收缩作用表现为即时性，电针合谷的作用则持久而渐进，所以有较强的针刺后效应。研究还发现，同时电针两穴不利于各自作用的发挥。这并不是说三阴交配伍合谷不适用于促进分娩，若先针刺合谷穴 20 分钟，再加针三阴交穴 5 分钟，可最大程度发挥两穴在内分泌及神经反射两方面的促分娩作用，是促分娩的最佳时间组合。这恰与古人“先合谷后三阴交”的催产经验不谋而合。另外，三阴交、合谷可有效抑制子宫无序收缩，增强子宫的有效收缩能力和子宫内压，用于早孕堕胎，提高早期妊娠的完全流产率，降低药物的不良反应，减少出血。电针三阴交可兴奋子宫平滑肌电活动，电针内关穴则抑制子宫肌电活动，显示穴位作用的相对特异性。

3. 三阴交与肾俞配伍

肾俞为肾之背俞穴，可振奋肾阳、补肾益精、培元固本，主治阳痿、遗精等生殖系统疾病；与三阴交相伍，扶阳益阴，补气活血，可以显著改善腺嘌呤所致睾丸功能损害大鼠的精液质量，提高精子密度、精子活率及前向运动精子百分率。在糖尿病性勃起功能障碍（ED）大鼠的肾俞、三阴交施以麦粒灸，发现艾灸对糖尿病性 ED 大鼠血糖有一定改善作用，能较明显改善其阴茎勃起功能。这不仅与艾灸改善血糖的作用有关，还和三阴交配伍肾俞在生殖疾病方面的相对特异性有关。

4. 三阴交与足三里配伍

脾胃为人体后天之本，气血生化之源。足三里是足阳明胃经之合穴，属胃络脾，三阴交属脾络胃。两者配伍后，调节脾胃阴阳平衡，在抑制胃酸分泌、抑制胰岛素抵抗、治疗糖尿病周围神经损伤和针灸减肥等方面有较好作用。

（四）尺泽

尺泽为手太阴肺经的合穴，擅治肺经疾患。尺泽穴位注射维生素 K_3 可清肺热，降逆气，凉血止血，治疗中小量（24 小时内咯血量小于 500ml）咯血。肺与大肠相表里，故针刺尺泽还可治疗大肠经的疾患，并在《内经》“实则泻之”、“火郁发之”原则的指导下，在尺泽处静脉放血，泄热外出，治疗急性胃肠炎，获得满意疗效。手太阴肺经循行于上肢，治疗桡神经损伤，也取得明显效果。

（五）极泉

极泉属手少阴心经，心经循行于上肢内侧，故根据“腧穴所在，主治所在”和“经络所过，主治所及”，有临床报道针刺肩髃透极泉治疗肩周炎取得不错疗效。还可推拿极泉促使气血运行通畅，治疗婴幼儿臂丛神经损伤。

（六）委中

委中穴为足太阳膀胱经合穴膀胱经循行通过下肢腰背，“四总穴歌”记载“腰背委中求”，因此常用于治疗腰痛。点刺委中放血可改善腰椎间盘突出症（LIDP）模型家兔的触觉和步态功能，促进大鼠坐骨神经损伤的修复。除了治疗经脉“循行所过”疾病，还可促进膀胱排尿，表明电针委中引发了脏腑效应，这恰恰也符合“合治六腑”的中医理论。

（七）小结

醒脑开窍法的主穴和重要辅穴内关、人中、三阴交、极泉、尺泽、委中各自在针灸传统理论的指导下，可采用针刺、艾灸、穴位注射或电针等多种方法治疗多系统疾病，相关作用机制研究均显示良好的治疗作用和良性作用机制。醒脑开窍法创立之初主要治疗中风病，中风病除了肢体瘫痪，也可出现排尿障碍、应激性溃疡、心律紊乱、糖尿病等多种并发症、合并症。因此，做为国家中医药管理局的推广项目，醒脑开窍法治疗中风之所以取得良好疗效，是否因为在预防其他并发症方面，较其他常规针刺法更有优势有待进一步研究，以便深入了解醒脑开窍法的作用机制，更好地应用于临床。

［天津中医药大学学报，2008，01：51-53.］

小议醒脑开窍针刺法与“异病同治”

罗丁　樊小农　石学敏

醒脑开窍针刺法是石学敏院士提出的治疗中风病及其并发症、后遗症的针刺方法。该治疗方法具有完整的理论体系和严格的组方操作要求，以其高效、易掌握得到广大医疗工作者的青睐，在全国和世界范围内进行推广，是现代理论和传统中医疗法相结合的成功典范。随着醒脑开窍法的推广，其治疗范围也得到了极大丰富，与中医理论“异病同治”不谋而合。本文以该法现代研究为基点，从理论基础、立法、组方操作出发，结合异病同治理论的渊源和现代实例，着重论述醒脑开窍法与异病同治的关系。

（一）醒脑开窍法在临床中的应用

醒脑开窍针刺法（简称醒法）多用于治疗中风病及其后遗症，天津中医药大学第一附属医院治疗包括脑出血和脑梗死在内的中风患者 9005 例，治疗后以改良爱丁堡 + 斯堪的那维亚表评定患者的神经功能缺损程度，显效率达 82.42%，治疗脑出血和脑梗死同样有效（$P>0.05$）。另有文献报道，醒法为主治疗中风合并意识障碍、心脏损伤、胃肠道功能失调及中风后肢体功能障碍、抑郁、尿失禁、痴呆、吞咽困难、癫痫、呃逆、肩手综合征等效果优于传统常规中西医疗法或单一疗法。如醒法加局部取穴治疗中风后尿失禁，基本能自行控制排尿的患者比例高于阿米替林组；结合局部刺络拔罐和肩关节功能训练，对中风后肩手综合征疗效显著，治疗后疼痛基本消失且上肢 Fugl-Meyer 评分提高 50% 的患者达 30.83%，疗效与病程长短反相关。

鉴于醒脑开窍法在促进中风后脑损伤恢复的良效，用醒法治疗小儿原发脑损伤所致脑性瘫痪，可改善患儿运动功能、提高智商、提高脑血流速度、改善脑地形图，患儿年龄越小、病情越轻，疗效越好。对颅脑外伤继发的神经肢体功能损害，醒法结合耳穴贴压治疗，有利于患者神志、智力、言语及肢体功能恢复，其中自觉症状消失或基本消失的者可达 82.6%，优于单纯西医治疗。

此外，醒脑开窍法治疗急性腰扭伤、偏头痛、三叉神经痛、慢性疲劳综合征、颈椎病、突聋、癔症、强迫症、嗜睡、勃起功能障碍等疾病，都取得较满意的疗效。

（二）醒脑开窍法与异病同治

醒法应用范围很广，这些疾病发病的病因、病位、病性、病势不同，为何都能采用醒法“异病同治”取得良好疗效？可从醒法的理论基础、立法依据、组方和量化操作，结合异病同治理论进行认识。

1. 理论基础、立法依据、组方及量化操作

中医理论认为中风是风、火、痰、虚、瘀所致的“营卫稍衰而真气去发为偏枯”或“血菀于上使人薄厥”，石院士结合多年临床经验，提出中风是肝风、瘀血、痰浊蒙蔽清窍所致窍闭神匿、神不导气而神无所依、肢无所用，提出以“调神醒神”为宗旨、“醒脑开窍、滋补肝肾、疏通经络”为治则的醒脑开窍针刺法。“神”是人体生命活动现象的总称，是大脑的精神、意识思维活动及机体生理活动和其外在表现，与五脏六腑的病理生理密切相关。明代李时珍提出“脑为元神之府”，表明脑是神的生理基础，受后天精气的滋养，与心肝肾密切相关。醒法的创立丰富了中医脑府理论，推动了人们对脑府功能的探讨和认识。

在组方选穴方面，醒法首创以督脉穴位和四肢内侧阴经穴位为主、阳经穴位为辅的选穴组方法，先恢复脑的生理功能，继而恢复肢体功能，而非单纯地“疏通经络”，并根据中风不同阶段病理特点制定了刺激量不同的大醒脑法和小醒脑法，使患者易于接受。

在针刺操作方面，制定严格的补泻手法和简单易行的量化标准，易于临床医生掌握，极大地促进了醒法的推广。如：人中向鼻中隔斜刺 0.3~0.5 寸、行重雀啄泻法至眼球湿润或流泪为度，三阴交、极泉、委中均施提插补法以患肢抽动 3 次为度等。

2. 异病同治理论渊源及其应用

“异病同治”指在不同疾病发展过程中出现相同的病机变化时采取相同的方法进行治疗。《内经》中作为与“同病异治”相对的治疗思想被提出，清代陈士铎在《石室秘录》中明确“异病同治”的提法。东汉时期张仲景将异病同治思想贯穿于《金匮要略》的辨证论治和方药中：如肾气丸对症治疗病机为“肾阳虚衰，气化不利”的虚劳腰痛、小便不利、痰饮内停、男子消渴、女子转胞、脚气上传所致的少腹不适等内外妇儿科疾病。故有“证同治亦同，证异治亦异”之说。至今异病同治思想仍指导中医临床实践，但同治的范围已拓展到病位、病性、病因相同治疗相同。如有疏肝解郁、健脾养血之功用的逍遥散不仅局限于妇科病，也在精神、神经、心血管、消化、呼吸、泌尿、内分泌、眼科、皮肤科、儿科等多

系统疾病中被广泛应用，其治疗的病证共计有125/104种。随着西医学的发展，先进的医学手段赋予异病同治理论新的内涵，实验室检查数据和影像学检查结果成为新的指标，如肺部CT检查有网格样改变，则提示肺实质的间质性炎症，是很多肺部疾病的一个症状，故只要肺部出现类似改变，就提示医生应进行抗感染治疗。

3. 用醒脑开窍法同治异病的依据

综上所述，异病同治理论是醒法临床广泛应用的理论基础，其适应证多有神机逆乱、虚实夹杂等表现。具体可从以下几方面来论述。

从中医理论角度来说，醒法将病机高度概括为“神乱”，《素问·移精变气论》云：“得神者昌，失神者亡。”表明神在人体生命活动中占重要地位，神乱则可致精神和肢体功能障碍。中风后脑府受损，受其支配的器官和肢体相应产生功能障碍，同理，对于大脑的原发与继发脑损伤引起的功能障碍同样适用。如小儿脑瘫是先天的、非进行性脑损伤所致患儿发育迟缓、智力低下，患儿多先天不足、气血肝肾亏虚、清窍失养、髓海空虚，最终导致窍闭神匿、肢体失用，病理转归与醒脑开窍法所主治之中风病相似，醒法可醒脑开窍、健脑益智、疏通经络而获效。此外，醒法应用于由外伤或邪毒痰浊瘀血所致的脑及其连属组织受损，如西医学中的颅脑损伤、截瘫、感染神经系统疾病，因为这些疾病病位都在脑，在疾病的发展过程中都出现了窍闭神匿的病机变化，病性都为虚实夹杂，与异病同治理论“不同疾病，病因、病机、病位相同”的新解契合。疼痛性疾病、疑难杂症使用醒法获效的关键则是将人体视为一个有机整体，从神论治，调神纠正“神乱”，恢复机体正常生理功能，虽异病却同治。

从经络角度来说，人中属督脉，为督脉、手足阳明经之交会，为醒神要穴。且督脉入脑达颠，与脑及各脏腑关系密切，泻人中可开窍起闭、醒脑安神；三阴交属脾经，为足三阴交会，可滋补肝肾；内关为手厥阴经之络穴，八脉交会穴，通于阴维，“心为五脏六腑之大主”，心包代心受邪，泻之以宁心安神、疏通气血、调节脏腑功能；印堂、上星都为督脉穴位；风池、完骨属足少阳胆经，该经分布于侧头部，天柱属足太阳膀胱经，该经循行于头部且直接入脑，两经均与脑部有密切联系；余穴能疏通局部经络气血，使受损器官恢复正常生理功能。诸穴合用，共奏“醒脑开窍、补益肝肾、疏通经络”之效。根据经络理论“经络所过主治所及”，可知醒法以调神为前提取穴组方治疗相关经络病。

从西医学角度来说，醒法获效机制可能为在脑卒中发生后，促进血及脑组织一氧化氮（NO）合成，提高NO含量，改善微血管自律运动和微循环，增加脑灌注；提高超氧化物歧化酶SOD活性，降低过氧化脂质LOP含量，减轻脑组织氧化损伤；减少钙离子细胞内流，改善卒中后脑组织钙离子的超负荷；良性调节中枢神经递质的异常代谢，减轻脑细胞的坏死或凋亡，从而降低中风患者死亡率、致残率和提高生活质量。针刺风池、完骨、翳风还能调节椎基底动脉供血，抢救“间生态”神经细胞，治疗由供血不足导致的脑血管疾病及神经系统损伤后局部供血障碍；针刺人中能解除大脑的抑制状态，激活网状上行系统，促进大脑觉醒；刺激极泉、三阴交等穴能促使新的运动通路建立促使机体恢复功能。且醒法对中枢神经系统损伤后肌力损伤恢复有即刻效应，使中枢突触联系增强或重建，建立新的突触链结和运动联系通路，实现神经系统重新组合，结合现代康复技术持续刺激能维持运动通路上的各级神经元的兴奋性和已激活的突触联系，延长肌力恢复的疗效，利于恢复正常肢体功能，为异病同治理论提供了科学的论据。

（三）小结

综上所述，醒脑开窍针刺法在异病同治理论指导下拓宽了治疗范围，使其在临床上的灵活应用有理可依，异病同治理论用醒法的具体实例诠释自己的现代意义，二者相辅相成。与其他针刺疗法相比较，醒法有完整的理论体系、巧妙的取穴处方和标准的量化操作等优势，大量前期临床和试验证明，醒法有疗效显著、易推广、重复性强的特点，不失为临床和科学研究的良好切入点。这也许是越来越多的研究者将醒法做为研究的主要或次要处理方式的原因，且所取得的满意疗效和实验结果，使醒法成为炙手可热的治疗和研究方法。现已有大量相关文章发表在高级别水平的刊物上，为今后的中医药研究竖立方向标，为中医药走向世界打下基础。

但从现阶段发表的醒法研究文章中可发现一些问题：首先，部分医者对醒法真谛和“异病同治”的理解有一定偏差，选穴不符合醒法本意，只考虑醒法的良好疗效，未加辨证就应用于所有疾病证型，生搬硬套，悖于传统中医辨证论治和异病同治理论；二则操作时忽略量化操作标准，忽略醒法获效的真谛，不考虑患者承受力一律选用大醒脑法，令部分患者不能坚持完成治疗；三是实验设计不合理，无论临床或是基础研究选择的参照对比标准均不能很好地反应真实情况，结果只是观察指标的罗列，影响醒法治疗效果和整体科研水平提高。

故在继承醒脑开窍法、“异病同治”的同时，应正确认识疾病的本质和醒法的真谛，把握醒法在疾病中所处的地位，辨证地使用醒法，并正确选穴、使用合乎规范的量化操作，真正做到继承、发展和创新。无论是临床研究还是基础都应注意提高研究的层次，临床研究设计应遵循 CON SORT 标准原则，符合随机、对照、盲法、多中心、大样本的要求，做国际认可结果的临床研究；科研工作者应充分利用现代先进的科学技术，对醒法进行更深层次的研究，为醒法挖掘新的机制，为醒法的“异病同治”寻求新的实验室标准，以便将醒脑开窍法发扬光大，给患者带来福音，给传统中医药学现代研究带来更多的启发。

[临床针灸杂志，2011，27（3）：1–3.]

石学敏院士穴位刺法精要

杨明星

石学敏院士是我国著名的针灸学家，从事针灸临床、科研和教学四十余年，在我国的针灸临床和针灸基础研究中发挥了重要的作用。他师古而不泥古，勇于创新，形成了独特的学术思想体系。他不但创立了“醒脑开窍”针法，而且率先提出了针刺手法量学的理论，使针刺手法从经验向科学化和规范化方向发展。石老师强调要使每个穴位的刺激量达到合适的量学，既要求医者手法娴熟、患者体位正确，又要求医者掌握每个穴位的针刺技巧。笔者有幸拜于石老师门下，跟随其临诊，听其教诲，耳闻目睹，对石老师的穴位刺法略有所得，现整理如下。

（一）水沟

位置与刺法：患者仰卧，枕部垫好，医者右手持长 40mm 针，在患者鼻唇沟上 1/3 与中 1/3 处进针，针体与皮肤约呈 45° 角对准鼻中隔进针 7~13mm，手指随即将针顺时针单向捻转 180° ~360° ，然后拇、食两指紧持针体，利用腕力对准鼻中隔根部轻柔、快速（3~5 次 / 秒）提插 5~8 下，松开右手，观察患者是否流泪或眼球湿润。如果无眼球湿润或流泪可重复提插。提插时会有针下碰到骨质的感觉。

主治：中风病、急性腰扭伤、昏厥、癫狂、坐骨神经痛、遗尿等。

按语：水沟穴为“醒脑开窍”的主穴，石院士认为针刺此穴时刺激较强，患者的头往往会左右躲闪，造成针体被拔出，达不到量学的要求。单向捻转使皮下组织紧缠针体，针体不易被拔出。快速提插 5~8 次（约 2 秒）后松开右手，即使患者头部摆动，针体也不会被拔出。提插时要有足够速度，但要轻柔，针具也要有足够的弹性。

很多文献报道水沟治疗急性腰扭伤，疗效较好，但有些临床针灸医生反映用水沟疗效并不很理想，其原因就是没有掌握水沟的刺法，没有达到针刺手法量学的要求。掌握每一个穴位的刺法，发挥穴位的最大治疗作用是针灸临床医生的基本功。

（二）极泉

位置与刺法：患者仰卧，医者站立在患者肩部上方或外下方位置，不宜在患者躯干旁。左手拿起患者手腕将患臂提起外展 90° ，在极泉穴沿经向下 1 寸处，用长 40mm 针进针 13mm 左右，利用腕力轻柔、快速地重提轻插 5~8 次（3~5 次 / 秒），以患侧上肢抽动 3 次为度。患肢抽动时，提着患者患侧手腕的医者左手可以明显地感觉到抽动。主治：中风后上肢不遂，臂丛神经痛。

按语：石院士认为患者体位正确的摆放对能否正确取穴很重要，医者针刺时所处的位置和姿势对是否能正确得气和体会得气的量同样重要。如果医者站立在患侧躯干旁腹外侧，操作很不方便。医者左手提着患者患肢手腕，感觉是否有抽动的得气感和抽动的次数，比问患者是否有麻电感更客观，更能准确地达到量学的要求。此穴要求提插手法娴熟，提插速度要快而轻。

（三）尺泽

位置与刺法：患者仰卧，患侧上肢放松置于体侧。医者左手拿起患肢手腕将肘部屈曲成 120° 并固定，于曲泽穴进针 13mm，快速提插 5~8 次，提插时不断调整针尖方向医者体会患肢得气后的抽动感。

主治：中风后上肢不遂、手指麻木。

按语：石院士认为尺泽虽为肺经合穴但有很好的通经作用。治疗中风病时，传统的取穴体位很难取得理想的针感，达不到手法量学的要求。他经过临床的摸索，认为将肘部屈曲成 120° 时更容易得气。医者右手施用手法，左手将患肢肘部屈曲成 120° 并体会针感。如果针感不好，可以在尺泽下 1 寸处取穴，施同样的手法，往往可取得满意针感。

（四）合谷透三间

位置与刺法：患者患侧拇指与食指呈对指状，合谷向上，放松患肢。用长 40mm 针从合谷处进针，入皮后朝向三间方向刺入 13mm 左右，做较慢速度（1 次 / 秒）的提插，提插时不断调整针尖的方向。得气后会看到食指明显的抽动，以肌张力下降或食指抽动 3 次为度。

主治：中风后手指握固。

按语：针刺合谷不可过深，提插速度不可过快。中风病程较长的患者往往会有上肢肌张力增高，患手抓握、难以伸开的情况。石院士提出用合谷透三间来治疗此症，效果非常好。得气后，患手肌张力马上下降，立竿见影。

针刺得气时出现食指抽动可能是刺激了拇指和食指之间的骨间背侧肌，引起该肌收缩，出现抽动，反射性地使手部肌张力降低。

（五）委中

位置与刺法：石院士针刺该穴时患者的体位很特殊。患者仰卧位，医者左手抓握患肢脚踝，将下肢提起到 80° 左右，提起时患者下肢不可弯曲，即直腿抬高。医者左侧肘部顶着患者患肢的膝盖，防止针刺时患者膝部弯曲，右手持长 40mm 针刺入 8mm 左右，快速提插（3~5 次 / 秒），提插时不断变换方向，提插幅度要大，得气后患者下肢抽动明显，以抽动 3 次为度。

主治：中风后下肢不遂、急性腰扭伤、坐骨神经痛、痿证、脚部麻木等。

按语：石院士要求针刺此穴时肘部一定要把患者膝部顶死，不得让膝部弯曲，提插幅度不可过小，否则不易得气，也可以让助手从脚部将患者下肢抬起，医者左手压在膝部，防止患肢膝部弯曲。石院士说，四总穴歌中说“腰背委中求”，但很多针灸临床医生反映用委中治疗急性腰扭伤和坐骨神经痛效果不理想，其原因是没掌握委中的刺法，得气不好，没有达到量学的要求。笔者在临床中观察到坐骨神经痛患者患肢直腿抬高困难，在石老师针刺得气后，患肢抬高的角度明显变大，疼痛可明显减轻。

（六）三阴交

位置与刺法：患者仰卧，下肢伸直稍外旋，医者站在患肢外侧，左手轻轻地压在患肢膝部或脚面，防止得气时患肢突然抬起踢伤医者。右手持针在胫骨内侧后缘与皮肤呈 45° 角进针 13mm 左右，采用重插轻提的提插补法 5~8 次，提插速度要快（3~5 次 / 秒），幅度要大，提插时不断变换针尖方向。得气时，患肢会突然抽动、抬起，以抽动 3 次为度。

主治：中风后下肢不遂、坐骨神经痛、痿证、痛经、急性胃痛等。

按语：三阴交是醒脑开窍针法的主穴，此穴有滋补肝肾和疏通经络的双重功效。对于中风病人，患肢感觉减退，传统捻转补法操作不要求出现抽动，很难达到手法量学的要求，自然效果不好。醒脑开窍针法用大幅度的提插补法，以抽动 3 次为量学标准，对中风病人效果很好。只要手法熟练、按照操作标准针刺，每个穴位都会取得定量的针感，这是醒脑开窍针法区别于其他针刺方法的特征之一。

如果本穴针感不理想可改用太溪，向内踝后下方向针刺，手法相同。

（七）丘墟透照海

位置与刺法：患者仰卧，膝部伸直，医者左手抓握患者足尖将其恢复到功能位，右手持 75~90mm 针从外踝前下方凹陷靠骰骨处进针，针尖对准内踝尖下方的照海穴进针 50~75mm 左右，以在内踝下或后下方看到针尖，但不穿透皮肤为度。施用大幅度（180°~360°）、慢频率（40~60 次 / 分钟）离心方向的捻转泻法，20 秒后将针提至皮下 25mm 许，留针 20 分钟。

主治：中风后足内翻、胆囊炎、带状疱疹、偏头痛、胁痛等。

按语：此针要穿过跟骨、距骨、骰骨之间的一个很小的间隙透到内侧，因此需要熟悉解剖位置，找准针刺方向，方可成功透刺。针刺前握住患足做几下踝部屈伸动作，然后扶到功能位。针刺过程中可适当的活动踝关节，有利于进针。留针时一定要把针提至皮下，不可过深，以免出现意外。

（八）秩边透水道

位置与刺法：患者侧卧，屈膝至胸前。于秩边进针，针体与身体横切面平行，与矢状面约成 20° 角，针尖对准水道穴（耻骨联合上方），缓慢捻转进针约 75~100mm，以患者出现向阴部放射感为度，不留针。

主治：泌尿系感染、泌尿系结石、前列腺炎、神经性尿潴留、阳痿、早泄等。

按语：针刺此穴针尖方向至关重要。针体与矢状面角度过大和过小均不宜刺入；角度过大针尖容易碰到骶骨，过小容易碰到坐骨。如果能够顺利刺入，针可经坐骨大孔到达骶丛。刺激骶丛，患者可出现阴部放射的得气感觉。如果需针刺双侧可采取俯卧位针刺，针刺方向不变，刺入深度 85~100mm 即可取得满意针感。此穴为治标之穴，对于缓解小便淋沥不尽很有效，但不宜长期针刺。针刺前让患者排尽小便，以防意外。

（九）天突

位置与刺法：患者仰卧，枕头不宜过高，垫在胸椎上段。令患者抬头挺胸，充分暴露颈部。右手持 85mm 针先垂直刺入皮下 5~7mm，左手食指到小指并拢成弧形置于喉结前胸骨上窝上方，拇指压在中指和无名指上，将针体压弯成弧形，约成 90°。右手持针柄缓慢推进，左手控制着针体的方向和角度，使针体在胸骨后、气管前缘，缓慢刺入，可刺入 65~75mm。患者可有酸、胀、憋闷感，不留针。

主治：咳喘、真性延髓麻痹。

按语：此穴有危险性，进针时一定要心无旁骛，属意患者。针刺此穴压手至关重要，左手将针捏成弧形，使前部针体与胸骨基本平行，即所谓的“弯刺”。进针时针体应在胸骨中线后方，不可向两侧偏斜，以防伤及肺脏。第 2 个要点是缓慢刺入，不可过快，细心体会手下的感觉。有时手下会有搏动的感觉，这是针尖碰到了主动脉弓，可将针退出 25mm 左右，重新刺入。此穴虽有危险，但疗效很好。例如，该穴配风池、翳风、完骨治疗真性延髓麻痹疗效卓越。

（十）小结

石学敏院士在学术上的创新性不但体现在“醒脑开窍”针法和针刺手法量学理论上，而且体现在穴位的刺法上。石院士认为针灸的疗效有一定的局限性，认真针刺每一个穴位，根据不同的病症，实施不同的刺激量，最大程度发挥针灸的治疗作用是每一个临床针灸医生的基本功。因此石院士制定了一系列的穴位针刺方法，包括治疗中风病的“醒脑开窍”针法的主穴、辅穴和配穴的具体刺法。他根据穴位所在部位、经络的循行、神经的分布、穴位的功能主治，提出了针刺穴位时患者的体位、医生体位、手法、针刺方向和具体的刺激量的量学要求等，使针刺手法与经络腧穴理论紧密结合起来，使临床操作具体化、规范化、统一化，形成了其独特的穴位针刺方法。只要针灸医生手法熟练，按照规定的方法针刺，均可取得理想的针感和量学要求，从而可以取得一定的疗效。它不会因医者和患者的肤色、种族、区域的不同而影响疗效。

在操作时石院士强调几点：针刺时患者体位对得气至关重要。如果患者体位不正确就很难取得抽动、电麻的得气感，如极泉、委中、尺泽等穴；同时体位正确也是保证毫针能够顺利刺入穴位和安全的前提条件，如天突、秩边透水道等穴。施用提插手法时，要用腕力的弹力提插，动作要灵活，速度要快，因此针灸医生要苦练针刺手法的基本功。针刺时双手配合，石院士临证时往往右手单手进针施用手法，左手持握患者肢体体会针感，避免患者因耐受力差而出现喊叫的“假得气”现象，更加客观地控制患者得气量的大小。

［中国针灸，2008，28（10）：743-745.］

醒脑开窍针法中水沟穴作用探讨

杜元灏　冀健民

水沟穴，首见于《针灸甲乙经》，别名人中（《肘后备急方》）、鬼宫、鬼客厅（《备急千金要方》）、鬼市（《千金翼方》）等，系督脉穴，为手、足阳明经与督脉的交会穴。水沟为临床上常用的急救穴，作用强烈，在石学敏教授创立的“醒脑开窍”针法中，水沟是主穴之一，本文针对其在治疗缺血性中风中的作用等问题作以浅析。

（一）中风急性期以“醒”为主

在中风急性期，多有神志障碍，以清窍闭阻、神气匿藏为病机的主要方面，因此醒神当为大法，正如葛洪在《肘后方》救卒中恶死方中所云：“令爪其病人人中，取醒。”中医经络理论认为，督脉入脑，总督一身之阳气，而脑为“真气之所聚”，神即气也。就人体生命活动的过程而言，脑主真气而藏元神，并通过命门与肾水结合形成肾间动气而后激发心、肝、脾、肺之气，主导着正常生命活动，这就是现代中医学关于生命中枢的脑—肾学说。中风急性期，针刺水沟穴，可调督脉之阳气而醒脑神、开清窍，脑之神气激发肾间动气，而使机体生命活动恢复。这就是水沟用于中风急救的基本机制。现代研究表明，针刺水沟可改善脑及内脏的血流量，兴奋中枢神经系统，改善心功能，这就是其在中风急性期急救的基本原理。

（二）中风恢复期后遗症期以调神为用

在中风的急性期过后，针刺水沟有其独特的意义，神志的清醒标志着脑神的再现，脑神即脑气，脑气的病理有多种表现形式，但总括起来无非有虚而不至，聚而不至及藏而不现三个方面。急性期为藏而不现，恢复期和后遗症期为聚而不至，因此在急性期过后，针刺水沟主要在于调导聚积之神气，使之布散于肢体及咽喉舌窍，而发挥其主运动感觉等功能。这就是机体不同功能状态对针刺作用的不同反应的具体表现。

（三）水沟醒神调神的作用基础

解剖学研究表明，水沟穴分布着面神经及三叉神经分支，脑血管上的胆碱能神经纤维、血管活性肠肽（Vip）能神经纤维均源于面神经的蝶腭神经节，它们对脑血管起舒张作用，尤其是 Vip 作用更强。免疫细胞化学研究发现，Vip 神经元与皮层神经元和脑血管都有密切连接，使神经元活动、能量代谢与局部血流相匹配，因此，蝶腭神经节被称为面部脑血管舒张中枢。而分布在脑血管上的感觉神经纤维如SP能神经纤维、降钙素相关基因肽能（CGRP）神经纤维都源于三叉神经节，故被称为三叉神经—脑血管系统，该系统在血管收缩时被激活以恢复血管的口径。SP是近年来发现的一种重要的肽类介质，是一种很强的舒血管物质，它广泛支配脑血管，以网状形式包绕于脑血管壁，因此它对于脑血管痉挛有解除作用。当然，水沟穴的救急作用绝不仅限于舒张微血管的作用，如Vip对脑神经元活动的直接影响，也就是说针刺水沟一方面兴奋脑神经元，使中枢神经发挥复杂的整合作用，但神经元兴奋需要能量，而脑细胞内几乎无糖元的贮存，占心输出量20%的脑一刻也离不开心脏的血供，因此另一方针刺水沟可改善脑血流，为脑细胞的功能恢复提供能量（脑血流）也就成为急救作用的重要方面，这两方面的作用构成了水沟的醒神调神功能。

（四）眼球充泪的科学内涵

在醒脑开窍针法中，针刺水沟的量化指标是眼球湿润或流泪，这一指标值得我们深思。针刺作为一种刺激方式，不管是刺激经络还是神经，但得气感应绝离不开神经的参与，一个能使神经产生有效兴奋的刺激必须具有两大要素，即刺激强度和刺激持续时间，而在复杂的病理状态下，这两个参数量化有很大的难度，而且个体的敏感性存在很大的差别，而流泪这一客观的指标解决了这些问题，这为我们今后进行其他穴位针刺刺激参数量化工作，提供了宝贵的研究思路。

现代神经解剖学证实：泪的分泌系统由基础泪腺和反射泪腺组成。基础泪腺包括浆液腺、黏液腺、脂质腺，基础泪腺存在于所有陆栖脊椎动物，人类多数在出生后数周开始分泌，此后不论昼夜、清醒、睡眠，从不间断分泌活动，持续终生，其分泌的泪称基础泪，它足够组成泪膜，发挥泪的生理功能。反射泪腺包括眶部和睑部两组泪腺，因其分泌活动受神经控制故称反射泪腺，其分泌的泪液称反射泪。针刺水沟引起流泪是一种神经反射，故我们重点讨论反射泪腺的神经调控。

支配泪腺的感觉、副交感神经纤维最后几乎全部合并于三叉神经眼和上颌支分支组成的泪腺神经，然后分布于泪腺与眼睑。

感觉神经纤维：分布于泪腺分泌细胞与腺导管周围的感觉纤维，经泪腺神经、眼神经和半月状神经节进入脑桥，止于脑桥三叉神经主感觉核。它与来自头面部皮肤和黏膜与眼结膜的其他三叉神经感觉纤维都是泪反射的传入通路。当角膜、结膜、泪腺及头面部皮肤黏膜或三叉神经感觉支受到异常刺激时，均会引起反射泪的分泌。

副交感神经纤维：起源于脑桥泪核，至膝状神经节换元后，部分节后神经纤维取道三叉神经的上颌支、颧神经及吻合支最后并入泪腺神经，分布于泪腺。实验和临床均表明副交感纤维是泪反射的传出通路和反射泪的主要分泌神经。

水沟穴部分布有三叉神经和面神经的分支，当针刺的强度和持续时间足够时，才引起泪核的兴奋，反射性的泪液才产生，而流泪的出现标志着三叉神经的感觉神经和面神经的副交感神经的兴奋，而这两类神经纤维同时分布在脑微血管壁上，其释放的 Ach、Vip、SP 及 CGRP 都是具有舒张微血管作用的神经介质。因此，流泪标志着针刺水沟达到了舒张脑微血管的刺激量。

[中国针灸，2001，21（9）：535.]

石学敏院士针刺治疗急症、疑难病症学术思想浅析

杜宇征

石学敏院士，为中国工程院院士、博士生导师、国家有突出贡献专家、国务院特殊津贴专家、天津中医药大学第一附属医院名誉院长、国家重点学科针灸学学科带头人。笔者于2008年9月有幸成为石学敏院士学术经验继承人，亲聆教诲，受益匪浅。现将导师使用针刺治疗急症、疑难病症方面的临床应用总结如下。

（一）治神思想古医籍有“心藏神”“心主神明”“脑为精明之府”

“阴平阳秘，精神乃治”等记载，如《素问·灵兰秘典论》曰：“心者，君主之官，神明出焉。”《素问·脉要精微论》指出“头者精明之府”。张锡纯在《医学衷中参西录》中指出“神明之功用，原心与脑相辅而成”。石老指出，“脑主神明”与“心主神志”是并存的，但脑所主之神是广义的神，包括机体的外在生命活动和内在精神活动，起着决定性作用；心主神志指狭义的神，是在心主血脉的基础上派生而出的。脑功能的正常发挥与心主血脉密切相关。许多疾病的症状千变万化，错综复杂，病因难寻，辨证难确，或久治不愈，但探本求源，多责之于心脑。心主任万物，脑主机变，百病之始，必本于神，凡刺之要，先醒其神，故用调神醒脑、开窍启闭之法，使神志转移，气复神使，气血调和，机体才能恢复正常。

（二）醒神、安神、调神治法

石老强调“醒神、安神、调神”的重要性，形成以脑统神、以神统针、以针调神的学术思想。总结出4点认识：神之所在，心藏神，脑为元神之府；神之所主，人体一切生命活动的外在表现；神之所病，百病之始，皆本于神；神之所治，凡刺之法，先醒其神。

传统观念认为中医疗法对慢性病疗效显著，但起效慢，在急症医学中难有作为。导师在总结多年的临床经验时发现，针灸不但可用于急症医学，而且有独特的疗效。石老倡用“醒神”“调神”法治疗危急重症，配合严格的手法量学标准，取得了重大突破。如醒脑开窍法治疗中风、中枢性呼吸衰竭、心绞痛、一过性晕厥、假性延髓麻痹、多发性大动脉炎等，取得了良好的效果。

（三）临床应用

1. 中风

《内经》称中风为“大厥”“薄厥”等，对中风病因病机无统一认识。石老继承各家理论，结合西医学，深刻领悟中医的“神”，总结出中风的病理基础系“窍闭神匿、神不导气”，即中风的总病机，确立了“醒脑开窍、滋补肝肾为主，疏通经络为辅”的治疗大法。醒脑开窍针刺法分为“主方Ⅰ”和“主方Ⅱ”两种临床处方。“主方Ⅰ”主穴为双侧内关、水沟和患侧三阴交，主要用于心神昏瞀、意识丧失及某些疾病的急性期，如中风的脱证、闭证、惊悸、癔病、癫狂痫、中暑、中毒导致神志昏迷等。“主方Ⅱ”主穴取上星、印堂、百会、双侧内关、患侧三阴交，主要用于中风病的恢复期；辅穴选取患侧极泉、尺泽、委中。醒脑开窍针刺法已经很成熟，并列为国家教材教学内容，此不赘述。有相关研究发现，醒脑开窍针刺法可降低脑代谢，增加脑组织对缺血缺氧的耐受性，促进热休克蛋白 70 基因表达，抑制缺血区神经细胞的凋亡等。

2. 脑卒中并发的中枢性呼吸衰竭

脑卒中垂危患者多死于中枢性呼吸衰竭，抢救中枢性呼吸衰竭是挽救患者生命的关键。石老使用醒脑开窍针刺法曾对 26 例脑出血并发中枢性呼吸衰竭的患者使用常规抢救手段无效后，采用针刺气舍、水沟、内关、三阴交等抢救成活 7 例，另有 6 例患者呼吸维持 4 小时以上。主穴为气舍、内关、水沟。操作：气舍进针 25~37mm，予持续捻转补法 3 分钟，直至自主呼吸出现及频率、节律恢复正常为止，留针约 2 小时。水沟，向上斜刺，进针 2~3mm，行雀啄泻法，以眼球湿润或流泪为度。内关（双），直刺 25mm，施捻转提插泻法 1 分钟。

石老认为，脑卒中的急性期常因并发中枢性呼吸衰竭而导致患者死亡。石老采用醒脑开窍法针刺内关、水沟治疗原发病，而气舍为气之所舍，与气冲相应，其位置恰在膈神经之上，刺后有增加肺之呼吸动度与提高肺活量之效，从而达到补气固脱的作用。诸穴合用，体现了“醒神、安神、调神”之法。

3. 急性痛证

疼痛见于多种疾病，缠绵难愈，“不通则痛”是中医对疼痛病机的固有认识。石老根据《素问·灵兰秘典论》“主不明……使道闭塞不通”之意，认为疼痛病在经脉气血不通，经脉气血的流行与心和神关系密切，神能导气，气畅则道通，通则不痛，重用内关、水沟理气调神。“所以任物者谓之心”“神主机变”“心主神志”，患者因疼痛而苦，苦入于心，故痛发于心，所以疼痛是神的生理病理现象。神安则志定、神转则志移，有住痛移疼之效。醒神之法止痛范围广泛，安全速效，无不良反应。如感冒及内伤的头痛、痹证的关节痛肌肉痛、心绞痛、胃痉挛、胆道梗阻、泌尿系结石等内脏绞痛，三叉神经痛、枕神经痛、臂丛神经痛、坐骨神经痛、带状疱疹等使用本法，止痛缓急，立竿见影。

例如，针刺郄门、膻中、内关为主穴治疗心绞痛。操作：郄门，直刺 13~25mm，捻转泻法 1~3 分钟，每隔 10 分钟施手法 1 次，至疼痛缓解；内关，直刺进针 13~25mm，捻转补法 1~3 分钟；膻中，向心尖部斜刺 13~25mm，捻转泻法 1~3 分钟。石老认为，本病病机以虚为本，以实为标，心气不足，胸阳不振，推动无力，血行不畅为该病关键。以心前区疼痛为明显症状，所以急则治其标，先予止痛，取心包经郄穴郄门，取内关以安神定志，配以膻中以益正气、通心阳、泻心痹。诸穴合用，调理心气，安神定志，疏通经脉，以达移疼止痛之功。

4. 一过性晕厥

一过性晕厥可见于直立性低血压、心源性晕厥、脑源性晕厥、低血糖性晕厥等等，石老选取内关、水沟、膻中、关元、太冲针刺。内关直刺进针 25~37mm，捻转提插泻法 1 分钟；水沟施重雀啄手法同上；膻中行逆而夺之手法，进针 25mm；关元直刺，进针 25mm，提插补法 1 分钟；太冲直刺 25mm，提插泻法 1 分钟，留针 20 分钟。石老认为，厥证发病后是由于经气逆乱、窍闭神匿而致，故治疗以醒脑开窍为原则，因厥证发病昏不识人，神无所附，故以内关、水沟为主穴，以调理气机、通关开窍。先刺水沟，达到一定刺激量，再刺内关，行捻转泻法，患者即刻苏醒。

5. 假性延髓麻痹

用醒脑开窍法治疗假性延髓麻痹，取穴：内关、水沟、三阴交、风池、翳风、完骨、金津、玉液、咽后壁。先刺内关（双），直刺 25~38mm，行提插捻转泻法 1 分钟，使针感向上传导；继刺水沟，向鼻中隔斜刺 13mm，行雀啄手法，以眼球湿润为度；三阴交（双）直刺 25~38mm，行提插捻转补法 1 分钟，使针感向上传导。风池、完骨向喉结方向震颤徐入 50~62mm，施小幅度高频率捻转补法 1 分钟，以咽喉麻胀为度；翳风向咽喉方向缓缓进针 62~75mm，手法同风池；金津、玉液点刺出血，或沿舌体水平刺向舌根，进针 25~37mm，行捻转泻法 0.5 分钟；咽后壁点刺，患者张口，用压舌板压住舌体，暴露咽后壁，用 75mm 长针点刺双侧咽后壁。石老认为，中风后若脑窍蒙蔽，神不导气于口舌、咽喉等关窍，使之不能正常发挥言语吞咽功能，就可导致关窍闭阻而发为延髓麻痹，即瘖痱、喉痹之症状。故该病的病理机制可概括为“窍闭神匿，神不导气，关窍闭阻”。治疗关键应施以醒脑开窍、通关利窍、疏理经筋之法。调神导气可调动机体内在的积极因素，使咽喉部诸症由病理状态向生理功能方面转变。在针刺治疗中突出“调神”，是石老针灸学术思想的重要组成部分。实验研究发现，本法可显著降低患者血液黏滞性，增强血液的流变性，有效地促进血液循环，增加脑血流量。

6. 血管性痴呆

在醒脑开窍法治疗中风的基础上，我院针灸部以石学敏院士为首对血管性痴呆进行了大量研究。石老指出，中风痴呆的病机为本虚标实，病位在脑，脑为元神之府，神机、记忆皆生于脑，脑病则神机失用，记忆匮乏。脑为奇恒之府，诸髓所聚，肾精衰亏，脑失所养，痰瘀阻窍，窍闭神匿，神机失用，发为痴呆。取穴：水沟、内关、三阴交、风池、百会、四神聪、太冲、丰隆。水沟，刺法同前；内关、太冲、丰隆，直刺25~37mm，施用提插泻法1分钟；风池，直刺37mm，百会、四神聪，向后平刺25mm，用小幅度高频率捻转补法；三阴交，直刺25~37mm，提插补法1分钟。内关为心包经穴，又为八脉交会穴，通阴维脉。阴维脉维系全身阴经，内关通于三焦经，调理气机。水沟为督脉穴，通任脉，人身之任督二脉，一阴一阳，犹如天地，故可以通调天地阴阳之经气，督脉络脑，其分支与心相联系，针刺水沟可醒脑开窍、调理阴阳。四神聪可使心神安宁，明目聪耳。诸穴合用，可醒脑开窍、滋补肝肾、填精补髓、宁心安神，体现了“醒神、调神”之法。临床研究证明，此法能有效改善患者智力和记忆力，增加脑灌流量，减轻过氧化损伤，使受损的神经细胞活性增加，改善脑功能。

7. 一氧化碳中毒后遗症

石老在治疗一氧化碳中毒后遗症方面，制定了刺法：轻度中毒，穴取素髎、印堂、上星透百会、内关、风池、太阳、中脘、天枢。重度中毒，穴取内关、水沟、十二井穴、素髎、神阙、气海。素髎，针尖向上斜刺，使用雀啄手法至眼球充满泪水为度；印堂，向鼻根部斜刺13mm，雀啄手法；上星透百会，平刺62~75mm，捻转泻法；内关，直刺13~25mm，捻转提插泻法；风池，向对侧眼角斜刺；太阳，向下斜刺，捻转泻法；中脘，直刺25~37mm，呼吸泻法；天枢，直刺25~37mm，提插泻法；水沟，针尖刺向鼻中隔，雀啄法至眼球湿润或流泪；十二井穴点刺放血；神阙、气海，用大艾炷直接灸至苏醒为度。②刺络疗法：

取十宣、曲泽。先刺十宣放血，可用三棱针放血10滴，一般刺一侧，较重者刺双侧。③头针疗法：精神情感区。用直径0.30mm的毫针快速刺入皮下，针体沿肌层向后进针约25mm左右，捻转针柄后接电针，以患者能耐受为度，每次20分钟。

石老认为，本病属“痉证”范畴，因口鼻吸入疫毒之气，毒邪内攻，致气血逆乱，心窍被蒙，气机升降失调，浊气上逆，上扰神明而致。故治疗以醒神开窍为主，方中选用心包经之络穴内关、督脉之水沟，有醒神开窍之作用；配用督脉、阳维之会风池，共同起到通脑窍、醒元神、利机关、通经络之效。

8. 癃闭

癃闭，其病因在于膀胱气化失司，神不导气，“膀胱者，州都之官，津液藏焉，气化则能出矣”。故醒脑开窍法先醒其神，取内关、水沟、秩边透水道、中极、归来、关元。内关，直刺，捻转提插泻法1分钟；水沟，用雀啄法同前；秩边透水道，患者侧卧位，双腿屈膝，以长150mm针向秩边进针，迅速行提插泻法透向水道，至麻电感达到前阴及肛门为度；中极、归来，直刺，行提插泻法，令针感向前阴部放射；关元，直刺，行提插补法，得气后加灸。临床研究显示，此法总有效率达89.8%，明显优于普通毫针组。石老认为，神不导气是本病的关键，神者，五脏六腑之大主，治癃闭当首先调神，立意在于使元神之府—脑或脊髓指挥排尿的功能恢复正常。故首取内关、水沟，以醒脑调神；秩边透水道，取膀胱经腧穴以治本脏腑；中极、归来分别为任脉及足阳明胃经之穴，以建中州，利水通便；关元为元气之根，补元气、助气化、利小便。诸穴相配，标本兼治，立竿见影。

（四）小结

石老从医的50年是创新的50年，他精攻典籍，博览群书，采众家之长，集中外之萃，去伪存真，不断创新，为针灸医学的发展作出了贡献。临床实践上，以醒神开窍为主的治疗方案，疗效显著。石老倡导治神思想在针刺中的应用，创立“醒神、调神、安神”学术思想，配合严格的手法量学标准，将其用于针灸治疗急症及疑难病症方面，疗效显著。近年来，又开展了针刺治疗高血压病的研究，目前所见，效果显著。石老的贡献是多层次、多方位的，他以严谨务实的治学态度，在临床中不断探索，组织中医针灸界的知名科学家和单位对重大疑难疾病进行联合攻关，创造了众多医学奇迹，制定出科学、标准、规范的针刺诊疗体系，引领针灸学迈向世界科技的前沿。

以上为石老的“醒神、调神、安神”法在治疗急危重症及疑难病症中的部分内容，笔者只是窥之一角，未能将石老的全部学术思想详尽阐述。希望在以后的学习及临床实践工作中，能与同道同门继续探讨，为中医学的发展尽吾辈绵薄之力。

[中国针灸，2010，30（12）：1025-1028.]

石学敏对十二经所过之痛证的治疗思路浅析

戴晓斋

针灸治痛，是目前最被医界公认的一种治疗手段，也在临床中广为应用。早在《灵枢·经脉》篇中就记录了诸多躯干、肢端，经脉所过、经脉所主的痛证，石学敏院士通过对古医籍的诠释，对于《灵枢·经脉》病候中所记载的痛证进行了大量的临床研究，对于厥性疼痛、脏腑器官疼痛及十二经所过经筋所附着的疼痛详加阐述并确立主要病机，加以标准化的取穴治疗，临床效果卓绝。本文仅就《灵枢经》所记载的十二经所过，经筋循行所过及十二经筋附着所结痛证加以详解，并试图对导师的治疗思路加以诠释。

（一）沿革

十二经循行遍布全身，伴随经脉循行的经筋也是人体的重要组成结构。尤其是足太阳膀胱，张景岳曾经记述："周身筋脉，唯足太阳为多为巨，其下者结于踵，结于腨、结于腘、结于臀。其上者，挟腰脊、结肩项、上头为目上冈，下结于项，故凡为挛为痹为厥为反张戴眼之类，皆足太阳之水亏，而主筋所生病者。"所以十二经循行所过及十二经筋附着所结之处病候，痛证是重要临床表现之一。

肺经："手太阴肺……是主肺所生病者……臑臂内前廉痛厥，掌中热……气盛有余，则肩背痛，风寒汗出中风，小便数而欠。气虚则肩背痛、寒，少气不足以息，溺色变。"

大肠经："手阳明大肠……是主津所生病……肩前臑痛，大指次指不用。"

胃经："足阳明胃……是主血所生病者……膝膑肿痛，循膺乳气街股伏兔骭外廉、足跗上皆痛，中指不用。"

脾经："足太阴脾……是主脾所生病者……不能卧，强立股膝内肿厥，足大指不用。"

心经："手少阴心……是主心所生病者……胁痛，臑臂内后廉痛厥，掌中热、痛。"

小肠经："手太阳小肠……是动则病……不可以顾，肩似拔，臑似折……是主液所生病者……颈、颔、肩、臑、肘臂外廉痛。"

膀胱经："足太阳膀胱……是动则病……项如拔，脊痛，腰似折，髀不可以曲，腘如结，腨如裂……是主筋所生病者……头囟项痛……项，背，腰，尻，腘，腨，脚皆痛，小指不用。"

肾经："足少阴肾……是主骨所生病者……脊股内后廉痛……足下热而痛。"

心包经："手厥阴心包……是动则病……臂肘挛急，腋肿，甚则胸胁支满。"

三焦经："手少阳三焦……是主气所生病者……目锐眦痛，耳后肩臑肘臂外皆痛，小指次指不用。"

胆经："足少阳胆……是主骨所生病者……胸、胁、肋、髀、膝外至胫，绝骨外踝前及诸节皆痛，小指次指不用。"

以上列举的经文均属经脉所过，经筋所附的痛证。多数经文见于所生病，少数见于是动病。

说到是动、所生病，导师在对古人及历代医家著述的研读过程中，也有自己独到的领悟。他认为，《灵枢·经脉》篇在详细论述十二经循行的基础上，以"是动""所生"为例，有规律地反映了每一经脉由于病理变化而产生的若干病候，十二经病候是中医最早的症状学。十二经的是动所生病共记载了200余种病症，而且依据这些症状的表现分别归属于各个经脉之中，所以，是动、所生病应该包括病因、病位、发病缓急、病程长短、标本虚实、预后转归等疾病发生、发展、性质、证候的全部内容。这种提纲挈领的表述方法，为针灸治疗学创造了辨证与辨病相结合的先决条件。

"是动"：古人以一个"动"字，描述了外邪入侵，正邪交争，反应剧烈的过程，外邪在"动"——以图侵入人体，人体在"动"——以图固正气而博邪使之外出。所以，十二经除了足少阴肾经之外，一般是动证多为外邪所引起的急性病，其病位较浅，多在表、在气分；为正盛邪实之证。

"所生"：一个"生"字描述了病已发展，由外病已发展至里证、虚证的变化结果，在外邪入里的同时，正气亦受到损伤。某些所生病仅表现本经经络受阻、经气失调、阴阳不相平衡。亦有某些是虚实夹杂或涉及他经病变。

是动所生病之间并非是不相关的两个体系，它按照一定规律相互转变，"是动"病可因正气虚弱或邪气太盛，损及脏腑而转为"所生"病，其转归不外加重或由急及慢。对于概念的澄清，加之院士结合现代临床实践对每一条经脉的病候群进行剖析划分，并与现代相关疾病进行了对照研究，科学地对对于十二经脉的病候体系进行了破译和阐发，制定了治疗法则和针灸标准化处方用之于临床，疗效显著。

（二）辨症与辨病（证）与病机治则

导师认为：中医的证是指证候群，相当于西医学的病，中医的症指症状。因此，中医诊断学应该是辨病（证）与辨症相结合的整体诊疗观。了解十二经的证候群，就是为辨病（证）与辨症相结合做准备，而这一辨症亦包含了辨病位及辨病性。也因此可以从中找出疾病的总病机，为针灸治疗凝炼出治疗法则，并以此为依据找出针灸治疗的标准处方，应用于临床，加上随证加减以有效地治疗疾病。

《灵枢·经脉》病候中经脉所过、经筋所附之痛证为多为广，涉及四肢头面躯干，各经随见。虽然其痛证分布各异，归经各属，但病机相同，均属经脉遏阻，气血瘀闭，经筋失养，弛缩无偿，束骨失职而出现的一系列疼痛之证。

疼痛的病因、病机在于各种原因引起的经脉气血运行不畅，而经脉气血的流行又与心、神关系密切。心主血脉，推动全身血液运行，血由水谷精气所化，是神的重要物质基础。正如《灵枢·营卫生会》所云："血者，神气也。"《灵枢·平人绝谷》亦云："血脉和利，精神乃居。"导师认为：中医讲的"神"实有广义狭义之分，对"神"之概念的理解，狭义之"神"，仅指思维、意识、精神状态、认知能力等；由心所主。广义之"神"，则泛指一切生命活动的外在表现，同时，广义之"神"，也主宰一切生命活动的正常运转，由脑所藏。从而提出：神之所在——脑为元神之府；神之所主——人体一切生命活动过程；神之所病——百病之始皆本于神；神之所治——凡针之法必先调神。所以醒脑即调神，神能导气，气畅则道通，通则不痛。

综上所述，十二经所过的痛证基本病机为经气逆乱，气血瘀阻，经筋失养，其治则为调神醒脑，疏通经脉，祛瘀止痛。

（三）治法方义

1. 调神穴位应用

腧穴：内关（心包经）。操作：双侧内关直刺 1.5 寸，施捻转泻法 30 秒；注释：内关为手厥阴经之"络"穴，别走手太阳，八脉交会穴之一，通于阴维，《会元针灸学》："内关者，阴维脉所发，是心包经之络脉，通于任脉关于内脏，血脉之连络，故名内关。"具有宁神镇痛的作用。

腧穴：人中（督脉）。操作：鼻唇沟上 1/3 处，向鼻中隔方向斜刺，将针体向同一方向捻转 360°，施雀啄手法，至眼球湿润或流泪为度。注释：人中督脉之穴，督阳通脑，为调神之要穴。《素问·小针解》曰："心寂则痛微。"从而可以看出，古典医籍已经明确记录调神法可以镇痛。西医学也认为大脑皮层兴奋度与人体痛阈和内啡肽释放有关。人中穴是醒神、调神的重要穴位。通过大量临床实践，人中穴的应用对躯干、四肢及脏腑、器官的各种痛证均有较好的镇痛作用，尤其是急性发作、剧烈疼痛效果更为明显。

2. 镇痛穴位及近远端疏通经络穴位应用

上肢的镇痛穴。腧穴：外关（手少阳三焦），合谷（手阳明大肠）。操作：外关、合谷均直刺0.5~0.8寸，施捻转泻法1分钟。注释：外关，手少阳之络穴；合谷，手阳明之原穴。两穴同具疏导阳气；通经活络的功效。是上肢痛证最常用的镇痛穴。合谷除治疗上肢疼痛外，在头面、口腔等部位的痛证亦有很好的镇痛疗效。

下肢镇痛穴。腧穴：飞扬（足太阳膀胱经），委中（足太阳膀胱经）。操作：飞扬，俯卧或侧卧，直刺0.5~1寸，施提插泻法，针感放射至足；委中，仰卧直腿曲胯，自下至上取穴，直刺0.5~0.8寸，施提插泻法，至下肢抽动3次为度。

腰部镇痛穴。腧穴：大肠俞（足太阳膀胱经）。操作：俯卧位，第四腰椎棘突旁开1.5寸，直刺2~2.5寸，施提插泻法针感放射至足。疏通上肢穴位：极泉、尺泽。极泉，外展上臂屈肘，原极泉穴沿经下移1~2寸，避开腋毛，位于肌肉较丰厚位置取之，直刺1~1.5寸，施提插泻法，至上肢抽动3次为度。尺泽，微屈肘，为内角120°，直刺0.8~1寸，施提插泻法，至手腕外旋抽动3次为度。疏通下肢穴位：环跳、秩边、委中、三阴交。环跳，侧卧位，上腿微屈，下腿伸直取穴，直刺2.5~3寸，施提插泻法，针感放射至足，并可见胫前肌、腓肠肌不自主收缩为度。秩边，俯卧位，针法及针感同环跳。委中、三阴交针法针感与前文所述相同。注：《灵枢·经脉》病候中经脉所过、经筋所附之痛证的治疗以疏通经脉为主要法则，此类患者多数不留针，留针会使患者固定体位而加剧疼痛。

3. 经筋刺法与刺络疗法的应用

十二经筋是十二经脉的附属部分，是十二经脉之气“结、聚、散、络”于筋肉、关节的体系。其作用主要是连缀约束骨骼，屈伸关节，维持人体正常运动功能。《素问·痿论》曰：“宗筋主束骨而利机关也。”十二经筋失用，就会出现一系列经筋病证，临床多见四肢和躯体头面部的筋肉疼痛，或功能活动障碍的病证。在《灵枢·经筋》篇里，十二经筋各有病候记载。它与十二经脉病候相比有其自身的特点，即强调经筋局部的病理改变，以及由此而产生的与病变经筋有关的一系列临床症状，如疼痛、拘挛、强直、转筋、抽搐、肿胀等等。因此，直接在病变部位施治，相对于经络辨证针对性更强。因此，经筋刺法治疗其循行所过部位筋肉、关节的运动障碍，如麻痹、萎缩、疼痛等疗效显著。

石学敏院士对经筋病颇有见地，将人体软组织病变，包括肌肉、韧带、肌腱、部分神经等躯干、四肢、颜面等部位病灶归属于经筋为病。经筋病变是针灸治疗最佳适应证之一。《内经·灵枢》专门设有经筋篇，并赋予“以知为数，以痛为腧，燔针劫刺”的治疗原则。石学敏教授根据该原则，制定了排刺法、透刺法、围刺法、阻力针法等等，适合于经筋病的针灸治疗法则，收到非常理想的临床疗效。

导师将经筋病中“以痛为腧”的“痛”引申为病痛、疾痛，扩展了经筋病的治疗。是以其病患所在视为腧穴部位，赋予治疗即可收效。疼痛病变亦适合该论点。在临床治疗中，十二经所过慢性疼痛的治疗往往配合经筋刺法。

刺络疗法，又称“放血疗法”或“刺血疗法”，是针灸学古老治法之一。它是用三棱针、小眉刀、皮肤针等刺破病人机体的某些浅表血管，放出少量血液以达治疗疾病的一种方法。古代称之为“刺血络”。

刺络疗法源于《灵枢·官针》“凡刺有九”中的“络刺”，“刺小络之血脉也。”《灵枢·小针刺》云：“满则泄之者，气口盛而当泻之也，菀陈则除之者，去血脉也。”《素问·刺腰痛》篇云：“刺之血射以黑，见赤血而已。”“……横脉出血，血变而止”，指出刺络疗法具有清热解毒、通经活络、消痈散结、活血止痛、祛瘀除邪而不伤正气之功效。

单纯刺络法为血液自然流出，或稍稍挤压针刺局部。往往瘀血留驻不消，贼邪伏而不退。虽有祛邪、散风、疏经通络之作用，但不能达到尽去其邪之效果。石学敏教授观察到《医学源流》曰：“凡血络有邪者，必尽去之，若血射出而黑，必会变色，见赤为止，否则病必不除而反为害。”对刺络法的真谛充分领会，并挖掘创新，广泛应用于临床。根据经典之论，均明言血尽方可邪出。凝练出刺络法控制出血量是治疗的关键。但应用传统络刺法难求其尽，故思加负压之法。为此，设计了于病变部位点刺后置罐拔之。这样医生可透过玻璃罐直接观察出血量，来控制血量的方法，取名为“刺络拔罐法”。这样就达到预定标准，即行取罐，血尽邪出，故疗效速矣。该方法应用于临床诸多疾病，量学概念明确，操作简便，屡试屡验。导师在临床中，对于十二经所过急性疼痛的治疗往往配合刺络疗法。

（四）释疑

石学敏院士在治疗痛证的过程中，非常重视调神法的应用，神在疾病发展过程中的作用上文已有阐述，故不再复述。治神是导师学术思想中非常重要的一个概念，醒神穴位的应用在本组证候群的治疗之初，必须应用。院士指出：其一：

应用内关、人中穴醒脑调神，而人中穴又是重要的镇痛大穴，针刺即刻收效显著，这对于稳定患者及医生的情绪起了至关重要的作用。情绪是机体对于内外刺激的一种客观表现，又是一种主观体验，当人情绪不稳时，人的兴奋性亦随之降低，生理功能、心理承受力、机体免疫力也随之下降。而针刺治疗的作用在于激发推动机体自主调节，调动机体固有的积极因素，使正气上升，邪气下降，从而达到机体正常的气血阴阳动静的平衡，实现从病理状态到生理状态的转变。应用内关、人中穴使得针刺的针感、针刺的得气及机体的抗痛能力加强。其二：治神要求医者精神专一、患者入静，针刺内关，以手法量学的要求，双手应同时施提插捻转 1 分钟，这一施术过程，既调整了患者心神使之入静，同时又会令医生精神内守，专意一神。其三：治神要求得气，导师应用的肢体镇痛穴位及疏通经络的穴位均有其明确的手法量学标准和针刺的可视化效应，要求针感传导，气至病所。这既是病患的针感又是医者的手感。同时也是对医者手法量学的掌握提出了明确的要求。所以，治神的得气是基于正确的手法操作。院士强调针刺治病的过程就是在明辨疾病虚实，确定穴位的基础上，运用各种手法予以补泻的过程，而正确的手法操作就是治神的重要内容之一。其四：导师强调，在治神的基础上，明辨痛证的虚实、寒热、病位、病性，对十二经所过的痛证辅以经筋刺法或刺络疗法，以达祛外邪、调气血、通经筋之作用。

综上所述，导师对于十二经所过痛证的治疗调神、镇痛、辨证施针三者配合，缺一不可。

本文是笔者跟师三年对于导师在治疗十二经所过痛证的治疗中的一些感悟。导师对于古医籍情有独钟，悉心研读并巧妙地应用古人的治疗思路，加之西医学观点，师于古人但不拘泥于古人，治疗思路开阔，临床疗效卓著。本篇文章的分析难免有疏漏或粗浅之处，望能抛砖引玉，得到针灸同道的不吝指正。

［辽宁中医杂志，2016，43（1）：130−132.］

国医大师石学敏针刺治疗三叉神经痛经验探析

王自兴

中国工程院院士、国医大师石学敏教授，业医五十余载，学识渊博，医术精湛，著述颇多。笔者作为山西省中青年中医临床领军人才培养对象，有幸拜师门下，随师佐诊，亲身学习，受益匪浅，今将石教授临床治疗三叉神经痛的学术经验略述于下。

（一）风邪是主要病因

《素问·太阴阳明论》曰："伤于风者，上先受之。"风为阳邪，易袭阳位，善行数变，完全符合三叉神经痛突发突止的发病特点。《素问·风论》言："风者，百病之长也。"寒为阴邪，其性主痛，热为阳邪，其性炎上，风邪易夹寒或夹热上攻面部而致疼痛发作，所以，石教授认为风邪是三叉神经痛主要发病原因。

（二）不通是主要病机

《素问·举痛论》云："痛而闭不通矣"。面部三阳经脉受邪，气血凝滞不通，不通则痛，是三叉神经痛的病机特点。《灵枢·刺节真邪》篇曰："用针之类，在于调气。"中医学认为气血运行障碍是疼痛的病理基础，疼痛是气血运行障碍的外在表现，针刺有行气活血的作用，能起到"通"的目的，达到治"痛"的效果，所以，石教授认为通经络、调气血是治疗三叉神经痛的关键。

（三）交会穴是针刺基础

交会穴是指两经或两经以上经脉交叉、会合部位的输穴。风池是足少阳胆经与阳维脉交会穴，是风邪留恋之处，是治风的要穴，针刺可改善三叉神经区域微循环；下关是足阳明胃经与足少阳胆经交会穴，深刺直接作用于卵圆孔周围及三叉神经半月节，刺激三叉神经主干；颧髎是手太阳小肠经与手少阳三焦经交会穴，穴位解剖深层为三叉神经第Ⅱ支分支主干上颌神经；翳风是手少阳三焦经与足少阳胆经交会穴，穴位解剖深部为面神经干出茎乳孔处，有三叉神经下颌支通过。所以，石教授治疗三叉神经痛以风池、下关、颧髎、翳风4穴作为基础方，充分体现了"经脉所过，主治所及"的治疗作用。

（四）三孔穴是针刺依据

头为诸阳之会，清阳之府，五脏六腑之气血皆上注于头。根据受累三叉神经支干分布与头面部三阳经脉循行走向特点，石教授认为足太阳经循行相当于三叉神经第Ⅰ支分布区，故针刺眶上孔的鱼腰；足阳明经循行相当于三叉神经第Ⅱ支分布区，故针刺眶下孔的四白；手阳明经循行相当于三叉神经第Ⅲ支分布区，故针刺颏孔的夹承浆；在临床上选用相应的三孔穴，直接刺激神经干，阻止疼痛信息传递，提高痛阈达到止痛的目的。

（五）以脑统神是疗效关键

《医学衷中参西录》有云："神明之体藏于脑，神明之用发于心。"石教授认为脑心藕联，脑主神明与心主神明是并存的，脑所主之神是广义之神，它包括机体的外在生命活动和内在精神活动，起着决定性作用；心主神明是狭义之神，是广义之神的一部分，是在心主血脉的基础上派生出来的；故而提出神明由脑所主宰，由脑所藏的经典理论。

《素问·灵兰秘典论》曰："主不明，使道闭塞不通。"石教授认为在消除病因的同时，兼以调神，对临床治疗有重要意义。针刺人中、内关称大调神，针刺神门、百会称小调神，以达醒脑调神，令气易行，以意通经的治疗目的，临床中可根据具体情况交替使用。

（六）以针调神是治痛保证

《素问·宝命全形论》云："凡刺之真，必先治神。"石教授临证特别强调以脑统神，以针调神，神气相随的重要性。就是告诉施术者在针刺时首先要提高手脑的互感性，在行针过程中，使自己的思想能够很好地集中，意志能够很好地体现，手技能够很好地运用，把意志和精神高度集中在手中指下，准确地辨别针刺的具体感应和患者的全身变化。目无他视，手如握虎，心无外想，神气相随，气至病所。

石教授在醒脑开窍针刺法中首先提出针刺手法量学的要求，在治疗三叉神经痛过程中，针刺三孔穴特别强调气至病所的重要性。鱼腰浅刺 0.3~0.5 寸，直达眶上孔，施雀啄手法，使针感放射至前额；四白直刺 0.5~1 寸，直达眶下孔，施捻转泻法，使针感放射至面颊、上齿龈部；夹承浆向外刺入 1~1.5 寸，直达颏下孔，施捻转泻法，使针感放射至下颌部。

石教授阶梯型针刺法，给了我们一个清晰的思路和方法，第 1 步取基础方，刺局部交会穴风池、下关、颧髎、翳风，第 2 步辨支痛，刺三孔穴鱼腰、四白、夹承浆，第 3 步根据疼痛轻重用调神法，刺人中、内关或神门、百会，并强调"治神"的重要性，认为把这三步有机结合起来，定能取得预期效果。

（七）典型病例

案1：患者某，女，44岁，2010年8月28日初诊。诊断为三叉神经痛4年，口服卡马西平片症状能缓解。现主症：右侧额部阵发性针刺样疼痛，每日发作尤以凌晨2点左右为重，每次发作约2小时，伴精神萎靡，面色萎黄，不思饮食，舌暗红苔薄白，脉沉弦。西医诊断：三叉神经痛（Ⅰ）。中医诊断：面痛。辨证：久病必瘀，瘀血阻络，不通则痛。治法：活血化瘀，通络止痛。针刺：风池、下关、颧髎、翳风、鱼腰、百会、神门，施捻转提插泻法，针刺3次，发作次数明显减少，时间明显缩短，疼痛明显减轻，针刺6次，额部疼痛未作，针刺10次，临床治愈。随访2年再未发作。

案2：患者某，男，68岁，2004年4月28日初诊。诊断为三叉神经痛3年，口服卡马西平片症状能缓解。现主症：右侧面部阵发性刀割样剧烈疼痛，触及鼻翼旁诱发加重，面部微肿，局部喜暖，不敢说话，舌淡红苔薄白，脉弦滑。西医诊断：三叉神经痛（Ⅱ）。中医诊断：面痛。辨证：风寒入络，经脉闭阻，不通则痛。治法：疏风散寒、通络止痛。针刺：风池、下关、颧髎、翳风、四白、百会、神门，施捻转提插补法，针刺3次，面痛发作次数减少，时间缩短，针刺6次，面痛明显减轻，已不影响说话吃饭，针刺10次，疼痛消失，临床治愈。随访3年未发作。

案3：患者某，男，75岁，2003年3月20日初诊。诊断为三叉神经痛20年，曾去某专科医院治疗2次，不仅没有减轻疼痛，反而加重，使患者苦不堪言，多年来一直口服卡马西平暂缓其痛。现主症：右侧面部闪电样短暂性剧烈疼痛，不敢张口说话，口角流涎，局部喜按，舌淡红苔薄白，脉沉缓。西医诊断：三叉神经痛（Ⅲ）。中医诊断：面痛。辨证：久病必虚，气虚血瘀，不荣则痛。治法：补气活血，通络止痛。针刺：风池、下关、颧髎、翳风、颊车、地仓、夹承浆、人中、内关，先直刺双侧内关1寸，施提插泻法1分钟，继向鼻中隔方向斜刺人中0.3寸，施雀啄泻法，使患者眼球湿润为度，其余腧穴施捻转提插补法。针刺10次，患者诉每日隐隐作痛2、3次，每次5~10分钟，针刺20次，面痛消失。3个月后因吃西瓜又突发剧痛，口角流涎，照上方法又针刺10次，面痛消失。6个月后疼痛又作，查：舌质淡红，右侧苔黄厚，左侧无苔，辨证为胆热犯胃，浊邪上扰，照上方施捻转提插泻法，针刺10次，黄厚舌苔消失，疼痛消失，随访5年再未大发作。

［中华中医药杂志，2016，31（12）：5112-5113.］

石学敏院士针刺治疗三叉神经痛经验浅析

郭爽　石学敏

石学敏院士从医四十余载，学验俱丰，著述颇多，笔者有幸师从石老，参师相诊，受益匪浅，今就导师临床治疗三叉神经痛的理论思想和具体操作略陈所见。

（一）疾病介绍

三叉神经痛是以三叉神经分布区出现放射性、烧灼样抽掣疼痛为主症的疾病，是临床上最典型的神经痛。本病有原发性和继发性之分，属于中医学“面痛”“面风痛”“面颊痛”等范畴。本病起初发作间隔时间较长，而后逐渐缩短，疼痛程度也逐次加重，属临床多发病，严重影响患者的生活质量，自愈者少，尚无特效的治疗方法。

（二）中医病因病机

中医学认为本病主要与外感风邪、情志不调、外伤等因素有关。风寒之邪侵袭面部阳明、太阳经脉，寒性收引，凝滞筋脉，气血痹阻；或因风热毒邪侵淫面部，经脉气血壅滞，运行不畅；外伤或情志不调使气血瘀滞。面部经络气血痹阻，经脉不通，产生面痛。三叉神经眼支痛主要属足太阳经病症；上颌、下颌支痛主要属手、足阳明和手太阳经病症。

（三）治疗方法

每次先施醒脑开窍法，先刺双侧内关，直刺 0.5~1 寸，采用捻转提插泻法，施手法 1 分钟；继刺人中，向鼻中隔方向斜刺 0.3~0.5 寸，用重雀啄法，至患者眼球湿润或流泪为度；再刺三阴交，沿胫骨内侧缘与皮肤呈 45 度角斜刺，进针 1~1.5 寸，施提插泻法，使双下肢抽动 3 次为度。然后再施常规针刺法，取穴：远端取穴（双侧）合谷、三间、内庭；局部取穴（患侧）第一支痛取攒竹、阳白、鱼腰；第二支痛取四白、迎香、颧髎、下关；第三支痛取夹承浆、颊车、翳风。操作：攒竹、阳白、鱼腰、四白、迎香、夹承浆、颊车浅刺 0.3~0.5 寸，行雀啄刺；颧髎、下关直刺 1~1.5 寸，合谷直刺 1 寸，三间、内庭直刺 0.5 寸，施提插泻法，针刺得气后连接脉冲电针仪，选取疏密波，电流强度以患者面部肌肉微见跳动而能耐受为度，留针 20 分钟，每日 1 次，14 天为 1 个疗程。针刺先取远端穴，局部穴位急性发作期宜轻刺。可配合刺络拔罐法，选颊车、地仓、颧髎、阿是穴，常规消毒后用三棱针点刺放血，然后拔罐，出血量可3~5ml，留罐3~5分钟，至瘀血留尽起罐，隔日1次。同时可配合中药内服治疗。

（四）典型病例

患者男，48岁，2012年7月24日诊。3年前冬季突发右侧面颊疼痛，服用卡马西平0.1g，维生素$B_6$20mg，口服，3次/日，治疗3个月后疼痛有所缓解，但此后稍遇劳累或感受风寒或饮食不当则疼痛发作，剧痛难忍。近期因工作压力较大，情绪紧张，诱发右面颊阵发性剧痛，每日发作3~5次，每次持续数秒，剧痛难忍。常因洗脸、漱口、刷牙、吃饭等诱发疼痛，就诊于某医院诊断为三叉神经痛，给予西药治疗疗效不明显。患者此次就诊时精神萎靡，表情痛苦，查疼痛部位为右侧三叉神经之Ⅱ、Ⅲ支混合疼痛，右侧颧骨下有扳机点，稍有触及即疼痛剧烈。舌暗苔黄，脉沉弦。诊断为三叉神经痛。治以行疏通经络、活血止痛。取内关、人中、三阴交；四白、地仓、颊车、下关、颧髎、迎香、风池、合谷、内庭，针刺结合刺络拔罐治疗。予中药汤剂1剂/日，方如下：全虫6g、蜈蚣2条、白芷15g、僵蚕15g、白附子9g、羌活10g、防风10g、天麻10g、钩藤20g、川芎10g、何首乌20g、当归15g、生石决15g、毛冬青10g、细辛2g、白蒺藜10g、白芍12g、龙胆草12g、柴胡10g、生地15g。1个疗程后患者疼痛明显减轻，偶有轻微短暂疼痛，休息2天，继行第2个疗程后，疼痛基本消失。随访半年无复发。

（五）体会

三叉神经痛是一种顽固难治之证，针刺治疗有一定的止痛效果。石老创立的醒脑开窍法，独具匠心地提出调神导气以止痛,《内经》云:“诸痛痒疮皆属于心。”疼痛虽因气血运行涩滞，脉络闭阻不通而致，但其气血的运行赖乎心神的调节。心主血脉，神能导气，气畅脉通，百病不生；反之心失主血之功能，神不能导气畅行，则会发生病痛。因此治疗当先调神，令气易行，以意通经，使气机条达，血脉调和，通则不痛。选取水沟、内关，重在调神，以神导气，使气行痛止。常规针刺面部穴位为局部选穴，可疏通面部经络，外关、合谷、内庭为远端循经选穴，以通经活络为主。临床观察证明，针刺治疗三叉神经痛在一般取穴针刺基础上，加用具有醒脑开窍作用的人中、内关、三阴交，能明显提高止痛效果。针刺配合电针疗法能够增强针感，延长时效，可直接刺激传导痛觉的神经，使这类神经中的痛觉纤维传导发生阻滞，又可使脊髓背角细胞对损害性刺激的反应受到抑制，从而更好的起到止痛、缓解肌肉血管痉挛的作用。针电结合，能更好的疏通经络，起到镇痛、止痉的作用，从而提高临床疗效。中医认为“瘀则生痛，痛则不通”。《血证论·男女异同论》云：“瘀血不行则新血断而无生……盖瘀血去则新血生，新血生则瘀血自去。”刺络拔罐可以祛腐生新，活血化瘀，故局部取阿是穴、扳机点刺络放血配合拔罐，即所谓“菀陈则除之”，使面部经络气血运行通畅，达到通则不痛的目的。此外，针刺治疗时应注意局部穴宜轻刺而久留针，远端穴位可用重刺激手法，尤其在发作时，宜用远端穴位行强刺激手法。治疗期间应注意起居饮食有常，保持心情舒畅，避免情绪激动。注意休息，适当锻炼。

以上是跟师随诊所得，导师学术博大精深，很难阐述详尽，难免有所疏漏，不足之处还请同门同道指正。

[针灸临床杂志，2014，30（1）：48-49.]

临床研究篇

“醒脑开窍”针刺法治疗中风病9005例临床研究

石学敏

中风病是危害人类健康的4大疾病之一，发病率在我国居首位，其病死率高、后遗症多，给家庭和社会带来了沉重的负担。近些年来，全国各医疗及科研部门，对中风病的诊断、治疗及机制开展了多方面、多层次的研究，使中风病的诊断与治疗水平日趋提高。“醒脑开窍”针法是针对中风病的基本病机为瘀血、肝风、痰浊等病理因素蒙蔽脑窍致“窍闭神匿，神不导气”而提出的治疗法则和针刺方法。在选穴上以阴经和督脉穴为主，并强调针刺手法量学规范，有别于传统的取穴和针刺方法。1972年以来，我们对中风的诊断、治疗、机制开展了系统的临床研究，临床治疗患者达200万人次，基础实验研究达基因水平。现将有关临床研究情况报告如下。

（一）临床资料

1. 一般资料 本研究共观察中风病住院患者9005例，其中男6029例，女2976例；年龄最小者19岁，最大者87岁；脑出血3077例，脑梗死5928例；首次发病者6765例，两次以上发病者2240例；病程最短者2小时，最长者2年；合并假球麻痹者521例。

2. 诊断标准 参照《中药新药治疗中风病的临床研究指导原则》的诊断标准：（1）主症：偏瘫，神识昏蒙，言语謇涩或不语，偏身感觉异常，口舌歪斜。（2）次症：头痛，眩晕，瞳神变化，饮水发呛，目偏不瞬，共济失调。急性起病，发病前多有诱因，常有先兆症状。发病年龄多在40岁以上。具备2个主症以上，或1个主症2个次症，结合起病、诱因、先兆症状、年龄即可确诊，不具备上述条件，结合影像学检查亦可确诊。

（二）治疗方法

以“醒脑开窍”针刺法治疗。

1. 选穴 主穴：内关（手厥阴心包经）、人中（督脉）、三阴交（足太阴脾经）；辅穴：极泉（手少阴心经）、委中（足太阳膀胱经）；尺泽（手太阴肺经）；配穴：吞咽障碍加风池、翳风、完骨；手指握固加合谷；语言不利加上廉泉，金津、玉液放血；足内翻加丘墟透照海。

2. 操作方法 先刺双侧内关，直刺0.5~1寸，采用捻转提插结合泻法，施手法1分钟；继刺人中，向鼻中隔方向斜刺0.3~0.5寸，用重雀啄觉泻法，至眼球湿润或流泪为度；再刺三阴交，沿胫骨内侧缘与皮肤呈45度角斜刺，进针1~1.5寸，用提插补法，使患侧下肢抽动3次为度。极泉，原穴沿经下移1寸，避开腋毛，直刺1~1.5寸，用提插泻法，以患侧上肢抽动3次为度；尺泽，屈肘成120度角，直刺1寸，用提插泻法，使患者前臂、手指抽动3次为度；委中，仰卧直腿抬高取穴，直刺0.5~1寸，施提插泻法，使患侧下肢抽动3次为度。风池、完骨、翳风均针向结喉，进针2~2.5寸采用小幅度高频率捻转补法，每穴施手法1分钟；合谷针向三间穴，进针1~1.5寸，采用提插泻法，使患者第二手指抽动或五指自然伸展为度；上廉泉针向舌根1.5~2寸，用提插泻法；金津、玉液用三棱针点刺放血，出血1~2ml。丘墟透向照海穴约1.5~2寸，局部酸胀为度。

3. 中风病其他并发症的治疗 便秘：针外水道、外归来、丰隆。呼衰：针刺双侧气舍。尿失禁、尿潴留：针中极、曲骨、关元、三阴交。局部施灸、按摩或热敷。共济失调：针风府、哑门、颈椎夹脊穴。复视：针风池、天柱、睛明、球后。癫痫：针人中、大陵、鸠尾、内关、风池。肩周炎：针肩俞、肩髃、肩内陵、肩贞、肩中俞、肩外俞，痛点刺络拔罐。血管性痴呆：针内关、人中、百会、四神聪、风池、四白、合谷、三阴交、太冲。睡眠倒错：针上星、百会、四神聪、三阴交、神门。

（三）疗效观察

1. 疗效标准参照国际公认的改良爱丁堡+斯堪的那维亚疗效评定标准（脑卒中患者临床神经功能缺损程度评分标准）。

2. 治疗结果：治疗临床各期中风患者9005例疗效。（见表2-1-1）

表2-1-1　9005例中风病人疗效分析　[例（%）]

总例数	痊愈	显效	好转	无效	死亡	总有效率
9005	5337（59.27）	2085（23.15）	1453（16.14）	40（0.44）	90（1.0）	8875（98.56）

3. 病种与疗效的关系（见表2-1-2）

表2-1-2　病种与疗效　[例（%）]

病种	n	痊愈	显效	好转	无效	死亡	总有效率
脑出血	3077	1755(57.04)	811(26.36)	464(15.08)	11(0.36)	36(1.17)	3030(98.48)
脑梗死	5928	3582(60.42)	1274(21.49)	989(16.68)	29(0.49)	54(0.19)	5845(98.59)

注：两组相比，差异无显著性意义（$P>0.05$）。

4. 中风合并假球麻痹疗效分析（见表 2-1-3）

表 2-1-3　中风合并假球麻痹疗效分析　[例（%）]

总例数	痊愈	显效	好转	无效	死亡	总有效率
521	337（6.08）	101（19.39）	75（14.40）	6（1.15）	2（0.38）	513（98.47）

表2-1-1、2-1-2、2-1-3表明：醒脑开窍针刺法不论对脑出血、脑梗死、假球麻痹的治疗同样有效，且总有效率均高达98%以上。

5. “醒脑开窍”针法的临床实验室观察我们还对部分中风急性期患者的实验室指标进行了观察。（见表 2-1-4~2-1-6）

表 2-1-4　针刺治疗前后患者血流动力学指标检测结果（cm/s，n=30，$\bar{x} \pm s$）

检查指标	血流加速型		血流减低型	
	治疗前	治疗后	治疗前	治疗后
收缩期峰值流速（SV）	189.2 ± 31.1	152 ± 38.3*	61.6 ± 12.8	89.50 ± 18.0*
舒张末流速（DV）	75.9 ± 12.1	56.1 ± 13.15**	30.2 ± 8.7	46.0 ± 7.5**
平均流速（MV）	103.8 ± 19.7	95.6 ± 15.8*	46.3 ± 10.9	57.5 ± 11.4*
血管阻力指数（RI）	0.64 ± 0.04	0.57 ± 0.10	0.61 ± 0.07	0.56 ± 0.07*

注：与治疗前比较，*P<0.05，**P<0.01。

表 2-1-5　针刺治疗前后血 SOD、LPO 结果比较（$\bar{x} \pm s$）

分组	n	SOD（Nu/g Hb）		LPO（mmol/ml）	
		治疗前	治疗后	治疗前	治疗后
急性脑出血组	30	511.74 ± 94.57	614.52 ± 66.10**	2.74 ± 1.17	2.47 ± 0.14**
急性脑梗死组	30	574.09 ± 47.88	643.22 ± 93.38**	2.73 ± 0.13	2.38 ± 0.15**

注：与治疗前比较，*P<0.05，**P<0.01。

表 2-1-6　针刺治疗前后血栓素（TXA_2）前列环素（PGI_2）结果比较（mg/L，$\bar{x} \pm s$）

分组	n	TXA_2		PGI_2	
		治疗前	治疗后	治疗前	治疗后
急性脑出血组	30	228.89 ± 21.37	208.05 ± 33.69*	322.93 ± 73.97	429.36 ± 49.62*
急性脑梗死组	30	270.93 ± 31.90	218.45 ± 51.67*	351.73 ± 61.44	472.77 ± 49.93*

注：与治疗前比较，*P<0.05，**P<0.01。

其他出凝血及纤溶系统指标如出凝血时间、凝血酶原时间、纤维蛋白原，以及免疫系统指标如补体 C3、淋转率等，针刺治疗前后均未出现明显差异（P>0.05）。以上观察结果表明，“醒脑开窍”针法可双向调节中风急性期患者的血流动力学指标，改善脑血流状态；提高 SOD 活性，降低 LPO 含量，减轻脑组织损伤；升高 PGI_2/TXA_2 比值，减少血栓形成的机会。从而促进脑组织的康复。

（四）讨论

醒脑开窍针刺法治疗中风病，在中国针灸治疗学中独具特色，以它明确的调神、治神、开窍启闭的立法和严谨的手法量学规范操作，大大提高了治愈率，降低了致残率，减少了死亡率。正由于“醒脑开窍”法注重了“神不导气是百病始生”的关键，依“主不明则十二官危”的理论根据，对中风后出现的一系列合并症、并发症及临床常见疑难病症，应用“醒脑开窍”针刺法，均取得了良好的疗效。

［中医药导报，2005，11（1）：3-5.］

醒脑开窍法治疗中风后中重度吞咽障碍疗效观察

卞金玲　张春红　李金波　张艳　丁淑强　贺军　指导：石学敏

针灸疗法缺血性延髓麻痹是脑卒中重要的并发症之一，包括延髓疑核缺血损害所致延髓麻痹，也包括双侧皮质脑干束受损所致的假性延髓麻痹。临床以吞咽障碍、构音障碍、情感障碍为主要特征，其中吞咽障碍危害性最大。据统计，急性脑卒中有 20.9%~64.0% 存在吞咽障碍，恢复期病程在 1 个月以上者仍有 6.0%~29.0% 存在吞咽障碍，常因继发肺部感染或营养不良而导致病情恶化。对恢复期吞咽障碍的治疗，目前国内外尚无公认有效的方法。笔者采用醒脑开窍针法，在取穴、配方、针刺方向、深度、施术手法及其量学要求等方面做了科学规范，临床效果显著，现报道如下。

（一）临床资料

1. 一般资料

68 例患者均为我院住院病人，其中男 42 例，女 26 例；年龄最小 45 岁，最大 75 岁，平均（64.62 ± 5.93）岁；病程最短 30 天，最长 2 年。颅脑 MRI 提示，末次发病为脑梗死 54 例，脑出血 14 例；首次患脑出血，后又脑梗死者 15 例；首次患脑梗死，后又脑出血者 10 例。两次或两次以上中风病史 62 例。38 例患者由外院转来，均带有胃管鼻饲，且合并肺部感染和营养不良。

2. 诊断标准

（1）中风病诊断标准：参照国家中医药管理局脑病急症协助组 1995 年制订的《中风病诊断与疗效评定标准（试行）》，结合影像检查结果确诊。

（2）延髓麻痹诊断标准：参照史玉泉主编《实用神经病学》，王玉来主编《中西医临床神经病学》：①发音及语言障碍，咀嚼及吞咽困难，饮水呛咳；②软腭、咽喉肌、舌肌、咬肌或面肌运动障碍，但无舌肌萎缩及束颤；③咽反射存在，或减弱或消失，软腭反射极弱或消失，下颌反射亢进，病理脑干反射阳性；④锥体束征（一侧或双侧肢体瘫痪）或情感障碍（表情淡漠、痴呆或强哭强笑）。

3. 入选标准

符合中风病诊断标准；符合延髓麻痹诊断标准；年龄在 35 岁以上，75 岁以下；病程大于 30 天，洼田氏饮水试验未达 3 分的中重度吞咽障碍者。

4. 排除标准

不符合诊断标准者；严重智能障碍不能完成体检指标者；妊娠或哺乳期妇女；

合并有心、肺、肝、肾、造血系统、内分泌系统等严重原发病及精神疾患者。

（二）治疗方法

治疗原则：调神导气、滋补三阴、通关利窍。

取穴：内关、水沟、三阴交、风池、翳风、完骨、咽后壁、廉泉。

操作：首次治疗先针刺内关、水沟，先刺双侧内关，直刺13~25mm，采用提插捻转泻法，施手法1分钟；继刺水沟，向鼻中隔方向斜刺8~13mm，采用雀啄泻法，以流泪或眼球湿润为度，以后可2~3天1次；再刺三阴交，双侧直刺13~40mm，行捻转补法1分钟；风池穴针向喉结，震颤进针60~75mm，施小幅度高频率捻转补法，施手法1分钟，以咽喉麻胀为宜；翳风、完骨两穴之操作同风池。疑核缺血性损伤所致延髓麻痹在上方案基础上加咽后壁点刺及廉泉，廉泉穴向舌根方向刺入40mm，捻转泻法1分钟。每天1次，15天为一疗程，观察3个疗程统计结果。

（三）疗效观察

1. 疗效标准

以洼田氏的饮水试验（见表2-2-1）作为吞咽障碍的评测标准。方法为令患者取端坐位，按习惯自己喝下温水30ml，观察所需时间和呛咳等情况。

表2-2-1　洼田氏饮水试验评测表

积　分	评　测
1分	能顺利地1次咽下
2分	分2次，能不呛咳地咽下
3分	能1次咽下，但偶有呛咳
4分	分2次以上咽下，偶有呛咳
5分	屡屡呛咳，全量咽下有困难

临床治愈：吞咽障碍消失，饮水试验1分；显效：吞咽障碍改善，饮水试验2分；有效：吞咽障碍稍改善，饮水试验3分；无效：吞咽障碍未改善，仍用鼻饲维持营养所需，饮水试验未达3分。

2. 疗效结果

临床治愈26例，占38.24%；显效24例，占35.29%；有效16例，占23.53%；无效2例，占2.94%。总有效率达97.06%。

醒脑开窍针法与目前文献报道如针刺治疗中风恢复期中重度吞咽障碍临床研究和脑梗死合并假性球麻痹致吞咽困难的康复治疗川相比较，有效率略高。在吞咽障碍恢复同时，伴随症状、体征、肢体功能、语言及情感障碍也得到明显的改善和恢复。

（四）讨论

石学敏院士认为，缺血性延髓麻痹是中风类疾病的一个相对独立的疾病，表现为口、舌、咽喉等关窍痹阻所致的言语吞咽障碍。临床上一方面表现为“神”的异常，如发音、语言不能，表情淡漠或呆滞，强哭强笑；一方面表现为关窍运动失调，如舌强口歪、咀嚼吞咽困难等。神情的表现和口舌咽喉等关窍的功能皆为脑神所主，是脑“生散动觉之气”的具体体现。中风后，若脑窍蒙闭，神不导气于口舌咽喉等关窍，使之不能发挥正常语言吞咽功能，就可导致关窍痹阻而发为延髓麻痹，治疗关键是施以醒脑开窍、通关利窍、疏通经络之法。调神导气可调动机体内在的积极因素，使咽喉部诸症由病理状态向生理功能方面转换。在针刺治疗中突出“调神”是石学敏院士针灸学术思想的重要组成部分。

本病的发生与肾、肝、脾三脏密切相关，足之三阴经脉循行均经咽、喉、舌本、颃颡，补其三阴，可达滋补肝肾、健脾利湿之功，为治本之法；治其标则通关利窍，以标本兼顾。所以，取内关、水沟调神导气，三阴交以滋补三阴，风池、翳风、完骨具有利机关、息风通窍之作用，配以疏通经络的肢体穴位，获得极佳疗效。

西医学认为缺血性延髓麻痹的发生是由多种原因所致，但更多的是脑血管病的并发症，导致吞咽、迷走和舌下神经的核性或核下性损害产生的延髓麻痹和/或两次以上中风的双侧皮层延髓束受损，致支配咽喉部肌群运动的疑核及支配舌肌的舌下运动神经核出现核上性损害，出现以舌、咽喉为主的一组症候群。而此类患者又存在椎-基底动脉硬化、供血不足的趋势，加之微循环障碍及血液呈“三高”的不良病理状态，这一切均是本病发生的病理学基础。在临床中，对部分患者进行治疗前后经颅超声多普勒、血液流变性、微循环等各项指标的观察对比，结果表明，针刺风池穴可改善椎-基底动脉的血流供应、降低外周阻力、降低颈部软组织的紧张状态。同时针刺可改善微循环，降低血液黏、稠、聚状态，对增加脑组织血流起到良性调节作用。

醒脑开窍针法与目前治疗中风恢复期中重度吞咽障碍临床研究的文献报道相比较，有效率高，与本疗法强调整体治疗、调神导气及严格的手法量学有关。

［中国针灸，2009，25（5）：307–308.］

"醒脑开窍"针刺法治疗中风后痉挛性瘫痪疗效观察

杜蓉　张春红　张新亚

中风后痉挛性瘫痪指由中风（脑卒中）引起上运动神经元损害，使脊髓水平的中枢反射从抑制状态解放，牵张反射兴奋性增高，产生肌张力增高、肌肉僵硬、腱反射亢进并伴有随意运动障碍。尽早解决中风后痉挛问题，对促进肢体功能的恢复，提高生存质量，具有重要意义。近年来我院采用石学敏院士创立的"醒脑开窍"针刺法治疗该病，疗效满意，现报道如下：

（一）临床资料

1. 一般资料

120 例患者均为我院针灸病房收治的脑卒中偏瘫病人，男性 96 例，女性 24 例，年龄最小 40 岁，最大 80 岁，病程最短 15 天，最长 6 个月。经头颅 CT 或 MRI 检查确诊为脑梗死，肌张力均有不同程度的增高。

2. 诊断标准

中医诊断标准参照国家中医药管理局脑病急症协作组 1996 年制定的《中风病诊断与疗效评定标准（试行）》。西医诊断标准参照中华医学会神经病学分会制定的《中国急性缺血性脑卒中诊治指南 2010》。

3. 纳入标准

（1）符合中风病（脑梗死）中、西医诊断标准和肌张力增高诊断标准；（2）首次发病，15 天≤病程 <180 天；（3）年龄在 40~80 岁，且头颅 CT 或 MRI 诊断为脑梗死，神志清楚者；（4）能配合治疗、检查。

4. 排除标准

（1）短暂性脑缺血发作（TIA）；（2）中风病有意识障碍及病情不稳定者；（3）颅内异常血管网症、合并脑肿瘤、脑外伤、脑寄生虫病等；（4）合并有肝（ALT，AST 超过正常值上限的 50%）、肾（BUN 超过正常值上限的 20%，Cr 超出正常值上限范围）、造血系统及代谢系统等严重疾病，精神病者及痴呆患者；（5）怀疑或确有酒精、药物滥用病史，或者根据研究者的判断，具有降低入组可能性或使入组复杂化的其他病变或情况，如工作环境经常变动，生活环境不稳定等易造成失访的情况；（6）有出血倾向者；（7）妊娠或哺乳期妇女；（8）四周内使用过已知对主要脏器有损害的药物者；（9）病人不能合作，正在参加其他临床试验的患者或一个月内参加其他药物临床试验者。

（二）治疗方法

1. 选穴方法

主穴：内关（双侧）、水沟（针刺 3 天后改为印堂）、三阴交（患侧）；辅穴：极泉、委中、尺泽（均患侧）；配穴：风池、天柱、完骨（双侧）；上肢痉挛性瘫痪：肩髃、合谷、八邪（均患侧）；下肢痉挛性瘫痪：阳陵泉、丘墟透照海（均患侧）。

2. 操作方法

让患者仰卧位，先刺双侧内关，直刺 0.5~1 寸，用捻转提插结合泻法，施手法 1 分钟；水沟，在鼻中隔下向上斜刺 0.3 寸，施雀啄手法，以眼球湿润或流泪为度；或印堂向鼻根斜刺，进针 0.3~0.5 寸，采用轻雀啄手法（泻法），以流泪或眼球湿润为度；三阴交，沿胫骨内侧缘与皮肤呈 45 度角斜刺，进针 1~1.5 寸，用提插补法，使患侧下肢抽动三次为度；极泉，原穴沿经下移 1 寸，避开腋毛，直刺 1~1.5 寸，用提插泻法；尺泽，屈肘成 120 度，直刺 1 寸，用提插泻法；委中，仰卧直腿抬高，直刺 0.5~1 寸，施提插泻法；双侧风池、完骨、天柱针向结喉，针 1~1.5 寸，采用小幅度高频率捻转补法，施手法 1 分钟；肩髃，向下斜刺 1.5~2 寸，提插法，使针感缓慢下传到合谷穴处，同时缓慢外展上肢，使痉挛的上肢变软，施手法 1 分钟；合谷，针向三间穴，进针 1~1.5 寸，提插泻法，使患者第二手指抽动或五指自然伸展为度；八邪，直刺 0.5~1 寸，提插法，使针感传导到各手指末端，手指自然伸展为度；阳陵泉，沿皮肤呈 45 度角向下斜刺 2~2.5 寸，使针感缓慢传导到足小趾处；丘墟透照海，进针向照海部位透刺，透刺应缓慢前进，从踝关节的诸骨缝隙间逐渐透过，进针为 2~2.5 寸，以照海穴部位见针尖蠕动即可，施用捻转泻法，即左侧逆时针；右侧顺时针捻转用力，针体自然退回，行手法 30 秒钟，手法结束后，将针体提出 1~1.5 寸，留针 30 分钟。

3. 疗程

每日针 1 次，得气后留针 30 分钟，共治疗 28 天。

（三）疗效观察

1. 观察指标

分别于治疗前后进行疗效评价，根据修订的 Ashworth 量表评级法评定痉挛程度，0 级：肌张力不增加。1 级：肌张力轻微增加。1+ 级：肌张力轻度增加。2 级：肌张力中度增加。3 级：肌张力重度增加。4 级：肌张力极度增加。

根据修订的 ADL-Barthel 指数分级法评定日常生活活动能力。日常活动项目包括：进食、洗澡、修饰、穿衣、大便及小便控制、上厕所、床椅转移，分为独立、需部分帮助、需极大帮助、完全不能四个等级，分别于治疗前后进行评分。

2. 疗效评定标准

（1）临床疗效标准：采用修订的 Ashworth 量表评级法评定痉挛程度。根据治疗前后的痉挛级别，以治疗后痉挛级别下降 2 级或 2 级以上为显效；治疗后痉挛级别下降 1 级的为有效；没有改变的为无效。

（2）日常生活能力评定：采用修订的 ADL-Barthel 指数分级法，得分高者，日常生活能力好，得分低者，日常生活能力差。

3. 统计学处理

数据分析以 SPSS 19.0 软件进行，计量资料描述以均数 ± 标准差($\bar{x}\pm s$)表示，采用配对 t 检验，以 $P<0.05$ 为有统计学意义。

4. 治疗结果

（1）痉挛瘫患者临床疗效

共纳入观察 120 例患者，根据上述临床疗效标准评定痉挛程度的改善情况，其中显效 33 例，占 27.5%；有效 67 例，占 55.83%；无效 20 例，占 16.67%；总有效率达 83.33%。

（2）患者治疗前后修订的日常生活能力 ADL-Barthel 指数比较

同时对 120 例患者治疗前后修订的 ADL-Barthel 指数评分进行统计学比较，治疗前为 30.92 ± 16.26，治疗后为 49.17 ± 17.76，较治疗前有显著提高，且前后差异具有统计学意义（$P<0.05$）。

（四）讨论

在中风病稳定期及恢复期，痰浊瘀血未清，脑神未复，此时病机多转为肝肾阴虚、气血不足、痰瘀痹阻经络，因此患者肢体出现痉挛（阴急阳缓）。中医传统针刺治疗原则为“疏通经络”，从少阳、太阳、督脉、阳维、阴维论治。我院石学敏教授提出中风病的病因病机为“窍闭神匿、神不导气”，确立了中风病的治疗法则以“醒脑开窍、滋补肝肾”为主，“疏通经络”为辅，在取穴上改变了传统配穴原则，而以阴经穴、督脉穴为主。将中风急性期治疗与偏瘫痉挛的治疗统一起来。

石学敏教授创立的“醒脑开窍”针刺法中选用内关、水沟、印堂、三阴交为主穴，极泉、尺泽、委中为辅穴，风池、天柱、完骨、肩髃、合谷、八邪、阳陵泉、丘墟透照海为配穴用以治疗中风后痉挛性瘫痪，不仅有丰富的传统中医理论依据，大量现代研究也表明其具备复杂的内在机制。

传统针灸理论认为，内关为心包经络穴，针刺内关可通过心主血脉的功能实现对元神的调节作用。现代实验研究证明针刺内关穴不但能加速新血管形成，还可解除缺血早期的微血管痉挛，从而增加微循环的血流量，改善缺血区脑微循环的灌注状态。另有研究指出，针刺内关穴可激活包括前额叶，扣带回、小脑在内的脑区，可治疗神经系统疾病，故把内关穴作为“醒脑开窍”针刺法中优先针刺的主穴。水沟、印堂取之可调督脉，醒脑开窍，且能通调十二经脉之气，使阴阳协调，气机畅达。临床试验证明刺激印堂可引起大脑功能区网状系统的改变。三阴交有益肾生髓之效，髓海有余可促进脑的生理功能的恢复。现代研究则表明刺激三阴交可引起多个与运动相关脑区的葡萄糖代谢增加，激活脑功能，该穴位有良好的运动相关性，可能是针刺该穴治疗下肢痿痹的中枢基础。《铜人腧穴针灸图注》指出“极泉治四肢不收”有醒神导气，疏通三阴，三阳经气之功。根据上肢痉挛时，屈肌拘紧，伸肌肌力相对不足（阴急阳缓），针极泉从手三阴之经激发手之阳经的阳气，以扶阳抑阴，引发手指伸展，增强伸肌力量。西医学认为，极泉穴下有臂丛神经主干通过，刺激可疏通经脉，使上肢肌肉得以濡养，兴奋臂丛神经，促使运动神经元修复。尺泽在肘中，上肢肌痉挛发生最严重的部位为肘关节正中，故针之可舒筋活络，治疗经筋循行所过处出现的痉挛和强滞。尺泽结合极泉及内关，有缓解上肢痉挛、疏通气血、解痉止痛的作用。针刺委中可激活多个特异脑区功能，并引起小脑对多种神经行为的调节性反应，诱发中央前回的功能活动抑制，与治疗痉挛性瘫痪有关。风池、天柱、完骨等为石学敏教授“醒脑开窍”针刺法体系中的经典配穴，具有醒神机，通关窍，调气血补脑髓的功效。肩髃是治疗肩臂顽麻之要穴，适用于中风病的各个阶段。合谷针向三间能调整脏腑生理，调节手阳明之经络，但凡患手僵硬拘挛，都可用此刺法疏通经络之气。八邪取之可振奋阳经的经气，调和手部气血，舒筋缓急，以纠正中风后手指拘挛“阳缓而阴急”的症状。阳陵泉被历代医家列为治疗手足拘挛、抽搐转筋对症选穴的代表穴。有研究显示，针刺阳陵泉穴后fMRI功能图上多个与运动相关的大脑皮层功能区被激活，证实针刺此穴可改善脑缺血区的血液循环。丘墟透照海增强了刺激强度，沟通阴阳经经气、疏利经筋脉络，既松弛紧张侧肌肉，又收缩了低张力侧肢体肌肉，提高其张力，从而纠正中风后患肢内侧肌张力增高的足内翻状态。

石学敏教授创立的“醒脑开窍”针刺法，经大量临床研究和基础实验证明，在改善脑循环、保护脑细胞、改变脑功能等方面作用明显优于传统针刺，提高了中风病的康复率。经本临床观察验证，“醒脑开窍”针刺法能有效改善中风后痉挛瘫患者痉挛程度，明显提高日常生活能力，其临床疗效显著。综上所述，运用“醒脑开窍”针刺法治疗中风后痉挛性瘫痪，具有合理性、科学性，值得在临床上推广应用。

[针灸临床杂志，2015，31（5）：21–23.]

“活血散风，疏肝健脾”针刺法调控脑梗死伴原发性高血压患者清晨血压疗效观察

高新新　马芬　赵琦　张轶　杜宇征

高血压是脑血管疾病发生的重要危险因素，控制血压水平能够显著降低其复发风险。卒中后不仅仅只是考虑降低血压，而是应该规范的管理血压，这才是卒中的二级预防中的完整要求。2013 年相继公布了欧洲高血压指南、高血压管理科学建议、美国社区高血压管理临床实践指南以及美国成人高血压治疗指南，新的指南都强调了血压的整体管理。那么哪里是可以撬动高血压管理的杠杆点？清晨血压作为独立于 24 小时平均血压水平的心脑血管疾病的危险因素，日益成为血压管理中的关键。采用针灸疗法能有效治疗高血压，我们的前期研究也证实针刺降压有着良好的即刻效应和长期平稳降压效果，但对清晨血压的调控作用尚未涉及。本研究旨在通过动态血压监测观察具有规范手法量学标准的“活血散风，疏肝健脾”针刺法对脑梗死伴原发性高血压患者清晨血压的影响，为脑梗死患者规范化血压管理提供一条行之有效的治疗途径。

（一）临床资料

1. 一般资料

选择 2014 年 6 月 ~2014 年 10 月在我科住院及门诊就诊的脑梗死伴轻、中度原发性高血压患者 68 例，按随机数字表将其分为治疗组（34 例）和对照组（34 例），两组患者在年龄、性别、高血压病程方面具有均衡性，差异无统计学意义（$P>0.05$）（见表 2-4-1）。

表 2-4-1　两组脑梗死伴原发性高血压患者一般资料比较

组别	例数	性别（例）		年龄	病程
		男	女	（$\bar{x} \pm s$，岁）	（$\bar{x} \pm s$，年）
治疗组	34	18	16	61 ± 6	9.0 ± 2.6
对照组	34	17	17	57 ± 7	8.5 ± 2.1

2. 诊断标准

参照世界卫生组织（WHO）/ 国际高血压联盟（ISH）2003 年颁布的《高血压指南》与 2013 年 JNC 美国预防监测评估与治疗高血压全国联合委员会第八次报告（JNC-8）颁布的高血压诊断标准，对高血压的定义是在未使用降压药的情

况下，在不同时间至少 3 次测量收缩压≥ 140mmHg，舒张压≥ 90mmHg。

3. 纳入排除标准

（1）纳入标准：符合高血压病西医诊断标准，头颅 CT 和磁共振成像（MRI）证实的脑梗死患者病程≥ 1 个月，35 岁≤年龄≤ 70 岁，符合轻、中度高血压诊断的患者，已签署知情同意书，对该项研究意义有正确认识，对研究人员的观察和评价有良好的依从性。

（2）排除标准：糖尿病患者；已知或怀疑有继发性高血压者；妊娠期或哺乳期妇女；合并有严重造血系统疾病、凝血功能障碍和恶性肿瘤者；合并严重肝肾功能损害及终端心肺功能不全、严重心率失常及急性脑血管病者及精神病患者；针刺穴位或穴位附近皮肤有感染者。

（二）治疗方法

1. 针刺手法量学标准

（1）“活血散风、疏肝健脾”针刺法

组穴：双侧人迎、合谷、太冲、曲池、足三里。

操作手法：患者取平卧位，充分暴露颈部，人迎垂直进针 1~1.5 寸，见针体随动脉搏动而摆动，行石学敏院士捻转补法第二要义：即小幅度（捻转幅度小于 90°）、高频率（120~160 次 / 分）。合谷，太冲穴均垂直进针 0.8~1 寸，行石学敏院士捻转泻法第一要义：即医者采用面向患者体位，右手逆时针、左手顺时针捻转，施术 1 分钟，局部自觉酸胀感，使气至病所。曲池、足三里穴均垂直进针 1 寸，行石学敏院士捻转补法第一要义：即医者采用面向患者体位，右手顺时针、左手逆时针捻转，施术 1 分钟，局部自觉酸胀感，使气至病所。

（2）“醒脑开窍”针刺法：

组穴：人中、三阴交（患侧）、内关（双侧）、极泉（患侧）、尺泽（患侧）、委中（患侧）。

操作手法：内关：直刺 1~1.5 寸，采用提插捻转相结合的泻法，施术 1~3 分钟；继刺人中用雀啄泻法，至流泪或眼球周围充满泪水为度；三阴交沿胫骨后缘进针，针尖向后斜刺与皮肤呈 45 度角，进针 1~1.5 寸采用提插补法，至患侧下肢连续抽动三次为度。根据极泉穴的解剖特点，醒脑开窍针刺法将其延经下移 1~2 寸，避开腋毛，在肌肉丰厚的位置取穴，直刺 1~1.5 寸，施用提插泻法，以上肢抽动 3 次为度。尺泽取穴应屈肘为内角 120°，术者用手托住患肢腕关节，直刺 0.5~0.8 寸，用提插泻法，针感从肘关节传到手指或手动外旋，以手外旋抽动 3 次为度。委中仰卧位抬起患侧下肢取穴，术者用左手握住患肢踝关节，以术者肘部顶住患肢膝关节，刺入穴位后，针尖向外 15°，进针 1~1.5 寸，用提插泻法：以下肢抽动 3 次为度。

2. 分组及处方

（1）治疗组："活血散风、疏肝健脾"针刺法 + "醒脑开窍"针刺法 + 拜新同

（2）对照组："醒脑开窍"针刺法 + 拜新同

2. 治疗时间

针刺治疗时间为下午 3 时左右，每次行补泻手法 1 分钟后留针 30 分钟，每周 5 次，共 6 周 30 次；口服拜新同时间为每日早 7：00 左右，30mg，每日 1 次。

（三）疗效观察

1. 观察指标

动态血压（ABPM）：所有入选患者于入组前 1 日 14 时左右及针刺第 15、30 次当日 14 时左右，在左上臂佩带时间设定统一的全自动无创性便携式动态血压监测仪，符合美国医疗仪器发展协会标准。白昼（6：00~22：00）每 30 分钟、夜间（22：00~ 次日 6：00）每 60 分钟监测 1 次，总记录时间不少于 24 小时。计算机自动分析有效记录 >85% 的患者的血压值。血压 <140/90mmHg 者为达标。

2. 统计学处理

采用统计软件 SPSS17.0 进行统计分析，计数资料用频数作统计描述，采用 x^2 检验；计量资料用均数 ± 标准差（$\bar{x} \pm s$）作统计描述，进行正态性检验，组内前后比较采用配对 t 检验，组间比较采用成组 t 检验。以 $P<0.05$ 为检验水准。

（四）治疗结果

1. 两组患者治疗前后清晨血压结果比较（见表 2-4-2）

由表 2 可知，两组患者治疗前清晨 SBP、DBP 比较，差异均无统计学意义（$P>0.05$）；两组在治疗 15 次后清晨 SBP、DBP 较治疗前下降，治疗组下降较对照组明显，但差异无统计学意义（$P>0.05$）；两组在治疗 30 次后清晨 SBP、DBP 较治疗前显著下降，且治疗组下降较对照组明显，差异有统计学意义（$P<0.05$）。见表 2-4-2。

表 2-4-2　两组脑梗死伴原发性高血压患者清晨血压结果比较（$\bar{x} \pm s$，mmHg）

组别	例数	指标	治疗前	治疗15次	治疗30次
治疗组	34	清晨SBP	160.76 ± 7.71	146.41 ± 9.17[1)]	130.41 ± 10.15[1) 2)]
		清晨DBP	95.26 ± 4.16	88.65 ± 5.97[1)]	81.76 ± 8.26[1) 2)]
对照组	34	清晨SBP	159.41 ± 7.17	147.76 ± 9.61[1)]	139.71 ± 6.19[1)]
		清晨DBP	94.85 ± 3.70	90.03 ± 5.45[1)]	86.88 ± 5.35[1)]

注：与本组治疗前比较，[1)] $P<0.05$；与对照组治疗后比较；[2)] $P<0.05$。

2. 两组患者治疗前后清晨血压达标率结果比较

两组患者治疗 15 次后清晨血压达标率高于对照组，但差异无统计学意义（$P>0.05$）；治疗 30 次后治疗组清晨血压达标率明显高于对照组，差异有统计学意义（$P<0.05$）。（表 2-4-3）

表 2-4-3　两组脑梗死伴原发性高血压患者清晨血压达标率结果比较

组别	例数	治疗15次		治疗30次	
		达标例数	达标率（%）	达标例数	达标率（%）
治疗组	34	20	58.8	28	82.3
对照组	34	16	47.1	20	58.8

（五）讨论

冠心病、脑卒中等心脑血管疾病已成为威胁人类生命和健康的头号杀手。大量临床试验及流行病学数据证明心脑血管疾病可防可治，其中防治高血压是预防心脑血管疾病发生和复发最有效的措施之一。2003 年，日本学者 Kario 等首次系统阐述了血压晨峰的概念，但与血压晨峰相比，清晨血压定义更明确，可通过多种测量手段获取，操作简便易行，可在临床工作中广泛使用。清晨血压与靶器官损害，包括动脉粥样硬化、左心室肥厚、肾脏功能等密切相关。在日本进行的平均随访 10 年的 Ohashama 研究中，血压晨峰增高也与出血性卒中相关。然而，高血压患者的清晨血压的控制情况不容乐观。一项对 15618 例来自五个国家的已接受降压治疗的高血压患者的观察性研究结果显示，各年龄组患者清晨血压达标率均低于诊室血压达标率。因此，寻求合理的调整方案成为了血压管理亟待解决的问题。

“活血散风、疏肝健脾”针刺法之所以有良好的降压效果，不仅因为其取穴精妙，而且具有规范的针刺手法量学标准。取穴方面，选择人迎穴为该针法的主穴，能够使气血在脉内脉外自由运行，使营卫之气相汇通，共同发挥调气海和气血的功能。我们的研究表明针刺人迎穴可以刺激颈动脉窦压力感受器，从而降低外周阻力和心率，最终使血压下降。太冲配伍合谷为“四关穴”，二者一阴一阳、一气一血、一升一降，升降协调，阴阳顺接，既可通经行瘀，又可平逆肝阳。曲池和足三里为手足阳明经的合穴，“合主逆气而泻”，故能摄纳阳明气血，使气血下降。“针刺手法量学”理论对针刺作用力方向、大小、施术时间、时间间隔等针刺手法的四大要素进行了科学界定，改变了历代针刺忽视计量的状态，“活血散风、疏肝健脾”针刺法汲取精华，具有规范、可重复的针刺手法量学标准，定性定量的补泻手法使降压效果更佳。

本研究观察比较了“活血散风、疏肝健脾”针刺法对清晨血压的改善情况。在治疗 30 次后，两组患者的清晨 SBP、DBP 较治疗前有明显下降，治疗组下降程度明显大于对照组，且两组患者的清晨血压达标率相比较，观察组显著优于对照组。本研究显示具有规范手法量学标准的“活血散风，疏肝健脾”针刺法可有效调控脑梗死伴原发性高血压患者的清晨血压，有益于脑梗死伴原发性高血压患者的血压管理，从而加强脑卒中的二级预防，减少再发卒中。

［中国针灸，2016，36（5）：459-462.］

醒脑开窍针法治疗脑梗死后失语的临床疗效观察

蔡斐　谷文龙　石学敏

脑卒中后失语是病灶损伤了与言语有关的皮质及皮质之间的传导通路所致，以言语符号的理解、组织、表达等某一方面或几个方面功能障碍为特点。大约1/3以上的脑梗死患者发生不同程的言语障碍，严重影响了患者的康复。今年有学者采用颈三针、靳三针、头皮针、中药等治疗中风后失语，取得一定效果。笔者则采用石学敏院士创立的“醒脑开窍”针刺法，治疗脑梗死后失语患者，取得了较好的疗效，现报道如下。

（一）临床资料

1. 一般资料

两组均为来自天津中医药大学第一附属医院针灸部2012年6月~2013年8月收治的脑梗死住院患者。将合格患者以1∶1比例随机（使用excel随机软件）分为治疗组和对照组，每组48例。

2. 中医诊断标准

参照《中药新药临床研究指导原则》2002版。

3. 动脉硬化性脑梗死西医诊断标准

按照《中国急性缺血性脑卒中诊治指南2010》的诊断标准，并经计算机断层扫描（CT）或核磁共振成像（MRI）证明为单发病灶的脑梗死者。失语症参考北京医科大学高素荣等编制的《汉语失语检查法》。

4. 纳入标准

符合以上诊断标准；患者年龄在35岁以上，70岁以下；首次发病，病程在15~180天之间；有自主意识，通过MMSE量表评排除痴呆，精神障碍等；患病之前没有明显视力及听觉障碍。

5. 排除标准

不符合本研究的纳入标准；患有听力或视力障碍，影响量表评估；中风前已有各种原因所致的失语者；有严重的心、脑、肾等器官的并发症。

（二）治疗方法

1. 治疗组采用醒脑开窍针法

取穴：内关、人中、三阴交、风池、完骨、翳风、金津、玉液、上廉泉。操作：严格按照醒脑开窍针法要求的手法量学操作。

2. 对照组采用传统针刺法

取穴：外金津、外玉液、廉泉、内关、通里。操作：均用平补平泻法。以上两组均每天治疗 1 次，治疗 4 周后比较疗效。

（三）疗效观察

1. 日常生活语言沟通能力的评定

采用功能性语言沟通能力检查法（CFCP）。CFCP 将患者日常生活的沟通技巧分成 5 部分，25 个项目。CFCP 评分：轻度受损总分低于 200 分，中度受损总分低 150 分，重度受损总分低于 100 分。

2. 疗效标准

参照《汉语失语症检查法》，以自主谈话、复述、对事物命名以及对语言的理解四方面的评分设立疗效判定标准。显效：治疗前的总分超过 50%，治疗后进步在 10% 以上；或治疗前总分低于 50%，治疗后进步在 20% 以上。有效：总分虽有进步但没有达到以上两项成绩，记录的 4 项评分中至少有一方面达到显效条件；或按照失语症严重程度分级法，言语功能进步 1 级以上。无效：治疗后总分及各方面言语功能无显著变化。

3. 统计学方法

采用 SAS9.1.3 统计软件分析，所有统计检验均采用双侧检验，（$P<0.05$）将被认为差别有统计意义。

4. 治疗结果

（1）一般资料

治疗组 48 例，其中男 25 例，女 23 例；年龄 38~72 岁，平均 58.4 岁。对照组 48 例，男 22 例，女 26 例；年龄 41~74 岁，平均为 57.7 岁。两组患者基线资料无显著性差异，具有可比性（$P>0.05$）。

（2）日常生活语言沟通能力的评定（见表 2-5-1）。

表 2-5-1　治疗前后 CFCP 评定（$\bar{x} \pm s$）

组别	例数	治疗前	治疗后
治疗组	48	$119.67 \pm 68.29^{\#}$	$188.77 \pm 81.30^{\Delta *}$
对照组	48	122.35 ± 71.66	$149.53 \pm 79.72^{\Delta}$

注：与对照组比较，$^{\#}P>0.05$；与治疗前比较，$^{\Delta}P<0.05$；与对照组比较，$^{*}P<0.05$。

经统计学分析，治疗前两组 CFCP 积分比较无统计学意义（$P>0.05$），具有可比性；两组治疗前后 CFCP 积分均比治疗前有所改善（$P<0.05$），治疗组效果优于对照组（$P<0.05$）。

（3）疗效评定（见表 2-5-2）。

表 2-5-2　两组疗效比较（例）

组别	n	痊愈	显效	有效	无效	有效率（%）
治疗组	48	24	12	6	6	87.5
对照组	48	13	9	6	20	58.3

x^2检验，x^2值为10.338，P=0.001<0.05，具有统计学意义，表明治疗组疗效优于对照组。

（四）讨论

失语，是脑梗死也即中风病常见的后遗症，历代中医文献关于中风而致失语的论述名称不一，有“喑痱”“风喑”“风懿”等记载。早在《内经》中已有“邪入于脏，舌即难言”的论述。心气通于舌，心开窍于舌，心经别脉也联系于舌，所以舌为心之苗；而脾经连舌本、散舌下，所以舌为脾之外候；另外足少阴之脉系舌本；足厥阴之脉络于舌本。心、脾、肝、肾等脏腑功能失调，痰湿、瘀血等病理产物蒙蔽脑窍，导致“窍闭神匿，神不导气”；脑神失司，神不导气，而至舌窍不通，故发失语。故本法取穴用内关为心包经络穴，刺之可调神导气、调理舌本，配合人中以醒神开窍；三阴交滋补三阴、通利舌窍；风池、完骨、翳风共奏补益脑髓、通关利窍之效；上廉泉为经外奇穴，因其位于咽喉附近，有利舌机、开关窍、祛风痰、和气血的作用；金津、玉液两穴在口腔内舌系带两旁静脉上，左为金津，右为玉液，刺之有化瘀祛痰、通窍解语之功效。综上所述，中医对中风后言语不利早有认识，但尚缺乏治疗中风言语不利的成熟思路和方法，但采用醒脑开窍针刺法治疗中风后失语具有较好效果，优于传统针刺法，值得临床进一步推广。

［天津中医药，2014，31（5）：272-274.］

醒脑调神针刺法治疗中风后顽固性呃逆 46 例

佟媛媛　吕建明　石学敏

中风所致的呃逆可能与原发性或继发性脑干损伤，特别是延髓损伤引起有关，间接原因导致的呃逆包括中风后并发的消化道问题、中风后的代谢与感染所致及使用一些导致呃逆的药物等。本病的发生对患者的生活造成了极大的影响。2011 年 9 月 ~2013 年 3 月笔者应用醒脑调神针刺法治疗中风后顽固性呃逆取得了很好的疗效。现将治疗方法报道如下。

（一）临床资料

所选取的 46 例患者均为于天津中医药大学第一附属医院针灸科住院患者，其中治疗组 23 例，对照组 23 例，男 33 例，女 13 例；年龄最大 75 岁，最小 40 岁，平均年龄 59.4 岁；病程最小 3 天，最大 14 天，平均病程 8.3 天。所选取患者均符合第四届全国脑血管病会议的诊断标准，经头颅 CT 或 MRI 确诊为脑梗死或脑出血患者。采用随机分组法将其分成治疗组和对照组，两组患者的性别、年龄、病变性质、病变部位比较，差异无统计学意义（$P>0.05$）。

（二）治疗方法

治疗组：醒脑调神针刺法处方 1：内关、人中、中脘、膈俞、内庭、太冲，咽后壁点刺；处方 2：C1~C5 颈部夹脊穴。操作：患者取仰卧位，先刺双内关进针 1 寸左右，得起后施捻转泻法 1 分钟；再刺人中，向鼻中隔方向斜刺 0.3~0.5 寸，采用雀啄手法（泻法），以流泪或眼球湿润为度。双侧内庭穴，进针 1 寸左右，手法同内关穴；双侧膈俞穴向脊柱方向斜刺 1.5 寸，使针感沿胁肋方向前胸感传，施捻转泻法 1 分钟；太冲穴取双侧，进针 1 寸左右，施捻转泻法 1 分钟；中脘穴直刺 2 寸，施呼吸补泻之补法，使针感向腹部四周放射，行针 1 分钟。再用长 0.30mm × 75mm 的芒针在咽后壁点刺 3~5 点，以咽后壁出血 2ml 为度。每天上午针刺处方 1 组穴，下午针刺处方 2 组穴。处方 2 操作患者取坐位，背向医生，尽量暴露颈部，取 C1~C5 颈部夹脊穴，斜刺向脊柱方向进针深度 1~1.5 寸，施以提插与捻转相结合手法。

对照组：取内关、攒竹、足三里、中脘。操作方法：内关直刺约 1 寸，攒竹穴沿眉头凹陷斜刺 0.5 寸，足三里穴直刺进针约 1 寸，施用平补平泻法。中脘穴直刺约 1.5 寸，行呼吸补法。每日针刺 2 次，15 天为 1 个疗程。连续治疗两个疗程后评定治疗效果。

（三）疗效标准

参照《临床疾病诊断依据治愈好转标准》拟定。治愈：呃逆停止，伴有症状消失。好转：呃逆减轻或持续时间或间隙时间延长，伴有症状减轻。无效：呃逆症状无改善。

（四）统计学方法

用 SPSS13.0 进行统计学分析，计数资料用卡方检验，计量资料用 t 检验。用非参数（Mann-Whitney）检验对两组患者的临床疗效等级的分布进行检验。以 $P<0.05$ 作为有统计学意义。

（五）治疗结果

对两组数据进行统计学处理。治疗组总有效率为 91.3%，对照组总有效率为 78.3%，结果显示治疗组总有效率明显优于对照组，两组比较差异有统计学意义（$P<0.01$）。

表 2-6-1　两组患者治疗前及治疗 30 日后的疗效比较

组别	n	治愈	显效	有效	无效	总有效率%
治疗组	23	12	6	3	2	91.3%
对照组	23	9	4	5	5	78.3%

注：经疗效比较显示治疗组明显优于对照组 $P<0.05$。

（六）讨论

呃逆是由膈肌痉挛所致，膈肌是由膈神经支配，膈神经为一混合性神经，是颈丛的一个重要分支，由 C3~C5 脊髓节段支配。中风所致的呃逆是由于窍闭神匿，神不导气，致使胃气不降，气逆上冲。石学敏院士认为醒脑开窍针刺法具有调神降气之功效，故针对中风所致的顽固性呃逆，创建了“降逆止呃、宽胸利膈”治疗之大法。先针内关可达和胃降逆，宽胸理气之功；再针刺人中可调畅督脉及手足阳阴之经气，以达醒脑调神，通调阴阳经气，畅通气血，和胃止呃之效，两穴可达醒脑调神，降气止呃之功。顽固性呃逆取内关、人中二穴，以醒脑调神为主，止呃尤佳。中脘穴可温补脾肾，使气逆平息，太冲穴可疏肝理气，同时还可配合针刺膈腧、天鼎、攒竹、公孙等穴加强疗效。现代研究表明，脑血管急性期由于脑细胞缺血缺氧影响自主神经功能紊乱而致隔神经和迷走神经兴奋，出现呃逆，针刺内关可兴奋丘脑内侧背核，而下丘脑是较高级的调节内脏活动中枢，能把内脏活动和其他生理活动联系起来。人中穴分布有面神经及三叉神经的分支，面神经的蝶腭神经节与皮层神经元和脑血管密切相关。针刺人中不仅可以兴奋神经元，还能使中枢神经发挥复杂的整合作用，同时又能改善脑血流，提供神经元兴奋所需的能量。针刺人中、内关可调节中枢神经，使病理神经反射恢复正常。

[陕西中医，2014，35（2）：219-220.]

针刺醒脑开窍法治疗高血压合并脑中风病的报告

张海荣　赵红

目前全世界成人中约有25%~35%为高血压病患者，其总数已达9.72亿，这个比例在大于70岁的人群中则上升到60%~70%。作为人类死亡三大原因之一的脑卒中，77%的初发者都与高血压病有关，而高血压是总死亡的第一危险因素。虽然高血压病的知晓率、治疗率在逐年的增加，但是高血压治疗的达标率却是低的可怜。如何有效的控制患者的血压，从而降低心脑事件的发生率及死亡率，是目前关注、研究的热点。本研究通过24小时动态血压监测评价针刺醒脑开窍配合人迎、曲池、合谷、太冲、足三里穴对高血压合并脑中风的病人的降压效果。

（一）临床资料

1. 病例选择

150例病人 均为2009年8月~2010年10月天津中医药大学第一附属医院针灸科病房入院病人。150例患者中男89例、女61例，平均年龄(59.31±16.51)岁，平均病程（7.13±3.27）年。其中缺血性卒中131例，出血性卒中19例。

2. 诊断标准

参照2005年中国高血压防治指南修订委员会修订的《中国高血压防治指南》的诊断标准；及1995年全国第四届脑血管病学术会议修订的脑血管病诊断标准。

3. 纳入标准

①年龄在18-75岁之间；②符合原发性高血压病诊断标准的住院患者；③脑血管病发病两周以上的患者；④签署知情同意书者；⑤对该项研究意义有正确认识，对研究人员的观察和评价有良好的依从性。

4. 排除标准

①继发性高血压；②年龄在18岁以下或75岁以上者；③合并严重肝肾功能损害及重度心肺功能不全、严重心律失常及、脑血管疾病急性期、凝血功能障碍者；④合并严重造血系统疾病、恶性肿瘤及精神病患者；⑤妊娠、哺乳期妇女；⑥未签署知情同意书；⑦由于各种原因无法判定疗效或资料不全者。

5. 剔除标准

①受试者不配合入组，入组后未接受任何受试疗法；②“违反合法性”，即指受试者选择违反了纳入/排除标准；③受试者依从性差；④受试者在观察期间

服用了违禁药品。

6. 退出标准

①出现过敏反应、病情恶化或可能发生或已经发生严重不良事件者，根据医生判断应该停止临床研究者，即终止该病例临床研究。加重病情则作无效病例处理；②在研究过程中，受试者发生某些合并症、并发症或特殊生理变化，可能不适宜继续参与研究者，根据医生判断应该停止临床研究者，即终止该病例临床研究；③受试者在临床研究过程中不愿意继续进行临床研究，向主管医生提出退出临床研究的要求，该病例可以退出临床研究。

（二）治疗方法

1. 醒脑开窍法

取穴：内关、人中、三阴交、极泉、尺泽、委中、风池、完骨、天柱。

操作：双侧内关施捻转提插泻法 1 分钟，人中施雀啄泻法至眼球湿润为度，取患侧的三阴交施提插补法至肢体抽动 3 次为度，留针 30 分钟。

患侧极泉、尺泽、委中施提插泻法至肢体抽动 3 次为度，双侧风池、完骨、天柱施捻转补法 1 分钟，留针 30 分钟。

2. 配穴

取穴：人迎、合谷、太冲、曲池、足三里。

操作：取双侧人迎，患者取平卧位，充分暴露颈部，以手扪及动脉搏动处，垂直进针，缓缓刺入 1~1.5 寸，视针体随动脉搏动节律而晃动时，施用小幅度；高频率捻转补法，即捻转幅度小于 90°；捻转频率为 120~160 转 / 分钟，行手法 1 分钟，留针 20 分钟。

双侧合谷、太冲，分别直刺 0.8~1 寸，施用作用力方向的捻转泻法，即左侧逆时针捻转用力；右侧顺时针捻转用力，针体自然退回，行手法 1 分钟，留针 20 分钟。

双侧曲池、足三里，直刺 1~1.5 寸，施用作用力方向的捻转补法，即左侧顺时针捻转用力；右侧逆时针捻转用力，针体自然退回，行手法 1 分钟，留针 20 分钟。

3. 针具

针灸针为 0.25mm × 40mm 苏州医疗用品厂有限公司生产的华佗牌不锈钢毫针。

4. 治疗时间

醒脑开窍法每日 1 次，配穴治疗每日 2 次，治疗 14 天。

（三）观察指标

1. 动态血压监测

所有受试者分别于入组前和治疗后进行 24 小时动态血压监测，患者均于早晨 8：00~10：00 之间在左上臂（非优势手臂）佩戴时间统一设定的德国生产的 MOBIL-O-GRAPH 型全自动无创性便携式动态血压监测仪，符合美国医疗仪器发展协会标准。日间 7：00~22：00 每小时自动监测血压 3 次；夜间 22：00~ 次日 7：00 每小时监测 1 次，同时嘱受试者记录监测日志，监测期间患者可从事正常日常活动。

2. 动态脉压及脉压下降率

脉压是收缩压与舒张压的差值。脉压下降幅度等于脉压除以收缩压。

3. 血压昼夜节律

（日间血压均值－夜间血压均值）/ 日间血压均值 ×100%，当此值≥ 10% 且 <20% 时，为正常昼夜节律的杓型血压；其他值，为非正常昼夜节律的非杓型血压。

（四）统计方法

采用 SPSS 13.0 统计学软件进行统计分析，所有计量资料均以均数 ± 标准差表示，治疗前后采用配对 t 检验，计数资料采用非参检验，$P<0.05$ 表示有统计学意义。

（五）结果

1. 治疗前后 24 小时动态血压比较

表 2-7-1　治疗前后 24 小时动态血压比较（$\bar{x} \pm s$）

	收缩压（mmHg）		舒张压（mmHg）	
	治疗前	治疗后	治疗前	治疗后
24小时	156.17 ± 20.15	129.12 ± 12.24*	99.13 ± 10.09	84.17 ± 8.78*
日间	161.28 ± 19.80	135.19 ± 15.68*	103.47 ± 14.01	86.43 ± 10.37*
夜间	142.51 ± 13.29	121.04 ± 15.28*	91.77 ± 13.07	80.12 ± 9.06*

*与治疗前比较$P<0.05$。

结果显示，针刺 14 天后，患者 24 小时、日间以及夜间的平均收缩压、舒张压均显著降低（$P<0.05$），患者的 24 小时、日间、夜间的血压均得到有效控制。

2. 治疗前后脉压的比较

表 2-7-2　治疗前后脉压差及脉压下降幅度比较（$\bar{x} \pm s$）

	治疗前	治疗后
脉压（mmHg）	85.33 ± 20.19	53.29 ± 13.79*
脉压下降率	7.57 ± 2.55	12.97 ± 3.94*

*与治疗前比较$P<0.05$。

结果显示，针刺 14 天后患者脉压值明显下降，脉压下降幅度明显增大（$P<0.05$），表明针刺治疗对原发性高血压患者脉压及脉压下降幅度具有较好的控制作用。

3. 治疗前后血压昼夜节律的比较

表 2-7-3　治疗前后血压昼夜节律的比较

	治疗前	治疗后
构型	39（26.00%）	97（64.67%）*
非构型	111（74.00%）	53（35.33%）*

*与治疗前比较$P<0.05$。

结果显示，针刺可以改善高血压病患者昼夜变化节律，使其恢复正常构型节律。

（六）讨论

24 小时动态血压监测能反应患者的真实血压水平、血压的节律性及波动情况，能更全面的评价患者的血压状况。其中的一些指标，如脉压、血压的昼夜节律等与脑血管病的发生、进展有更为密切的相关性。高脉压对脑血管的影响可通过直接作用于直径 50mm~200mm 的小动脉，如脑底部的穿通动脉和基底动脉的旁中央支，使这些小动脉发生血管透明脂肪样变，微栓塞或微动脉瘤形成。亦可通过机械性刺激和损伤直径大于 200mm 的大血管或大血管的内皮细胞，动脉壁的损害又将进一步激活体内细胞因子及内分泌系统，造成了动脉粥样硬化，加重脂质斑块的不稳定性，从而导致了心脑血管病事件发生率的增加。正常人的动脉血压成明显的昼夜波动，多表现为“双峰双谷”即：血压夜间 2~3 时最低，清晨起床活动后血压迅速升高，上午 6~8 时和下午 4~6 时出现两个高峰，晚上 8 时以后呈缓慢下降趋势，这种血压昼夜节律变化对适应机体的活动，保护心脑血管正常结构与功能起着重要作用。血压昼夜节律异常与靶器官损害有密切的相关性。

中医认为正常的血液运行有赖于宗气、营气、卫气的功能正常。宗气注于心脉之中，促进心脏推动血液运行。营气随宗气行于脉之中，而卫气行于分肉之间。宗气、营气、卫气功能的失常会导致心主血脉功能失常，导致血压升高。脑中风患者，以肝肾阴虚为病机的根本，兼或有风、痰、火、瘀之邪，风阳上扰，气血并走于上；痰、瘀阻络，火性上炎，炼津为痰，气血运行失调，而表现为血压升高。醒脑开窍滋补肝肾以治其本，人迎为气海所输注的穴位，具有调整机体阴阳，疏通气血之功，足三里健脾益气、扶正培元，太冲、合谷疏通、畅达全身气机促进周身气血运行，曲池调和气血，共奏滋补肝肾，调整阴阳，调和气血之功。从解剖角度，人迎穴位于喉结旁 1.5 寸，此穴下为颈内动脉分歧处，即是颈动脉窦所在。颈动脉窦压力感受器，感受动脉血压的波动，通过窦神经传入冲动，使心迷走中枢的紧张性增强，心血管交感中枢的紧张性活动降低，从而调节血压。针刺人迎穴调节血压可能是通过调节压力感受性反射实现的。

（七）结论

高血压合并脑中风病人以肝肾阴虚为病机根本，存在阴阳气血失调。醒脑开窍法滋补肝肾以治本，配合人迎、曲池、合谷、太冲、足三里穴，调节阴阳、调和气血，从而有效的降低高血压合并脑中风病人的血压水平，改善患者的血压节律。

［上海针灸杂志，2012，31（8）：550−552.］

"醒脑开窍"针刺法治疗假性球麻痹40例临床观察

段洪涛

假性球麻痹是脑血管疾病的严重并发症。急性脑血管疾病发生后，常造成脑实质的出血或缺血、缺氧、充血及水肿，致使两侧皮质延髓受到损害，直接或间接地导致吞咽、迷走、舌下等神经功能障碍，而出现假性球麻痹。临床表现可见吞咽困难，声音嘶哑，构音障碍，饮水返呛等症状。本病多因诱发吸入性肺炎及营养严重消耗而致死。中医学将其归属于"喉痹"等范畴。近几年来，笔者应用醒脑开窍针刺方法治疗本病，取得了较好的疗效，现报告如下。

（一）临床资料

1. 一般资料

80例假性球麻痹患者均为天津中医药大学第一附属医院针灸部住院部的患者，采用随机方法将其分为醒脑开窍针刺组和普通针刺组各40例。其中醒脑开窍针刺组中男22例，女18例，年龄44~79岁，平均61岁。患脑梗死33例、脑出血7例。普通针刺组中男21例、女19例，年龄42~78岁，平均60.2岁。患脑梗死33例、脑出血7例。所有患者均为患脑卒中病史2次以上者，病程14天~1.5年。两组在性别、年龄、病性、病程等方面进行比较，均无显著性差异，具有可比性。

2. 诊断标准

（1）脑CT或核共振（MRI）确诊为脑血管疾病（脑实质有出血、缺血病灶）。

（2）吞咽困难，语言障碍，构音障碍。

（3）软腭反射消失，咽反射减弱，无舌肌萎缩及震颤，舌体歪斜或卷舌，咀嚼肌正常或无力。

（4）情感障碍，表情呆滞，反应迟钝或强哭强笑，病理性脑干反射阳性。

（5）有2次或2次以上中风史，特别是双侧皮质延髓束受损，且上述症状超过20天以上。

凡具备（1）、（2）及（3）~（5）中任意2条者即可确诊。

（二）治疗与观察方法

1. 治疗方法

两组均予神经内科常规治疗（包括营养神经、改善脑代谢、控制血压、血糖，调节血脂，脑梗死患者加用活血化瘀、抗血小板等）和康复治疗。

醒脑开窍针刺组：选穴：人中、内关、三阴交、廉泉、天突、风池、完骨、翳风（均双侧）。操作：刺人中穴，向鼻中隔方向斜刺 0.3~0.5 寸，雀啄泻法，以流泪或眼球湿润为度。双侧内关直刺 0.5~1 寸，采用提插捻转泻法。三阴交直刺 1~1.5 寸，行提插补法。风池、完骨、翳风穴均双侧，针向结喉，进针 2.0~2.5 寸，高频率小幅度捻转补法 1 分钟，以咽喉麻胀为宜。廉泉，向舌根斜刺 2~2.5 寸。天突：先直刺 0.2 寸，然后将针尖转向下方，紧靠胸骨后方刺入 3 寸，不留针。咽后壁点刺法：患者张口，用压舌板压住舌体，暴露咽后壁，用 3 寸针点刺双侧咽后壁。

普通针刺组选穴同醒脑开窍针刺组，针刺手法采取提插捻转平补平泻法。

疗程：每日针刺 1 次，留针 30 分钟，14 次为 1 个疗程，连续治疗 2 个疗程后评定疗效。

2. 统计学方法

应用 SPSS 10.0 统计软件，计数资料采用卡方检验，计量资料采用 t 检验。

（三）治疗结果

1. 疗效标准

（1）临床治愈：吞咽功能恢复正常，声音清楚，精神正常，有软腭反射。

（2）显效：吞咽功能基本恢复，饮食偶有发呛，声音嘶哑较前改善，强哭强笑症状发作时能迅速控制，软腭反射减弱。

（3）好转：吞咽功能较前改善，进食时能下咽，可不用鼻饲维持热量，软腭反射迟钝。

（4）无效：上述症状无改善者。临床治愈加显效为有效。

2. 两组临床疗效比较（见表 2–8–1）

表 2–8–1　两组临床疗效比较 [例（%）]

组别	例数	治愈	显效	好转	无效	总有效率
醒脑开窍组	40	20	16	2	2	36（90.00）
普通针刺组	40	4	18	10	8	25（55.00）

由表 2–8–1 可知，醒脑开窍针刺组的总有效率为 90.00%，普通针刺组的总有效率为 55.00%，$P<0.05$，醒脑开窍针刺组疗效明显优于普通针刺组。

（四）讨论

假性球麻痹是以吞咽障碍、构音障碍、言语障碍、情感障碍为主要特征。中医学将其归属于“中风”、“痱”、“喉痹”等范畴，其病理特点是肝肾阴虚，气血不足，痰浊淤血痹阻脉络，关窍闭塞。治疗上则以滋阴活络，通关利窍为主。调神导气可调动机体内在的积极因素，使咽喉诸症由病理状态向生理功能转换。故采用醒脑开窍法以调神导气，滋补三阴，通关利窍。人中穴为督脉与手足阳明经交会穴。督脉起于胞中，上行入脑达颠，故泻人中可调督脉，开窍启闭。内关穴为八脉交会穴之一，通于阴维，属厥阴心包经之络穴，有养心安神、疏通气血之功。三阴交穴系足太阴脾、足厥阴肝、足少阴肾经之交会穴，有补肾滋阴生髓之功能。廉泉穴为阴维、任脉之会，居于咽部，可调节阴经之气，以达滋阴健脑、通利关窍之功；风池穴乃治风要穴，为足少阳与阴维之会，位居头顶，归属胆经，可条达阳经之气，潜阳息风，活血化瘀，清头利窍。配合局部取穴，诸穴合用可调神导气、平衡阴阳，通关利窍。咽后壁点刺是一种反射疗法，有疏通脉络、祛瘀生新的作用。

醒脑开窍针刺治疗假性球麻痹具有简、便、廉、效等特点，通过针刺，可以调神导气、平衡阴阳，通关利窍。患者容易接受且临床疗效显著，值得临床推广应用。

[江苏中医，2010，42（6）：54-55.]

醒脑开窍针刺法治疗脑卒中后动眼神经麻痹的临床观察

陈静　曹辰虹　张妍

脑卒中后动眼神经麻痹是影响卒中康复效果的因素之一，它并不随着卒中其他症状的好转而有相应改善。近年来我们运用石氏“醒脑开窍针刺法”配合局部取穴治疗急性脑卒中动眼神经麻痹 29 例收效良好，现报道如下。

（一）临床资料

1. 一般资料

将我院 2009 年 4 月 ~2011 年 11 月间在我院确诊为急性脑卒中后动眼神经麻痹的患者60例，按照随机数字表随机分为两组，排除5例中途退出者，A组26例，B 组 29 例。两组间性别、年龄、病程等一般资料无统计学差异（$P>0.05$），具有可比性，详见表 2 –9–1。两组患者治疗前眼裂大小、瞳孔大小、眼球运动情况比较，差异亦无统计学意义（$P>0.05$）。

表 2–9–1　两组患者性别、年龄、病程比较

组别	性别	年龄（$\bar{x} \pm s$，岁）	病程（$\bar{x} \pm s$，天）
A组（n=26）	15/11	47.82 ± 12.60	3.13 ± 1.77
B组（n=29）	16/13	46.10 ± 14.25	2.85 ± 2.24

2. 诊断标准

参照 1995 年全国第四届脑血管病学术会议通过的《各类脑血管疾病诊断要点》，并经头颅 CT 或 MRI 证实国家中医药管理局 1994 年颁布的《中医病证诊断疗效标准》。

3. 纳入标准

①符合眼肌麻痹诊断标准并且病程在 7 天以内的患者；②符合《神经病学》关于眼球运动神经麻痹的诊断标准；③明确发病原因为脑卒中并能配合治疗的患者。

4. 排除标准

①先天性动眼神经麻痹、重症肌无力、严重外伤、癔病；②动眼神经麻痹系由脑卒中以外的疾病引起者；③病程超过 7 天以上者；④合并有严重心脑血管或其他系统疾病者；⑤临床病例资料不全或不能按照规定疗程治疗者。

（二）治疗方法

A 组：基础治疗 + 常规针刺法治疗

取穴：发病之日起 7 天内以内关、水沟、三阴交为主穴，发病第 8 天起以印堂、上星透百会为主穴。配合风池、完骨、天柱、合谷，局部皮肤消毒后，快速进针，平补平泻提插捻转至得气后留针 30 分钟，局部穴取睛明、太阳、四白、球后、鱼腰，小幅度平补平泻捻转至得气后留针 30 分钟。

B 组：基础治疗 + 醒脑开窍针刺法治疗

取穴：同 A 组。发病之日起 7 天内以醒脑开窍针刺法为主，自发病第 8 天起选用小醒脑开窍针刺法。先刺双侧内关，提插捻转泻法 1 分钟；继刺水沟，向鼻中隔的方向斜刺 0.3~0.5 寸，采用雀啄法，以眼湿润为度。再刺三阴交穴，采用提插补法。印堂、上星透百会用快速小幅度捻转手法。风池、完骨、天柱采用小幅度高频率捻转补法，每穴施手法 1 分钟。睛明穴进针得气即可，太阳、四白、球后、鱼腰施平补平泻小幅度捻转法。

注意事项：①针眶内穴时一定先将眼球压向一侧，以防刺伤眼球；②眶内穴起针后必须马上按压针眼 3 分钟，以防眼内出血。

每日 1 次，逢周日休息 1 天，21 次为一疗程，休息 3 天后进行下一疗程。治疗 2 个疗程后统计疗效。

（三）疗效观察

1. 评定方法

（1）治疗前后瞳孔大小评定

在一定光线下，患者目视正前方，测得患者瞳孔大小。

（2）治疗前后眼睑下垂情况评定

在一定光线下，患者目视正前方，测得患者眼裂大小。

（3）治疗前后眼球运动情况评定

固定患者头部，两眼注视并跟随医师的示指尖移动，以患者目视正前方时瞳孔中央的位置为起点，观察治疗前后患眼向麻痹肌作用方向的运动情况，并分级评分：0= 眼球运动正常；1= 眼球运动轻度受限；2= 眼球运动明显受限；3= 眼球无运动。

2. 疗效评定标准

痊愈：眼球运动正常，复视、上睑下垂等症状消失，眼裂大小恢复正常。显效：眼球运动基本正常，复视、上睑下垂明显改善，眼裂大小接近正常。有效：

眼肌运动功能有所恢复，眼球活动略有进步，复视有不同程度改善，眼裂较治疗前变大。无效：连续治疗 3 个疗程，症状无明显改善。

3. 统计学处理

采用 SPSS11.5 软件包进行统计学分析。计量资料以均数 ± 标准差（$\bar{x} \pm s$）表示，采用 t 检验或 Mann–WhiterU 检验；计数资料以率或构成比表示，采用卡方检验；等级资料采用 Mann–WhiterU 检验。

（四）结果

1. 两组患者疗效比较

表 2–9–2 说明醒脑开窍针刺法治疗脑卒中后动眼神经麻痹患者的总有效率明显高于常规针刺法。

表 2–9–2　两组患者疗效比较（例）

组别	例数	痊愈	显效	有效	无效	总有效率
A组	26	12	7	5	2	92.31%
B组	29	21	5	2	1	96.55%☆

注：与A组相比，☆$P<0.05$。

2. 两组患者治疗前后眼裂大小比较

治疗前两组患者眼裂大小差异无明显统计学意义（$P>0.05$），具有可比性。两组治疗后与治疗前比较，差异均有显著统计学意义（$P<0.01$），表明针刺可显著改善脑卒中后动眼神经麻痹患者的眼裂大小。两组治疗后比较，差异有明显统计学意义（$P<0.05$），说明醒脑开窍针刺在改善脑卒中后动眼神经麻痹患者眼裂大小方面优于常规针刺治疗。见表 2–9–3。

表 2–9–3　两组患者治疗前后眼裂大小比较（$\bar{x} \pm s$，mm）

组别	治疗前	治疗后
A组	2.71 ± 0.65	5.84 ± 0.47▲
B组	2.66 ± 0.52	7.15 ± 0.43▲☆

注：与治疗前相比，▲$P<0.01$，与A组相比，☆$P<0.05$。

3. 两组患者治疗前后瞳孔大小比较

治疗前两组瞳孔大小差异无统计学意义（$P>0.05$），具有可比性。两组治疗后与治疗前比较，差异均有统计学意义（$P<0.05$），表明针刺可明显改善脑卒中后动眼神经麻痹患者的瞳孔大小。两组治疗后比较，差异有统计学意义（$P<0.05$），说明醒脑开窍针刺法在改善脑卒中后动眼神经麻痹患者瞳孔大小方面

优于常规针刺治疗。见表 2–9–4。

表 2–9–4　两组患者治疗前后瞳孔大小比较（$\bar{x} \pm s$，mm）

组别	治疗前	治疗后
A组	4.51 ± 0.36	3.96 ± 0.32△
B组	4.58 ± 0.42	3.61 ± 0.34△☆

注：与治疗前相比，△P<0.05，与A组相比，☆P<0.05。

4. 两组患者眼球运动情况比较

治疗前两组患者眼球运动差异无统计学意义（P>0.05），具有可比性。两组治疗后与治疗前比较，差异均有统计学意义（P<0.01），表明针刺可显著改善脑卒中后动眼神经麻痹患者的眼球运动。两组治疗后比较，差异有统计学意义（P<0.05），说明醒脑开窍针刺法在改善脑卒中后动眼神经麻痹患者眼球运动方面优于常规针刺治疗。见表 2–9–5。

表 2–9–5　两组患者眼球运动情况比较（分）

组别	治疗前	治疗后
A组	2.08 ± 0.98	1.31 ± 1.01▲
B组	2.10 ± 0.94	0.79 ± 0.72▲☆

注：与治疗前相比，▲P<0.01，与A组相比，☆P<0.05。

（五）讨论

卒中后动眼神经麻痹既可以是神经核性原因，也可以是周围性损伤所致，常规治疗以抗栓、脑保护、营养神经为主，取得了一定效果。

“醒脑开窍”针刺法是石学敏院士为治疗中风病所创。《素问·痿论》篇有“治痿独取阳明”之说，针灸治疗中风历来以取阳经腧穴为主，忽略了病变部位在元神之府“脑”，故“醒脑开窍”针刺法以脑府立论，依“主不明则十二官危”的理论根，“凡刺之法，先必本于神”，“醒脑开窍”针刺法就是立足于“醒脑”“醒神”“调神”，对中风及中风后出现的一系列并发症有明显疗效。本病属中医学“睑废”“上胞下垂”“视歧”“目偏视”等范畴，但其病位在脑，属元神之府蒙蔽，窍闭神匿，神不导气，故治疗上突出调神导气。“醒脑开窍”刺法取以开窍启闭、改善元神之府功能为主的阴经腧穴（内关、水沟、三阴交）为主穴。水沟为督脉、手足阳明经之会，督脉起于胞中，上行入脑，取之可调督脉，开窍启闭以“醒脑”“醒神”。内关为八脉交会穴之一，通于阴维，属厥阴心包之络穴，有养心宁神、疏通气血之功。三阴交为足太阴、足厥阴、足少阴三经之会，有益肾生髓之效。肾藏精，精生髓，脑为髓海，髓海有余可促进脑的生理功能恢复，三穴相配可促进脑组织的代谢和修复，改善大脑的生理功能，收到“醒神开窍”之功。急性期过后，以人中、印堂、上星“小醒神”。取风池、完骨、翳风，共奏通关利窍之功。石学敏院士基于中风病“神窍匿闭”之病机学说和“启闭开窍”针刺法的确立，提出行针施术以“泻”法为主，配合局部穴位，强调整体与局部治疗相结合，终使神清气导窍开，达到理想的治疗效果。

研究表明，针刺眼周腧穴可直接兴奋受损眼神经，提高麻痹眼肌的肌张力，使受损的眼神经和麻痹的眼肌恢复到正常功能，从而使患侧眼球运动较迅速的恢复正常，复视、斜视也随之消失。另外，针刺还可增强受损眼肌的放电量，加速血液循环，促进其新陈代谢，改善神经冲动的传递，使麻痹的神经纤维再生，从而使病情得到改善或治愈。

本研究不仅提示针刺治疗脑卒中所致动眼神经麻痹有效，而且运用醒脑开窍针刺法可提高疗效，为临床工作者治疗脑卒中后动眼神经麻痹提供参考。

[天津中医药，2013，30（9）：534-536.]

针刺结合语言康复治疗脑卒中后运动性失语

张浪　许军峰

失语症是语言获得后的障碍，是由于大脑损伤所引起的言语功能受损或丧失，常表现为听、说、读、写、计算等方面的障碍。目前国内外按照不同的分类方法，将失语症分为不同的类型，国内对失语症的分类是以 Benson 为基础的，运动性失语就是其中一种。早在《内经》就有失语的记载，《素问・脉解》篇曰："内夺而厥，则为暗痱，此肾虚也，少阴不至者厥也。"暗者舌强不能语。后世历代医家亦有不同发挥。中医卒中失语的病因可归纳为痰热闭窍、风痰闭阻、肝肾两虚、气虚血瘀、痰阻肝阳上亢、痰阻气虚血瘀、痰阻脾虚、痰阻阳虚等。此例患者因急性脑梗死后出现右侧肢体活动不利，伴语言艰涩。西医以活血化瘀为法予以相应对症治疗，然对于卒中后失语疗效欠佳，针刺结合语言康复对此病疗效显著，能显著提高患者的交流能力。

（一）病案举例

李某，男，62 岁，主因右侧肢体活动不遂伴语言謇涩 1 个月余入院。患者 1 月前突发右侧肢体活动不遂伴语言謇涩，遂就诊于外院，查颅脑 MRI 示左侧额叶低密度灶，脑萎缩。诊断为急性脑梗死，经西医改善循环，降脂，降压等对症治疗后，右侧肢体活动不遂略有好转，但语言謇涩状况无明显改善。为求进一步治疗收入我病区，入院时，神清，精神可，右侧肢体活动不遂，语言謇涩，纳可，寐安，二便调，舌红，苔黄腻，脉弦细。既往高血压病病史 3 年。查体：右上肢肌力 2 级，右下肢肌力 2 级，膝反射（ ± ），病理反射未引出。

西医诊断：脑梗死，运动性失语，高血压病。

中医诊断：脑卒中（中脏腑），肝阳上亢、脉络闭阻证。

针灸取穴：内关、人中、三阴交，双侧人迎、尺泽、太冲，右侧委中、足三里、阳明经排刺，金津玉液及舌面点刺放血。

操作方法：嘱患者仰卧位，内关穴直刺 0.5~1 寸，采用捻转提插结合泻法，施手法 1 分钟，不留针。人中穴采用雀啄手法，至眼球湿润或流泪为度。三阴交穴进针 1~1.5 寸，用提插补法。人迎穴直刺 1.5 寸，视针体随动脉搏动节律而晃动时，使用小幅度，高频率捻转补法，捻转频率为 120~160 转 / 分钟，行手法 1 分钟，留针 30 分钟。尺泽穴直刺 0.5~0.8 寸，用提插泻法，以手外旋抽动 3 次为度。太冲穴直刺 0.8~1 寸，行捻转泻法。委中穴刺入穴位后，进针 1~1.5 寸，用提插泻法；以下肢抽动 3 次为度。阳明经排刺，舌面、金津、玉液，舌面点刺放血。

语言康复训练及操作：运动性失语主要表现为表达障碍明显于理解障碍。表现为说话量少，找词困难，语言贫乏而呈电报式言语。训练方法：以改善患者语言功能的为目的的 Schuell 的刺激法，主要以表达训练和文字阅读为主，逐次展开心理疏导，提高肺活量训练，发音训练等。很多患者在卒中后，肢体运动障碍，尤其语言交流障碍，使患者失去了生活的信心，此时心理疏导起着主导作用，多采取疏导心理法，稳定患者的情绪，使患者处于最佳心理状态尤其重要。训练时利用口形及声音训练，同时训练有关发音肌肉。在发音训练的过程中，采用视－教模方法，从英语元音音标开始，然后学喉音，舌音，唇齿音。以改善日常生活交流能力为目的的治疗方法。每次 25~30 分钟，1 次 / 日，14 天为 1 个疗程。

治疗 1 个疗程后，患者感觉右侧肢体力量交前增强，能说出简单常用词汇及短句，基本能理解家属语言。针刺结合语言康复治疗第 2 个疗程后，查体患者右侧上肢肌力 4 级，右侧下肢肌力 4 级，言语基本正常，能进行日常交流，临床基本痊愈。

（二）讨论

本案患者病机为肝阳上亢，脉络闭阻，脉络失养，舌体得不到濡养。中医学认为，脑卒中失语主要是由于风、火、痰浊、瘀血等病邪，上扰清窍，所致“窍闭神匿，神不导气”引起的舌、耳、目诸窍不利而发。所以取穴以阳经输血为主，尤其阳明经为多气多血之经，阳明经气血通畅，正气得以扶助，使机体功能逐渐恢复，分取手足阳经循行路线穴位具有调和气血，疏通经络的作用，泻人中穴，具有启闭、开窍、醒脑的作用；肝脉循行颠顶，泻太冲以平肝潜阳；脾胃者后天之本，亦为生痰之源，针足三里以理脾调胃，使五谷得以腐熟，精气得以化生，提升正气，胃经气机得以宣通，痰湿无法滋生。中风失语病位在心脑，然涉及脾肾等脏腑，舌与诸经脉及其别络联系紧密，故舌是发音器官的重要组成部分，舌面点刺，及金津玉液点刺放血，使瘀血祛而新血生，舌体脉络通畅，舌得以濡养，达到开窍利音的效果。

以上诸穴配合，醒脑开窍，平抑肝阳，疏经活络，利咽开音，标本兼顾。语言康复在国内是一门新兴学科，多数脑卒中患者由于偏瘫、失语等一系列症状，对生活失去了信心，所以心理疏导尤其重要。发音需脑、舌、牙齿、口腔、咬肌等一系列器官的协同作用，所以发音器官的训练也不得搁置，如咬肌，舌体运动，肺活量的训练等。康复师应从患者的日常生活用语入手，使患者逐渐恢复对生活的信心，建立起交流的欲望，听、说、读、写、计算、全面训练。针刺结合语言康复能有效的缩短脑卒中后运动性失语的治疗疗程。

西医对于脑梗死后失语患者，主要通过单纯的语言康复训练进行卒中后的语言恢复，其效果不甚理想。但是中医特别是在针灸结合语言康复治疗卒中后语言障碍，不仅能够有效刺激大脑，利于语言传到系统功能的发挥，使发音器官协同作用，还兼取语言康复治疗的效果，从而达到综合治疗的目的。该方法简单易行，可操作性强，疗效显著，值得同道中人研究探讨。

［长春中医药大学学报，2013，29（4）：636-637.］

针刺控制中风后继发癫痫临床观察

苑丽敏　王慧裕　李金坡

中风后继发癫痫为中风患者常见神经系统并发症，发生率为4.4%~13.8%。脑电图（EEG）是诊断癫痫的重要指标。我院针灸科采用针刺方法与抗癫痫药丙戊酸钠进行临床疗效比较，现报道如下。

（一）临床资料

1. 一般资料

本组60例均为我院针灸部住院病人。在常规行EEG检查时采用过度换气（HV）的方法均不同程度诱发出棘－慢波图形，提示癫痫发作。按入院先后顺序随机分为针刺组、西药组各30例。针刺组男17例，女13例；年龄45~72岁，平均60岁；病程最短28天，最长65天，平均42天。西药组男19例，女11例；年龄43~75岁，平均63岁；病程最短32天，最长67天，平均44天。两组患者一般资料经齐同性检验无统计学意义（均 $P>0.05$），具有可比性。

2. 诊断标准

符合第四届全国脑血管病学术会议制定的癫痫的诊断标准。

（1）纳入标准：① CT/MRA诊断为中风病；②全部病例否认癫痫病史；③签署知情同意书。

（2）排除标准：①中风病术后、复发或病情加重患者；②不能坚持治疗者。

（二）治疗方法

1. 针刺组

（1）取穴：人中、百会、神门。

（2）操作：人中向鼻中隔方向直刺0.2~0.3寸，用雀啄泻法，至眼球湿润；百会逆督脉方向沿皮刺0.5寸，得气后施捻转泻法1分钟；神门避开动、静脉直刺0.3~0.5寸，得气后施捻转补法1分钟，留针30分钟，每日1次，疗程4周。

2. 西药组

丙戊酸钠（德巴金，规格500mg），250mg/次，3次/日口服，疗程4周。

3. 观察指标

采用日本光电公司EEC–4217型8导脑电图机。取标准电压50μV；增益1μV；纸速1.5c/s；时间常数0.3；高频衰减30。分别于治疗前后采集患者HV后诱发出的棘－慢波图形进行比较，观察疗效。

（三）疗效观察

1. 疗效评定标准显效

治疗 4 周后复查 EEG，行 HV 后 EEG 呈现正常波形，未诱发出棘－慢波图形；有效：治疗 4 周后复查 EEG，行 HV 后 EEG 仍可诱发出棘－慢波图形，但较治疗前持续时间缩短，电压降低；无效：治疗前后 EEG 均诱发出棘－慢波图形，且前后比较无变化。

2. 治疗结果

两组疗效比较见表 2–11–1。治疗过程中所有患者均未发作癫痫。

表 2–11–1　两组临床疗效比较 [例，%]

组别	*n*	显效	有效	无效	总有效
针刺组	30	15（50.0）	14（46.7）	1（3.3）	29（96.7）
西药组	30	17（56.7）	12（40.0）	1（3.3）	29（96.7）

表 2–11–1 经齐同性检验，针刺组与西药组比较总有效率差异无统计学意义（$P>0.05$），说明两组疗效相当。

（四）讨论

中风又称脑卒中，是由大脑局部血液循环障碍所导致的神经功能缺损综合征，死亡率、致残率、复发率极高。若继发癫痫发作必定会加重脑损伤。有报道称中风后合并癫痫发作的死亡率与未合并癫痫发作的死亡率分别为 43.61%，9.57%，具有显著性差异。因此极早诊断和控制中风后癫痫的发作有利于中风的恢复，降低其死亡率。丙戊酸钠是目前公认的首选抗癫痫药，临床疗效显著。但丙戊酸钠存在诸多不良反应，如腹泻、恶心、呕吐等，长期服用可诱发胰腺炎、急性肝坏死及紫癜等。EEG 为目前早期确诊癫痫病的唯一指标。在予患者行 EEG 检查时采用 HV 方法，造成脑缺氧状态，诱发棘－慢波图形出现，说明患者在脑缺氧状态下存在发作癫痫的可能。中风后继发癫痫是由于患者中风后脏气不平，瘀血阻窍，脑络闭塞，心脑神机失用而致，正如《三因极一病症方论·癫痫叙论》说“夫癫痫病，皆由惊动，使脏气不平……厥而乃成”。故采用醒脑、宁心、安神的治疗原则以平脏气。水沟为醒脑要穴；百会属督脉，督脉为阳脉之海，与脑相通，可辅人中穴醒脑；神门为心经的原穴，可宁心、安神；诸穴合用，共奏醒脑、宁心、安神、平脏气的功效。采用针刺与口服丙戊酸钠进行疗效比较无显著性差异，说明两种方法有同等的控制中风后继发癫痫的效果。而针刺治疗无任何副作用，且对改善中风患者运动、感觉障碍具有良好效果；丙戊酸钠却具有诸多不良反应。《内经》云“上工治未病”，笔者采用针刺方法控制癫痫发作疗效显著，说明针刺具有改善脑缺氧状态的功效。降低了中风患者在脑缺氧状态下继发癫痫的可能性，减少了中风因发作癫痫而增高的死亡风险。

[山西中医，2012，28（6）：26-28.]

针灸治疗对脑卒中后睡眠障碍患者的效果观察

黄梅　高淑红

为了提高脑卒中患者的睡眠质量及生活质量，并减少患者对镇静催眠药的依赖性和耐药性，我科在对针刺组进行针刺治疗未服用任何镇静安眠药，对照组临睡前常规给予艾司唑仑片2粒，并观察两组患者睡眠质量。两组治疗后在改善患者睡眠质量方面皆有统计学意义，且两组间效果差异也有统计学意义，取得了满意疗效。现报道如下。

（一）临床资料

1. 一般资料

本研究84例脑梗死后睡眠障碍患者，均为天津中医药大学第一附属医院针灸科四病区2011年8月~2010年10月住院病例，经CT或MRI确诊脑梗死，符合1995年全国第四届脑血管病会议制定的脑卒中诊断标准。

将84例患者预先用统计软件SPSS 13.0随机分为两组，即对照组和针刺组各42例。入组时告知患者及家属治疗方案，特别是针刺组要充分取得患者家属的理解和支持，不配合者不纳入本次研究，两组都签下知情同意书。两组患者性别、年龄、病程、文化程度比较无显著差异（$P>0.05$），具有可比性。

2. 纳入标准

①均为初次发病；②发病时间不超过15天；③神志清楚，无意识障碍，无明显语言理解和表达障碍；④既往无睡眠障碍，现患者诉入睡困难或易醒、醒后难以入睡，客观入睡困难（30分钟以上），实际睡眠时间减少（少于6小时），易醒（夜醒2次或2次以上，或每夜觉醒时间超过30分钟）；⑤经辅助检查及临床测试无其他心因性因素及疾患。

3. 排除标准

①多次发病；②发病时间超过15天；③神志不清，有意识障碍、语言理解困难或表达困难；④既往发病前有睡眠障碍；⑤病情不稳定或兼有其他重症疾患。

（二）治疗方法

对照组临睡前口服2mg艾司唑仑，根据患者睡眠情况每周服用4~7次。

针刺组采用针刺治疗。主穴：百会、四神聪、神门、印堂、安眠、照海、申脉。操作方法：神门、印堂、四神聪、安眠用平补平泻法提插捻转1分钟，照海用提插捻转补法操作1分钟，申脉用提插捻转泻法操作1分钟。

配穴：肝火扰心加行间、侠溪；痰热内扰加丰隆、内庭；心脾两虚加心俞、脾俞；心肾不交加心俞、肾俞；心胆气虚加心俞、胆俞；脾胃不和加公孙、足三里。配穴按虚补实泻法操作1分钟。日1次，下午3点至4点针刺治疗，得气后留针30分钟，每周针刺6日，两周为一疗程。

另外，两组确保睡眠环境的合理化、同步化，要给患者创造温馨、舒适的睡眠环境。病房内的温度适宜，床铺保持干燥，枕头柔软，高度适中，有助睡眠。提前告知患者熄灯时间并在晚上11点统一熄室内灯，可保留床头灯，尽量减少病房陪护人员的走动声和医务人员的走动声、治疗仪器的机械声，将噪声降至最低。对长期卧床患者应约束白天睡眠时间，严格控制午睡时间不宜过长，以防睡眠习惯倒错。

（三）疗效观察

1. 睡眠疗效评价标准

参照中华人民共和国卫生部1993年颁布实施的《中药新药临床研究指导原则》制定。痊愈：睡眠时间恢复正常或夜间睡眠时间在6小时以上，睡眠深沉，醒后精力充沛；显效：睡眠明显好转，睡眠时间增加至3小时以上，睡眠深沉加深；有效：症状减轻，睡眠时间较前增加不足3小时；无效：治疗后失眠无明显改善或反加重者。

2. 统计学方法

采用SPSS 13.0软件，采用卡方检验。

3. 治疗结果

表2-12-1　治疗3天后的结果

组别	痊愈	显效	有效	无效	总有效率
针刺组	20	17	3	2	95.23%
对照组	13	12	9	8	85.71%

表2-12-2　治疗2周后的结果

组别	痊愈	显效	有效	无效	总有效率
针刺组	28	8	4	2	95.23%
对照组	14	13	11	4	90.47%

表2-12-1、2-12-2结果显示，与对照组比较，针灸治疗中风后睡眠障碍的疗效十分理想（P均<0.05），治疗后3天的数据显示针灸起效快，能及时解决患者的睡眠障碍，治疗后第2周的数据显示针灸长期疗效可靠、安全、稳定。

（四）讨论

睡眠障碍是脑卒中后常见的并发症。有资料表明脑卒中患者大约有98%伴有失眠和睡眠结构紊乱。睡眠是维持机体健康不可缺少的生理过程，是机体复原、整合和巩固记忆的重要环节，其生理重要性仅次于呼吸和心跳。脑卒中后发生失眠不仅会影响患者的身心健康及神经功能康复治疗，而且会加重脑卒中危险因素如高血压、糖尿病等疾病的症状，甚至诱发脑梗死或脑出血的复发。但相比于其他并发症，脑卒中后睡眠障碍往往不被重视，多数以短期的镇静安神药对症治疗为主，而此类药物易引起过度镇静、中毒、耐受、成瘾等副作用，可能会掩盖原发病精神症状，不利于及时观察病情变化，给医疗工作者的诊断及治疗工作增加了难度。

中医认为失眠症的病因是阴阳失调、阳不入阴。《灵枢·口问》曰："阳气尽，阴气盛，则目瞑；阴气尽而阳气盛，则寤矣。"《素问·阴阳应象大论》曰："阴在内，阳之守也；阳在外，阴之使也。"治则为调整阴阳，《素问·生气通天论》曰："阴平阳秘精神乃治，阴阳历和精气乃绝。"白天阳长阴消，阴气内守而阳气外用，人可精力充沛而日常活动，夜晚阴长阳消，阳入于阴即可入眠休息。如此昼作夜息，才能使人体的阴阳适应自然界阴阳的变化。所以睡眠障碍的治疗必须以引阳入阴为主，针灸治疗的机制也在于调整人体的阴阳，安神利眠。针灸治疗睡眠障碍的效果良好，尤其是下午或晚上行针，可顺应阴长阳消的规律，效果更佳。其中百会是督脉经穴，位于颠顶三阳五会，是督脉"如络于脑"的头部取穴，四神聪为经外奇穴，也位于脑部，"脑为元神之府"，两穴配合可调理脑神、宁心安眠。安眠穴为经外奇穴，具有镇静安神之功效，是治疗失眠的经验穴。跷脉理论是针灸治疗中的一大特点，八脉交会穴中申脉通于阳跷，照海通于阴跷，根据失眠的病因，泻申脉补照海，调理阴阳使其达到阴平阳秘，充分体现了中医"治病必求于本"的治疗原则。

本研究着重于中风后睡眠障碍，针灸治疗是中风患者肢体功能治疗的首选治疗，临床上效果显著，中风后睡眠障碍患者是在针刺治疗肢体功能障碍同时针刺治疗其并发症睡眠障碍，有着方便有利的治疗条件，针刺穴位也易于临床医师操作，并发症的治疗与原发病的治疗是同步进行的，有相辅相成之功效，可进一步研究探讨。

［针灸临床杂志，2012，28（10）：15-16.］

针刺配合十宣放血治疗卒中后肩手综合征疗效观察

戴晓矞　杜元灏

肩手综合征（SHS）现又称反射性交感神经营养不良综合征（RSD），是卒中后偏瘫患者的常见合并症。临床上主要表现为偏瘫侧肩痛，手肿及被动活动后疼痛加剧，严重影响了偏瘫肢体功能的恢复，甚至造成肩、手、指的永久性畸形。肩手综合征易发于卒中后3月内，临床上将其病程大致分为三期：一期以肩、手、腕、指的疼痛、肿胀、活动受限为主，二期以皮肤与小肌肉的萎缩为主，三期则手呈挛缩状，皮肤与肌肉萎缩明显，临床难以治愈。本组试验仅选取一期患者作为观察对象。

（一）临床资料

1. 病例来源

本研究中的90例患者均来源于2006年1月~2008年5月于我院针灸科住院患者，以入院先后随机分为治疗组和对照组。

2. 一般资料

治疗组：45例患者中，男性30例，女性15例；年龄最小42岁，最大72岁，平均年龄62.7岁；其中脑梗死38例，脑出血7例；病程最长52天，最短21天，病程平均43.7天。

对照组：45例患者中，男性27例，女性18例；年龄最小38岁，最大76岁，平均年龄63.6岁；其中脑梗死36例，脑出血9例；病程最长56天，最短24天，平均病程为46.2天。患者一般资料经组间比较差异无显著性意义（$P>0.05$）。

3. 诊断标准

纳入标准：所有患者均经头CT或MRI诊断确诊为脑梗死或脑出血患者，所有患者均符合江藤氏肩手综合征诊断标准，参照Kozin标准中肩手综合征评分≥8分，且属于肩手综合征Ⅰ期患者。

排除标准：合并已知的可能导致周围神经功能障碍的疾病，如严重糖尿病、慢性酒精中毒、肾功能不全；既往存在肩关节病变、肩部外伤、颈椎病、臂丛病变、腕管综合征；及不能给予症状适当评估的患者。

（二）治疗方法

治疗组（醒脑开窍法+十宣放血）：取穴：醒脑开窍针法常规上肢取穴：极

泉、尺泽、肩髃、外关、合谷。操作：极泉、尺泽用提插泻法，使针感向手部扩散，快针不留针；其余各穴施捻转提插泻法，以穴位局部酸胀为度，留针 30 分钟，每日 1 次。十宣穴严格消毒后，予快速点刺放血，每指放血 10~20 滴，隔日 1 次，28 天为 1 疗程。

对照组（单纯醒脑开窍组）：除不采用十宣放血外，其余取穴及操作同治疗组。28 天为 1 个疗程。

（三）疗效观察

1. 疗效标准

参照 Kozin 标准，以肩手综合征评估量表做为治疗前后的评分标准。于治疗前后分别予以打分，以计算症状积分率，症状积分率参考尼莫地平法。症状积分率 =（治疗前积分 – 治疗后积分）/ 治疗前积分 ×100%。痊愈：临床症状、体征明显改善，症状积分≥ 95%；显效：临床症状、体征明显改善，症状积分≥ 70%；有效：临床症状、体征明显改善，症状积分≥ 30%；无效：临床症状、体征有改善，症状积分减少不足 30%。

2. 治疗结果

临床观察显示，治疗组与对照组的总有效率分别为 95.56% 和 82.2%，经 x^2 检验，两组疗效比较有显著性差异（$P<0.05$），说明治疗组疗效优于对照组，见表 2–13–1。

表 2–13–1　针刺组与对照组治疗前后疗效对比

组别	n	痊愈	显效	有效	无效	总有效率（%）
治疗组	45	2	22	19	2	95.56
对照组	45	1	16	20	8	82.22

注：经 x^2 检验，两组疗效比较有显著性差异（$P<0.05$）。

（四）讨论

肩手综合征是卒中后偏瘫患者的常见合并症，发病率为 12.5%~61%，表现为患肢疼痛、肿胀、关节活动受限等，对于偏瘫患者的功能恢复形成严重障碍。至今，肩手综合征的发病机制尚不明确，许多理论仍处于假说阶段，学者们亦进行了积极有益的探讨。目前公认的 Babath B 报道了 Mobery 应用静脉造影证明了卒中后肩手综合征患者患手静脉回流的严重受阻，进而由于手部水肿而致患侧上肢水肿、肩部软组织、关节囊缺血缺氧导致肩部剧痛的相关报道。可见末梢血运的瘀阻与本病的成因及其相关。而这与中医传统理论的解释在某种意义上，可谓不谋而合。中医传统理论认为“痛则不通”，气血瘀滞导致关节痹阻，经脉不通而致痛。《金匮要略》有云：“血不利则为水。”气血瘀滞亦导致四肢末节的水肿。

治疗组中运用醒脑开窍针刺法，可以疏通患肢经气，使经气顺达，在治疗组及对照组中，运用同样的醒脑开窍针刺法均取得良好的效果，但单纯的使经气调达并不能完全减轻患肢的水肿及疼痛。所以配合十宣放血，十宣穴为经外奇穴，以刺络方式使其尽出其血，可使手部瘀滞的气血得以疏通，从而起到消肿止痛的目的。现代研究认为疼痛是由于致痛物质不能迅速转运和分解而引起的，而十宣穴放血，可使手部微小血管扩张，血液循环得以改善，致痛物质得以转运和分解，所以疼痛可以消除，水肿得以恢复。

本组试验中，我们观察到，卒中后肩手综合征出现的时间早晚与肢体瘫痪的严重程度并无相关性，这一观察与国内的一些报道相吻合。在治疗过程中，治疗时机的掌握至关重要，越早介入针灸治疗，效果越为显著，本组试验只遴选了肩手综合征Ⅰ期的患者，疗效较为显著，但随着病程的迁延，治疗效果亦随之减弱，目前临床正在摸索更为有效的治疗方法。这也为我们今后的研究指明了方向。

［四川中医，2009，27（7）：113-114.］

头针体针结合治疗缺血性中风后便秘 30 例

田晓芳　王琪

便秘是中风病的常见伴随症状之一，中风后患者多因长期卧床、体位改变等原因导致胃肠蠕动减缓，大便排出不畅，易导致便秘。对于中风患者来说，由于大便秘结而过分用力排便，使腹腔压力增高，心脏收缩加强，血压升高，容易诱发再次中风或加重原有病情，进一步影响原发病的治疗。因此，中风后保持大便通畅对于中风的恢复至关重要。笔者应用头针体针结合治疗缺血性中风后便秘 30 例，取得满意疗效，现报道如下。

（一）临床资料

1. 一般资料

60 例患者均来自 2010 年 6 月 ~2011 年 1 月天津中医药大学第一附属医院针灸科住院部，采用完全随机方法（随机数字表）随机分为 2 组。观察组 30 例，男 16 例，女 14 例，年龄 59.97 ± 9.5 岁，病程 21.83 ± 4.37 天；对照组 30 例，男 17 例，女 13 例，年龄 57.90 ± 9.2 岁，病程 23.50 ± 4.46 天。两组性别、年龄、病程等方面经统计学处理，差异无显著性意义（P>0.05），具有可比性。

2. 诊断标准

缺血性中风西医诊断参照《各类脑血管疾病诊断要点》。中医诊断参照《中风病诊断与疗效评定标准》中缺血性中风的诊断。

便秘的诊断标准参照 1999 年中华医学会外科学分会肛肠外科学组《便秘诊治暂行标准》。诊断要点：大便量太少、太硬、排出困难；或合并一些特殊症状，如长时间用力排便，直肠胀感，排便不尽感，甚至需用手法帮助排便；在不使用泻剂的情况下，7 天内自发性排空粪便不超过 2 次或长期无便意。

3. 纳入标准

①符合缺血性中风和便秘诊断标准，发病时间 3 个月以内的初次发病者；②各项生命体征平稳的住院患者；③年龄 40~75 岁；④知情同意者。

4. 排除标准

①肠道器质性病变者，如炎症性肠病、肠结核、结肠息肉等；②有消化道手术病史者；③严重原发性疾病及精神病患者；④严重心肝肾功能损害者；⑤不愿接受本治疗者。

（二）治疗方法

1. 观察组

取穴：足运感区、水道、归来、外水道、外归来、天枢。

足运感区位于前后正中线的中点旁开左右各 1cm，向后引平行于正中线的 3cm 长的直线。患者取仰卧位，常规消毒。采用 0.30mm × 50mm 针灸针，针体与皮肤呈 15 度沿头皮快速进针，待针体进入帽状腱膜下层，指下不紧不松而有吸针感时，行小幅度高频捻转约 200 次 / 分钟，捻转角度 90~180 度，得气后选用 G6805-2A 型电针治疗仪，采用疏密波，频率 80~100 次 / 分钟，强度以患者能耐受为度，通电 30 分钟。

左外水道位于左水道外侧 2 寸，左外归来位于左归来外侧 2 寸，采用 0.30mm × 80mm 针灸针，针刺两侧天枢、左侧水道、归来、外水道、外归来，进针 2~2.5 寸，均行呼吸泻法，行针 1 分钟。

每天治疗 1 次，7 天为 1 个疗程，连续治疗 2 个疗程。

2. 对照组

予服用番泻叶，每次取番泻叶 3~5g，用开水 100ml 冲泡 10 分钟后饮下。每日 1 次，7 天为 1 个疗程，连续治疗 2 个疗程。

3. 统计学处理

采用 SPSS 11.0 软件包进行统计学处理，数据以均数 ± 标准差表示。等级资料采用 Ridit 分析，计量资料采用配对 t 检验。

（三）疗效观察

1. 症状评分标准

主症：首次排便时间，排便间隔时间，排便速度，排便性状，排便难度，便意；按其难易程度分别计分（程度 1=0 分，程度 2=2 分，程度 3=4 分），见表 2-14-1。兼症：腹痛，腹胀，头晕，乏力，口苦，心烦易怒，食欲不振，骶骨部等疼痛。兼症出现 1 个症状者为 0.5 分，无为 0 分。

表 2-14-1　便秘程度评定标准

项目	程度1（0分）	程度2（2分）	程度3（4分）
首次排便时间	<4小时	4~24小时	>24小时
排便间隔时间	<24小时	24~72小时	>72小时
排便速度	<5分钟	5~10分钟	>10分钟
排便形状	成形	干结	颗粒
排便难度	不费力	用力	手抠
便意	急	微弱	无

2. 疗效标准

根据 1994 年国家中医药管理局发布的《中医病证诊断疗效标准》。痊愈：大便恢复正常；有效：排便间隔时间缩短 1 天，或便质干结改善，其他症状均有好转，且积分减少 >1/3，但是不足 2/3；无效：便秘或其他症状无改善或积分值减少不足 1/3。

3. 结果

（1）两组疗效比较见表 2-14-2。

表 2-14-2　两组疗效比较（例）

组别	n	痊愈	有效	无效	总有效率%
观察组	30	12	10	8	73.33
对照组	30	11	10	9	70.00

注：经Ridit分析，u=0.2223，$P>0.05$。

（2）两组治疗前后症状积分比较见表 2-14-3。

表 2-14-3　两组治疗前后症状积分比较（分，$\bar{x} \pm s$）

组别	n	治疗前	治疗后
观察组	30	22.03 ± 4.73	8.23 ± 4.65①②
对照组	30	21.74 ± 4.02	11.24 ± 5.84①

注：与同组治疗前比较，①$P<0.05$；与对照组治疗后比较，②<0.05。

（四）讨论

近年来，随着中风发病率的逐年升高，中风后便秘的发病率也逐步上升。中风后便秘，严重威胁中风患者的生活质量，甚至诱发脑血管病的再次发生。

足运感区位于旁中央小叶的头皮投射部位，而大脑皮层旁中央小叶恰是人体大脑中枢排便控制区。针刺足运感区可以改善该部位的脑部血液循环，调整局部血流供应状况，对排便中枢有直接调整作用。针刺基础上加用电针，选用疏密波，意在加强针刺对排便中枢旁中央小叶的作用，促进排便。笔者选取大肠的募穴—天枢,《素问·六微旨大论》云:“天枢之上，天气主之；天枢之下，地气主之。”张景岳注曰：“枢，枢机也，居阴阳升降之中，是为天枢。”取双侧天枢深刺，可升清降浊，调畅气机以通腑实，畅利三焦。水道、归来、外归来、外水道为脾胃经脉所过，具有调理脾胃、宣通三焦气机之效。三焦通利，脾胃运化功能正常，则大肠腑气通调，便结自解。另外，左水道、左归来、左外水道、左外归来位于降结肠处，针刺此四穴，从西医学来说可以刺激结肠运动，并可使感觉传至腰骶部脊髓内排便初级中枢和大脑皮层，使之能逐渐支配结肠和直肠的运动，使大便排除。天枢配合本经水道、归来，推陈致新，安和五脏，共奏通腑降浊、祛除余邪之功。

本研究结果显示，观察组与对照组疗效比较差异无显著性意义（$P>0.05$），但观察组治疗后症状积分的改善情况优于对照组（$P<0.05$）。提示头体针结合治疗缺血性中风后便秘疗效与番泻叶基本一致，但更能有效改善患者的症状，减轻患者痛苦。另外，在研究过程中，对照组出现 7 例患者（23.33%）腹痛，3 例（10.00%）腹泻，而观察组未出现不适症状。因此，笔者认为头针体针结合治疗缺血性中风后便秘具有疗效好、安全、副作用小的特点，值得临床推广。

［广西中医药，2012，35（3）：22-23.］

针刺治疗中风后复视症32例

李澎

中风后复视症是脑血管病常见的并发症状之一。主要因脑干损伤或颅神经受累，致眼肌功能障碍而引发本病。笔者采用针刺的方法治疗本病，现报告如下。

（一）临床资料

1. 一般资料

32例患者均为住院病人，其中男21例，女11例；年龄最小57岁，最大81岁；脑梗塞20例，脑出血12例；病程最短3.5小时，最长27天，平均16天。

2. 诊断标准

（1）均有脑血管病史。

（2）患者自觉症状有复视。

（3）Lancaster屏试法（+）。

（二）治疗方法

1. 取穴

主穴取光明、风池、三阴交。阴虚阳亢者，加太冲透涌泉；阴阳俱损者，加气海、关元。

2. 操作

光明穴直刺0.5~1寸，施提插捻转补法，令局部有胀感，施术1分钟；针双侧风池穴，针尖向对侧内眼角方向，直刺1~1.5寸，施小幅度高频率捻转补法，令局部有胀感，施术1~2分钟；三阴交直刺1~1.5寸，施提插补法，令下肢有麻胀感。太冲向涌泉方向透刺1~1.5寸，令足心有痛感；气海、关元直刺1~1.5寸，施呼吸补法，然后加温针灸。

每日针刺1次，留针20~30分钟，5天为1个疗程。

（三）治疗效果

1. 疗效标准

痊愈：复视完全消失。

无效：复视无明显改变。

2. 治疗结果

痊愈31例，无效1例，总有效率为96.88%。

3. 病例介绍

患者，男,55岁，干部，以“左半身不遂伴复视9天”入院。头颅CT示脑干、右基底及额叶梗死。患者自觉复视，向左视物时明显。检查：投射试验呈异常。眼底检查无异常。入院后即以本法治疗，旨在补益肝肾，填髓明目，针光明、风池、三阴交；关元温针灸，连续治疗12天，复视消失。

（四）讨论

复视乃西医学术语，中医学属“视一为二症”范畴。《灵枢·大惑论》谓：“精散则视歧，视歧见两物。”《审视谣函》曰：“视一为二症，此症谓目视一物而为二也。乃光华耗衰，偏隔败坏矣。病在胆肾，胆肾真精不足，而阳光失其主倚，故错乱而渺视为二。”故本病以本虚为主，病位在肝、胆、肾，治宜滋补肝肾，填精益髓，濡养筋脉。由是深感，本病虽复杂，但若遵循《灵枢·九针十二原》：“神在秋毫，属意病者”和《灵枢·官能》“用针之要，勿忘其神”之训，法宜权变，通晓医理，即可收到满意的疗效。

光明穴为足少阳胆经络穴，且足少阳经“起目锐眦”，“至锐眦后”，“经脉所过，主治所及”。同时，光明穴又是治疗眼疾的要穴。风池穴亦为少阳经穴，可补髓养血，通利眼窍；三阴交可补益肝肾，诸穴合用，相得益彰。

本法操作简便，起效迅速，疗效稳定，可重复性强，避免了西药治疗的毒副作用，易于临床推广。

［上海针灸杂志，2005，24（1）：24-24.］

不同刺激量针刺合谷穴治疗缺血性脑卒中后中枢性面瘫随机对照研究

李凌鑫　田光　孟智宏　樊小农　张春红　石学敏

中枢性面瘫是指各种原因导致面神经核以上神经通路损伤所致的面肌瘫痪，其临床特征为病灶对侧下部面肌瘫痪而上部面肌不受累，表现为鼻唇沟变浅、口角歪斜等，面肌功能障碍常增加患者心理负担，影响患者社会功能，降低患者生活质量。近年来临床报道，针灸治疗中枢性面瘫取得良好疗效，其中最常选用的穴位为合谷穴。“面口合谷收”明确记载于“四总穴歌”，是针灸临床实践所遵循的重要指导原则之一，但迄今为止尚未见报道有关探讨针刺合谷穴治疗中枢性面瘫临床疗效及其量效关系的随机对照临床试验。本研究结合临床采用不同刺激量针刺合谷穴治疗缺血性脑卒中后中枢性面瘫，以 Hours-Brackmann 面神经功能分级系统量表、多伦多面神经分级系统量表、面神经麻痹程度分级量表和面部残疾指数问卷表为疗效判定指标，研究不同刺激量针刺合谷穴对缺血性脑卒中致中枢性面瘫疗效的影响，探讨其量效关系及最优针刺方案，为临床实践提供循证依据，从量效关系角度阐释“面口合谷收”的科学内涵，现报告如下。

（一）临床资料

1. 一般资料

本研究所纳入 50 例病例均为 2012 年 3 月至 2012 年 7 月天津中医药大学第一附属医院针灸部缺血性脑卒中后中枢性面瘫住院患者，本临床试验经天津中医药大学临床研究伦理委员会批准（伦理审查批件号：TJ UTCM-EC20110006），在中国临床试验注册中心注册（注册号：ChiCTR-TRC-12002745）。所有患者采用随机数字结合编秩法分组，利用 SPSS.v17.0 随机数字生成器自动生成包含 50 个数字的随机数字序列（随机种子数 =50，随机函数为均值 =100、标准差 =10 的正态分布函数），并与入组病例入院时间先后顺序一致，将随机数字按从小到大进行编秩（rank，R），并规定 R 值 1~10 为合谷 1 组；R 值 11~20 为合谷 2 组；R 值 21~30 为合谷 3 组；R 值 31~40 为合谷 4 组；R 值 41~50 为对照组，每组各 10 例患者。各组患者性别、年龄、病程、体重指数比较差异无统计学意义（均 $P>0.05$），具有可比性，见表 2-16-1。

2. 诊断标准

符合《中国急性缺血性脑卒中诊治指南 2010》诊断标准，并参考《现代面神经外科的基础与临床》自拟中枢性面瘫的诊断标准：在脑梗死的基础上，静止位时表现为双侧额纹对称等深，双侧眉毛高度、睑裂大小相等；不同程度的一侧鼻唇沟变浅，口角下垂或歪斜。动态观察时闭眼、蹙额、皱眉正常；耸鼻、鼓腮不对称；示齿、咧嘴口角歪斜；吹口哨不能、流涎、进食时该侧口腔存留食物等。

表 2-16-1　各组中枢性面瘫患者一般资料比较

组别	例数	性别（例）		年龄（岁）			病程（d）			体重指数
		男	女	最小	最大	平均（$\bar{x} \pm s$）	最短	最长	平均[M（Q）]	（$\bar{x} \pm s$）
合谷1组	10	4	6	41	67	57 ± 9	5	21	13（13）	24.0 ± 3.8
合谷2组	10	6	4	43	78	56 ± 13	1	15	7（13）	23.8 ± 4.8
合谷3组	10	7	3	48	65	58 ± 7	1	17	15（15）	22.2 ± 2.3
合谷4组	10	4	6	55	79	64 ± 9	1	21	15（12）	23.3 ± 3.4
对照组	10	6	4	44	77	63 ± 13	2	21	15（5）	24.1 ± 4.4

注：M（Q）表示中位数（四分位间距），下同。

3. 纳入标准

符合以上诊断标准；首次发病，病程≤ 30 天；年龄 40~80 岁；对本试验知情同意并签署知情同意书者；课题组保留所有病例的原始受试资料。

4. 排除标准

①既往有脑卒中史遗留有面瘫患者；②短暂性脑缺血发作、周围性面瘫致面肌不对称、蛛网膜下腔出血、脑出血手术后患者，曾采用溶栓治疗的脑梗死患者；③严重意识障碍者，及合并有严重心血管、肝、肾和造血系统等原发性疾病、严重并发症者，如心力衰竭、肾衰竭、癌症等，以及其他对患者生存质量的影响超过中风的疾病或状态；④有精神病史、痴呆病史，存在失语等认知功能障碍，不能表述意见者；⑤怀疑确有乙醇、药物滥用病史，或根据判断具有降低入组可能性或使入组复杂化的其他病史，如工作环境经常变动、容易造成失访的情况，或不能完成基本疗程、依从性可能不好者；⑥正在参加其他临床研究的受试者。

（二）治疗方法

合谷 1 组 ~4 组采用不同刺激量针刺合谷穴加中西医基础治疗；对照组仅采用中西医基础治疗。

1. 合谷针刺方案

取面瘫对侧合谷穴，穴位局部常规消毒，采用 0.25mm×40mm 华佗牌一次性针灸针，针刺深度均为 10~15mm，施以捻转行针手法，捻转角度 90°~180°，捻转频率 120 次 / 分钟，每次治疗留针时间均为 20 分钟。按针刺方向和行针时间组成 4 个不同刺激量组，各组刺激参数如下：①合谷 1 组：直刺进针，即与皮肤呈约 90° 角进针，行针 5 秒；②合谷 2 组：逆经脉斜刺进针，即向三间穴方向与皮肤呈约 60°~70° 角进针，行针 5 秒；③合谷 3 组：直刺进针，行针 30 秒；④合谷 4 组：逆经脉斜刺进针，行针 30 秒，以上针刺每天 1 次，14 天为一疗程，治疗 1 个疗程后统计疗效。

2. 中西医基础治疗

（1）中医基础治疗

①针刺治疗：脑卒中针刺治疗采用醒脑开窍针刺法，主穴为双侧内关、水沟、患侧三阴交，辅穴为患侧极泉、尺泽、委中；其他兼症如吞咽障碍取风池、完骨、翳风，语言不利取上廉泉及双侧旁廉泉，手指握固取合谷及八邪，足内翻取丘墟透照海。中枢性面瘫针刺取患侧迎香、地仓、颊车、颧髎。操作方法：穴位局部常规消毒，采用 0.25mm×40mm、0.25mm×75mm 华佗牌一次性针灸针，双侧内关直刺 10~15mm，采用捻转提插相结合泻法，施手法 1 分钟；水沟，向鼻中隔方向斜刺 5~10mm，用重雀啄手法，至眼球湿润或流泪为度；三阴交，沿胫骨内侧缘与皮肤呈 45° 角斜刺，用提插补法，使患侧下肢抽动 3 次为度；极泉，原穴沿经下移 20~30mm，避开腋毛，直刺 10~15mm，用提插泻法，以患侧上肢抽动 3 次为度；尺泽，屈肘成 120° 角，直刺 10~15mm，用提插泻法，使患者前臂、手指抽动 3 次为度；委中，仰卧直腿抬高取穴，直刺 5~15mm，施提插泻法，使患侧下肢抽动 3 次为度；患侧迎香、地仓、颊车、颧髎均直刺 3~5mm，行平补平泻法，留针 20 分钟。每天 1 次，14 天为一疗程，治疗 1 个疗程后统计疗效。

②中药治疗：4 种中成药：a. 丹芪偏瘫胶囊（主要成分：黄芪、丹参、赤芍、川芎、当归、红花、水蛭、土鳖虫、远志、石菖蒲、人工牛黄等；国药准字：Z 20010105；天津市石天药业有限公司生产），口服每次 4 粒，每天 3 次；b. 扶正合剂［院内制剂，主要成分：炙黄芪、冬虫夏草等；批准文号：津药制字（2001）Z 第 0235 号］，口服每次 50ml，每天 2 次，早晚服用；c. 益肾养肝合剂［院内制剂，主要成分：黄芪、山茱萸等；批准文号：津药制字（2001）Z 第 0251 号］，口服每次 50ml，每天 2 次，早晚服用；d. 活血通络汤（院内协定方，组成：红花

10g、炒桃仁 10g、炙乳香 10g、炙没药 10g、全蝎 10g、地龙 10g、制川乌 10g、制草乌 10g），外用泡洗偏瘫侧肢体，每天 1 次，共治疗 14 天。

（2）西医基础治疗

参照《中国急性缺血性脑卒中诊治指南 2010 年》，根据具体情况应用吸氧与呼吸支持、心脏功能监测与心脏病变处理，体温、血压、血糖、血脂控制，营养支持、抗血小板、抗凝、降纤、扩容、防治并发症等，制定个体化治疗方案。常用治疗药物如阿司匹林肠溶片、阿托伐他汀钙片、非洛地平缓释片、蚓激酶胶囊等，共治疗 14 天。

（三）疗效观察

1. 观察指标

本研究以患者临床症状和生活质量量表评分为结局指标，采用 Hours-Brackmann 量表、多伦多面神经分级量表、面神经麻痹程度分级量表、面部残疾指数问卷表 4 种量表对患者临床症状及社会功能改善程度进行量化评分，并以治疗前后症状改善程度来评估疗效并探讨量效关系及其最优针刺量学参数。所有量表的评估由一名熟练掌握 4 种量表评价的研究人员进行。

（1）Hours-Brackmann 量表（H-B）：主要评价双侧面肌运动对称程度、有无联带运动及面肌挛缩或痉挛，损伤程度分 6 级。Ⅰ级：正常，功能值 100%；Ⅱ级：轻度功能障碍，功能值 70%~99%；Ⅲ级：中度功能障碍，功能值 51%~75%；Ⅳ级：中重度功能障碍，功能值 26%~50%；Ⅴ级：功能严重障碍，功能值 1%~25%；Ⅵ级：完全麻痹，功能值 0%。

（2）多伦多面神经分级系统（TFGS）量表：主要从静态、动态下评估双侧面肌对称程度及有无联带运动，损伤程度分 6 级。Ⅰ级：正常，评分 85~100 分；Ⅱ级：轻度功能障碍，评分 75~84 分；Ⅲ级：中度功能障碍，评分 55~74 分；Ⅳ级：中重度功能障碍，评分 40~54 分；Ⅴ级：功能严重障碍，评分 25~39 分；Ⅵ级：完全麻痹，评分 0~24 分。

（3）面神经麻痹程度分级量表（DFNP）：主要评估抬额、皱眉、闭眼、耸鼻、鼓腮、示齿、咧嘴等面肌运动功能，损伤程度分 6 级。Ⅰ级：正常，评分 100 分；Ⅱ级：轻度功能障碍，评分 75~99 分；Ⅲ级：中度功能障碍，评分 50~74 分；Ⅳ级：中重度功能障碍，评分 25~49 分；Ⅴ级：功能严重障碍，评分 1~24 分；Ⅵ级：完全麻痹，评分 0 分。

（4）面部残疾指数问卷表（FDI）：主要从日常生活方面考察面瘫患者吃东西、喝饮料、讲话、刷牙或漱口、眼睛干涩或多泪等 5 项躯体功能困难程度和是否因面瘫而影响患者保持平静心态、出现孤独感、发脾气、失眠、放弃正常社交活动等 5 项社会生活功能，前者评分范围为 0~25 分，得分越高提示面瘫程度越轻，后者评分范围为 5~30 分，得分越低提示面瘫程度越轻。

2. 疗效评定标准

根据临床症状改善情况，自拟疗效判定标准。痊愈：临床症状完全或几乎完全消失；显效：临床症状较治疗前有显著改善；有效：临床症状较治疗前有一定改善；无效：临床症状较治疗前无明显改善或加重。

3. 统计学处理

采用 SPSS17.0 软件进行统计学分析，对于计量资料，如数据服从正态分布且方差齐性，用均数 ± 标准差（$\bar{x} \pm s$）表示，采用配对 t 检验或单因素方差分析检验，如数据不服从正态分布或总体方差不齐，统计描述采用［中位数（四分位间距）］，即［M（Q）］表示，统计分析则采用 Kruskal–Wallis 或 Wilcoxon signed–rank 秩和检验；对于计数资料或单向有序等级分组资料，采用配对四格表或行 × 列表 χ^2 检验。检验水平定为 $\alpha = 0.05$，$P<0.05$ 作为有统计学意义标准。

4. 治疗结果

（1）各组患者治疗前后各临床症状量表评分比较（见表 2–16–2、表 2–16–3）。

表 2–16–2、表 2–16–3 结果显示，各组治疗前各项评分比较差异均无统计学意义（均 $P>0.05$），组间具可比性。合谷 1 组 ~4 组治疗后 H–B 量表、TFGS 量表、DFNP 量表和 FDI 躯体功能评分较治疗前均有明显改善，差异有统计学意义（均 $P<0.05$），FDI 社会功能评分较治疗前无改善（均 $P>0.05$）；对照组治疗后各量表评分较治疗前均无明显改善（均 $P>0.05$）。合谷 1 组 ~4 组 H–B 量表评分差值均明显高于对照组（均 $P<0.05$）；合谷 2 组 TFGS 量表评分差值明显高于对照组（$P<0.05$）；合谷 1 组、合谷 2 组 DFNP 量表评分差值均明显高于对照组（均 $P<0.05$）。合谷 1 组 ~4 组各量表评分差值组间比较，差异均无统计学意义（均 $P>0.05$）。

表 2-16-2 各组中枢性面瘫患者治疗前后 HB、TFGS、DFNP 临床症状量表评分比较（$\bar{x}\pm s$）分

组别	例数	HB功能值（%）			TFGS评分			DFNP评分		
		治疗前	治疗后	差值	治疗前	治疗后	差值	治疗前	治疗后	差值
合谷1组	10	67.0 ± 9.5	78.0 ± 6.8 [1)]	11.0 ± 7.1 [2)]	70.8 ± 6.0	73.5 ± 3.5 [1)]	2.6 ± 5.3	78.3 ± 7.2	85.8 ± 3.0 [1)]	7.5 ± 5.0 [2)]
合谷2组	10	60.0 ± 11.3	72.0 ± 5.3 [1)]	12.0 ± 12.2 [2)]	69.3 ± 7.7	75.3 ± 8.5 [1)]	6.0 ± 6.3 [2)]	70.8 ± 13.7	82.1 ± 5.3 [1)]	11.3 ± 8.5 [2)]
合谷3组	10	53.0 ± 11.7	65.0 ± 15.3 [1)]	12.0 ± 11.4 [2)]	71.2 ± 5.3	72.6 ± 6.4 [1)]	1.3 ± 7.6	72.5 ± 5.5	77.5 ± 2.2 [1)]	5.0 ± 3.5
合谷4组	10	59.0 ± 9.7	68.0 ± 9.3 [1)]	9.0 ± 0.2 [2)]	60.6 ± 3.3	65.5 ± 7.1 [1)]	4.9 ± 4.8	72.5 ± 9.6	76.7 ± 6.5 [1)]	4.2 ± 3.8
对照组	10	61.0 ± 11.0	64.0 ± 12.8	3.0 ± 10.4	63.8 ± 4.9	64.1 ± 9.2	0.3 ± 6.3	73.3 ± 8.9	75.4 ± 6.2	2.1 ± 7.7

注：与本组治疗前比较，[1)] $P<0.05$；与对照组治疗前后差值比较，[2)] $P<0.05$。

表 2-16-3 各组中枢性面瘫患者治疗前后面瘫残疾指数问卷表评分比较

组别	例数	FDI躯体功能（$\bar{x}\pm s$分）			FDI社会功能（[M（Q）]，分）		
		治疗前	治疗后	差值	治疗前	治疗后	差值
合谷1组	10	22.0 ± 1.1	24.0 ± 1.2 [1)]	2.0 ± 1.0	[15（6）]	[14（3）]	1.0 ± 1.1
合谷2组	10	19.0 ± 2.2	22.0 ± 1.4 [1)]	3.0 ± 1.9	[12（2）]	[12（2）]	0.0 ± 0.8
合谷3组	10	21.0 ± 2.2	23.0 ± 1.6 [1)]	2.0 ± 1.6	[14（3）]	[13（3）]	1.0 ± 0.2
合谷4组	10	21.0 ± 1.9	23.0 ± 1.8 [1)]	2.0 ± 0.7	[10（5）]	[11（3）]	−1.0 ± 0.5
对照组	10	22.0 ± 3.1	23.0 ± 1.3	1.0 ± 2.5	[12（4）]	[12（2）]	0.0 ± 0.7

注：与本组治疗前比较，[1)] $P<0.05$。

（2）各组患者临床疗效比较（见表 2-16-4）

表 2-16-4　各组中枢性面瘫患者临床疗效比较

组别	例数	痊愈	显效	有效	无效	总有效率（%）
合谷1组	10	0	7	2	1	90.0 1)
合谷2组	10	0	7	3	0	100.0 1)
合谷3组	10	0	6	3	1	90.0 1)
合谷4组	10	0	5	3	2	80.0 1)
对照组	10	0	3	3	4	60.0

注：与对照组总有效率比较，1）$P<0.05$。

表 2-16-4 结果显示，治疗后合谷 2 组疗效最高，对照组最低，合谷 1 组、合谷 3 组、合谷 4 组疗效居中，合谷 1 组 ~4 组临床总有效率均明显高于对照组（均 $P<0.05$），但合谷 1 组 ~4 组之间比较，临床疗效差异均无统计学意义（均 $P>0.05$）。

（四）讨论

本研究以缺血性脑卒中后中枢性面瘫为研究载体，以不同刺激量针刺合谷穴为干预方法，以常用面瘫临床症状积分量表为观察指标，采用随机对照临床试验的研究方法，科学验证针刺合谷穴治疗中枢性面瘫的疗效并探讨其量效关系。研究结果表明，不同刺激量合谷组治疗后 4 种量表评分均较治疗前有显著改善，而对照组治疗后各量表评分较治疗前均无明显变化，同时，各合谷组在 H–B 量表、TFGS 量表及 DFNP 量表评估时均较对照组能明显提高患者临床症状评分，结果提示合谷穴可有效改善缺血性脑卒中患者面瘫相关临床症状，与既往相关报道结果一致。

有学者运用计算机对自《黄帝内经》至清代末年的 62 本针灸古籍进行检索统计，结果显示古代针灸治疗面瘫使用频率最高的远道取穴即为合谷穴。本研究再次证实合谷穴治疗中枢性面瘫有确切临床疗效，用随机对照临床试验的西医学研究方法阐释了中医学“面口合谷收”的经典论述。同时本研究提示对照组治疗后各量表评分较治疗前均有提高，总有效率为 60.0%，表明对照组治疗方法也可一定程度改善患者临床症状，对脑缺血后中枢性面瘫产生疗效。笔者考虑上述研究结果可能与本研究方案中应用了面瘫基础针刺处方、脑梗死基础针刺处方及基础中西药物治疗有关。

中枢性面瘫有别于周围性面瘫，是脑梗死后的一个症状，其病位在脑，病因为脑缺血，故其治疗方法均有别于周围性面瘫。本研究面瘫基础针刺处方为地仓、颊车、迎香、颧髎，其中前两穴为文献中总结的古代治疗面瘫使用频率最高的两个局部穴。也有研究表明，采用常规药物＋面部针刺＋活血化瘀穴位(百会、足三里、合谷、太冲)方案治疗中枢性面瘫远期疗效最好。本研究对照组采用的基础针刺及中西药物治疗方案可能通过改善脑血液循环、营养脑神经等发挥神经保护作用，从而改善中枢性面瘫相关症状。有学者认为针刺方向、作用力大小、行针时间和针刺间隔时间是针刺量学的四大要素，笔者前期研究表明，针刺刺激量是针刺治疗的内在本质特征，故本研究根据不同针刺方向和行针时间设计出4种不同刺激量的合谷穴针刺方案。

从量效关系角度分析，本研究结果表明不同刺激量的各合谷组治疗后临床症状评分提高程度各不相同，其临床总有效率也不同，其中合谷2组针刺方法提高患者临床症状评分程度最大，临床疗效也最好，而合谷4组针刺方法提高程度最小，临床疗效也最差，其余合谷1组、合谷3组两组针刺方法居中，表明针刺合谷穴治疗中枢性面瘫可能因不同刺激量而存在不同临床疗效。①从针刺时间方面分析，本研究中合谷1组、合谷2组针刺时间为5秒，合谷3组、合谷4组为30秒，合谷1组、合谷2组两组临床症状改善均优于合谷3组、合谷4组，提示行针5秒较行针30秒能取得更好临床疗效。就行针时间与针刺刺激量关系而言，行针时间长，则刺激量大，行针时间短则刺激量小。有文献认为早期面瘫针刺治疗量宜小，本研究纳入病例均为发病30天内的脑梗死患者，均为早期中枢性面瘫，因此从针刺时间看，本研究结果也表明采用小刺激量治疗早期中枢性面瘫能取得更好临床疗效，推测这可能与脑梗死早期面神经与神经中枢的通路障碍尚处于初期有关，此期以较小刺激量针刺面瘫局部穴位，即可促进面部肌群神经通路功能恢复。从中医学讲，中风初期人体正气未衰，病邪未盛，刺激量宜小，此期过量的针刺治疗可能会耗伤正气反而影响疗效。②从针刺方向方面分析，本研究中合谷1组、合谷3组针刺方向为直刺，合谷2组、合谷4组为逆经脉方向斜刺，合谷1组、合谷3组临床症状改善程度稍低于合谷2、4两组，提示逆经脉方向斜刺合谷穴较直刺进针能取得更好临床疗效，笔者推测这可能与针刺手法迎随补泻及急性脑梗死病性虚实相关。传统针灸理论认为进针时迎着经脉循行来的方向为泻法，逆经脉方向针刺合谷即属迎随补泻法中的泻法。急性脑梗死属中医“中风”病范畴，从中医学角度看，中风初期病位在脑，病性属实，其针刺基本治则当用泻法，故本研究采用逆经脉方向针刺合谷穴能取得较好临床疗效。

本研究结果提示不同刺激量针刺合谷穴均可不同程度改善评价缺血性脑卒

中后中枢性面瘫患者面部病变程度的 H–B 量表、评价面部运动功能的 DFNP 和 TFGS 量表及 FDI 量表评分，既往研究提示这可能与刺激合谷穴激活同侧大脑中央前回、后回有关，两者分别为第一躯体感觉区和运动区，实现促进机体感觉与运动功能的恢复，或改善大脑皮层的血液供应，调整大脑皮层功能；加之配合体针的运用促进身体微环境的改善，有效提高大脑和颜面部的血运从而加速面瘫的恢复。运用 FDI 问卷表进行疗效评估时未能显示出各合谷组与对照组在减轻中枢性面瘫患者的社会、心理健康状态方面具有明显差异，这可能与本研究纳入对象均为发病 30 天以内的中枢性面瘫患者，面瘫只是缺血性脑卒中的一个继发症状，面瘫症状对于患者生存质量的影响远较原发的缺血性脑卒中对患者的生活质量的影响小有关。同时本研究结果也提示，不同刺激量针刺合谷穴对患者临床症状的改善程度及临床疗效各不相同，其中合谷 2 组，即逆经脉方向刺、行针 5 秒的针刺参数治疗中枢性面瘫的临床症状评分提高程度最佳，临床疗效也最优，这一结果提示不同针刺量可取得不同的临床疗效，优化针刺刺激参数有利于获得更好的疗效。

综上所述，本研究通过不同刺激量的合谷针刺组与对照组的试验分组设计，采用临床常用的面瘫症状量表为疗效指标，观察了合谷穴针刺治疗中枢性面瘫的临床疗效，科学验证了“面口合谷收”的中医学论述；同时在不同针刺时间与针刺方向所构成的不同刺激量条件下，探讨了合谷穴治疗中枢性面瘫的量效关系及其可能存在的最佳针刺方案，结果表明合谷穴治疗中枢性面瘫有确切临床疗效，且采用逆经脉方向刺、行针 5 秒的参数针刺合谷穴治疗缺血性脑卒中后中枢性面瘫疗效最佳。

［中国针灸，2014，34（7）：669–674.］

小醒脑针法辅助治疗突聋后期的临床疗效观察

韩丽　谯凤英

突发性耳聋是一种突然发生、原因不明的感音神经性聋。系耳鼻喉科常见急症之一，属于中医“卒聋”“暴聋”范畴。青少年和成人均可发病，虽有一定自愈倾向，仍有约1/3患者可造成不同程度的永久性聋。目前对该病治疗方法颇多，西医针对突发性耳聋病程较短的患者多采用改善微循环、营养神经细胞等方法，疗效不稳定，自5%~90%不等。对于病程较久的突发性耳聋进一步治疗尚无肯定有效的方法，而且随着病程的延长，治疗的有效率大大降低。自2006年以来，本院耳鼻喉科运用小醒脑针法配合常规针法治疗因早期延误诊治或经积极治疗未效、病程超过1个月的突发性耳聋患者45例，疗效满意，并设立了对照组进行对比观察，现报道如下。

（一）临床资料

1. 一般资料

本组135例患者按就诊先后顺序随机分为“小醒脑”针法辅助观察组45例、常规针刺对照Ⅰ组45例、高压氧对照Ⅱ组45例。观察组中男26例，女19例；年龄最小20岁，最大59岁。对照Ⅰ组中男22例，女23例；年龄最小20岁，最大57岁。对照Ⅱ组中男21例，女24例；年龄最小18岁，最大60岁。3组均为单耳发病，病程为1~12个月，病例的性别、年龄、病程等一般资料相比，经统计学处理，差异无显著性意义（$P>0.05$），具有可比性。

2. 诊断标准

以中华人民共和国医药行业标准，暴聋的定义、诊断依据为准，同时参照《突发性耳聋的诊断和治疗指南》中华医学会耳鼻咽喉颈外科杂志编辑委员会（2006年8月）：①听力突然下降，1~2天内听力下降到高峰，多为单耳发病，或伴耳鸣、眩晕；②常有恼怒、劳累、感寒等因素；③耳部检查：鼓膜多无明显变化，或有浑浊；④听力检查呈感音神经性聋。

3. 纳入标准

①选择年龄16~60岁的符合暴聋的定义及诊断依据中各项条款的男女患者；②病程超过1个月；③坚持完成全程治疗者；④无合并其他全身性严重疾病者。

4. 排除标准

①排除耳眩晕、耳胀、耳闭症的患者；②除外传导性耳聋的患者；③排除高血压、糖尿病等全身性疾病引起的突发性耳聋；④排除自身免疫性耳聋、伪聋、

癔病性聋；⑤排除暴震性耳聋、药物性耳聋；⑥不接纳针灸者。

5. 中医暴聋辨证标准

①风邪外犯：突发耳聋，伴鼻塞、流涕，或有头痛、耳胀闷，或有恶寒、发热、身疼，舌苔薄白，脉浮。②肝胆火逆：情志抑郁或恼怒之后，突发耳聋，伴偏头痛、口苦、鼻咽发干、便秘、尿黄、面红目赤、易怒，舌红，苔黄，脉弦数。③气滞血瘀：耳聋伴耳中胀闷感、耳鸣不休，或因强大声音震击而成，耳痛拒按，舌质暗红，脉涩。

（二）治疗方法

观察组采用常规取穴耳门、听宫、翳风、中渚、侠溪、合谷配合小醒脑针法（百会、四神聪、风池、完骨、天柱），对照组Ⅰ组采用常规取穴。随症配穴：风邪外犯，加耳门、外关；肝胆火逆，加太冲；气滞血瘀，加三阴交。毫针刺，针用泻法，每日 1 次，每次留针 20~30 分钟，12 次为 1 个疗程。

注意事项：四神聪，针向百会穴，进针 0.5~0.8 寸；印堂，向鼻根部斜刺 0.3~0.5 寸，施用雀啄泻法 30 秒；上星、百会沿皮平刺，进针 0.5~1 寸，施用捻转泻法 30 秒，留针 20 分钟。对照Ⅱ组高压氧舱治疗：压力为 0.1MPa，吸浓度为 100% 氧气 2 次，每次 60 分钟，2 次间隔时间为 10 分钟，每天 1 次，12 次为 1 个疗程。

（三）疗效判断标准

参照 1997 年中华耳鼻咽喉科杂志编辑委员会制定的“突发性耳聋的诊断依据和疗效标准”；疗效分级：（1）痊愈：0.25~4kHz 各频率听阈恢复正常，或达健耳水平，或达此次患病前水平。（2）显效：上述频率平均听力提高 30dB 以上。（3）有效：上述频率平均听力提高 15~30dB。（4）无效：上述频率平均听力改善不足 15dB。

（四）治疗结果

见表 2-17-1。

表 2-17-1　3 组突聋后期患者疗效对比（%）

组别	N	显效	有效	无效	总有效率
观察组	45	5（11.1）	28（62.2）	12（26.7）	（73.3）
对照Ⅰ组	45	6（13.3）	21（46.7）	18（40.0）	（60.0）
对照Ⅱ组	45	5（11.1）	10（22.2）	30（66.7）	（33.3）

注：3组比较 χ^2=16.898，P<0.05；观察组与治疗组比较，① χ^2=2.291，P>0.05；② χ^2=16.241，P<0.01；对照Ⅰ组与对照Ⅱ组比较；③ χ^2=6.994，P<0.05；④观察组与对照Ⅰ组有效率比较，χ^2=4.772，P<0.05。

（五）讨论

1. 结论

从本文结果看，观察组、对照Ⅰ组与对照Ⅱ组的总有效率相比较均 $P<0.05$，说明针灸治疗突聋后期疗效确切且明显优于高压氧组。观察组与对照Ⅰ组两组总有效率进行比较 $P>0.05$，说明二者治疗突聋后期总有效率无明显差异。但由于错过最佳治疗时机，选择两组有效率做进一步比较，得到 $P<0.05$，差异有显著性意义。说明“小醒脑”针法辅助治疗突聋后期效果更为显著。

2. 针灸治疗突聋的疗效机制

多数学者认为突聋的发病与病毒感染、内耳微循环障碍、自身免疫等因素有关。西医学实验和临床研究证实，针刺可以有效抑制内耳免疫应答，改善内耳微循环，提高残存听力功能。而“小醒脑”针法是针对部分神志病变及头面部疾患的一种有效辅助针法。据报道“小醒脑”针法，可以缓解血管平滑肌的痉挛，显著改善椎－基底动脉的供血状态，使耳部供血增加，并可明显改善患者的血液流变性，进而改善听力。暴聋即突聋，病名出自《灵枢·寒热病》“暴聋气蒙，耳目不明”。中医学认为，暴聋多因风热之邪壅闭清窍，少阳经气遏阻，或情志怫郁，气机逆乱所致。暴聋后期，又因迁延而致病情虚实夹杂难治。《医林改错·上卷》中记载耳与脑关系密切，“两耳通脑，所听之声归于脑……耳窍通脑之道路中，若有阻滞，故耳实聋”，本针“小醒脑”刺法选穴风池、完骨、天柱，其经络走行分别属于足少阳胆经、足太阳膀胱经。颠顶胆经腧穴可清头目、利官窍；膀胱经“起于目内眦，上额，交颠……直者，从颠入络脑”，可益气调血，补益脑髓。二经配合使用，共奏疏通经络，行气活血，滋补脑髓，聪益耳窍之效。百会为督脉穴位，督脉与脑密切相关，又为“三阳五会”；四神聪为经外奇穴，两穴常合而为用以激发经气，疏通经络，使脑髓得气血之荣养而复聪。

突发性耳聋属耳鼻喉科疑难病症，虽有相当比例的患者可以自愈，但如不能自愈且治疗失败，则患者往往残留不同程度的感音神经性聋，严重影响患者听觉功能和生活质量。有资料表明，突发性耳聋病程超过1个月，已失去自然恢复的可能性。目前，突聋一般强调早期治疗，而对后期治疗的相关研究及报道甚少，且临床常用的改善微循环、营养神经细胞等方法，针对突发性耳聋病程迁延的患者，疗效不确切。因此，探讨该病后期的有效治疗方法，对于降低病残率和改善病人的生活质量等方面具有重要意义。

［辽宁中医杂志，2009，36（4）：622-623.］

体针配合耳穴治疗高血压病40例临床观察

王敏　杜宇征　李银红　段卫华

高血压病（EH）是一种严重危害人类健康的常见病，近十余年来，其发病率呈明显上升趋势。高血压是心脑血管疾病的高危因素，严重影响心脑肾的功能，是导致心脑血管疾病死亡的主要原因之一。目前临床治疗高血压以降压药物为主，但降压药物存在不同程度的副作用。而大量的临床资料显示针刺治疗高血压病不但无副作用，而且具有良好的临床疗效。

笔者在2011年7月至2012年4月期间，观察针刺体穴配合贴压耳穴治疗高血压病患者40例，收到良好疗效，现报告如下。

（一）临床资料

1. 一般资料

40例患者全部来自天津中医药大学第一附属医院针灸门诊，就诊时间为2011年11月至2012年4月。其中男性23例，女性17例；发病年龄：35~50岁7例，50~60岁14例，60~70岁19例；病程最短2年，最长10年。

2. 诊断标准

根据中国高血压防治指南（2005年修订版）中高血压的定义，在未使用抗高血压药的情况下，收缩压≥140mmHg和（或）舒张压≥90mmHg，即诊断为高血压。

3. 纳入标准

①符合上述诊断标准者均可作为试验病例；②年龄在40~70岁之间；③已签署知情同意书者。

4. 排除标准

①不符合上述诊断标准和纳入标准者；②未签署知情同意书者；③合并有心脑血管、肝、肾和造血系统等严重危及生命的原发性疾病以及精神病患者；④晕针或由于其他原因不能接受本观察治疗者。

（二）治疗方法

1. 处方

体穴：合谷、太冲、足三里、曲池、人迎及头维穴。耳穴：选用治疗高血压病的特定穴和阳性反应点：降压沟、角窝上、神门、心、肾上腺五个穴位。

2. 针具

选用天津某公司生产的“汉医”牌一次性针灸针，对每位患者使用统一的针具，规格为：0.30mm×40mm。用王不留行籽贴压耳穴。

3. 操作方法

针刺手法：双侧合谷穴、太冲、足三里、曲池、人迎、头维穴，常规消毒后，足三里、曲池分别直刺1~1.5寸，施以捻转补法1分钟；人迎穴避开颈总动脉，直刺1~1.5寸，视针体随动脉搏动而摆动，施以小幅度、高频率捻转补法，行手法1分钟；合谷、太冲分别直刺0.8~1寸，施以捻转泻法1分钟；头维平刺0.5~1寸，施以捻转泻法1分钟。每次留针30分钟，其间每隔5分钟行针1次，持续10~15秒，28天为1个疗程评定疗效。

耳穴贴压：耳廓常规消毒，选准耳穴后，每穴用0.5cm^{2}胶布将王不留行籽固定于耳穴上，嘱患者于针刺前后及每日晚8时左右按压耳穴5分钟，直至耳廓发红发热，双耳交替，隔日贴换一次，28天之后观察血压改善情况。

（三）疗效观察

血压疗效评定标准参考根据《常见心血管病流行病学研究及人群防治工作》将疗效分为以下等级。

痊愈：正常范围。

显效：舒张压下降1.3kPa（10mmHg）以上；或舒张压虽未降至正常，但下降2.6kPa（20mmHg）以上。

有效：舒张压下降不到1.3kPa（10mmHg）；或舒张压较治疗前下降1.3~2.3kPa（10~19mmHg），但尚未达到正常范围；或收缩压较治疗前下降4.0kPa（30mmHg）以上。

无效：未达到有效治疗标准。

（四）结果

40例高血压患者经体针、贴压耳穴治疗后，结果：痊愈6例，占15%；显效10例，占25%；有效7例，占17.5%；无效2例，占5%，总有效率为95%。

（五）讨论

随着医学发展和时代进步，临床对高血压的治疗也提出了更高的要求，其治疗目的已不再仅仅是降低升高的血压，而是重在防治并逆转靶器官的损伤，提高患者生活质量，从而有效减免心脑肾事件的发生及发展。我院石学敏院士长期从事针刺治疗高血压病的临床研究，所创针刺处方疗效显著，目前研究证明，针刺治疗高血压病能有效控制血压升高，并可停减部分西药，在保护靶器官的基础上整体调节血压节律，该疗法能够有效促进血压达标，提高患者生活质量，减免合并症的发生。

本研究所取合谷为手阳明大肠经原穴，为阳中之阳，主气在上；太冲为足厥阴肝经原穴，为阴中之阴，主血在下，两穴合用，具有平衡阴阳、调和气血、沟通上下的作用；足三里为足阳明胃经之合穴，有扶正培元、通经活络之效；曲池为手阳明大肠经合穴，具泻热潜阳，利气通下之功；头维为胃经常用穴，有向头部输送气血之功；人迎为足阳明胃经穴，当结喉旁、颈总动脉搏动处，并在胸锁乳突肌前缘与甲状软骨接触部，“经穴所在、主治所在”，该穴善治高血压病。解剖学提示：在颈内、外动脉分歧处，有颈前浅静脉，深层有颈总动脉、颈动脉窦、甲状腺上动脉，该处分布有颈神经、面神经颈支，深层分布有交感神经干、舌咽神经的窦神经，外侧有舌下神经降支及迷走神经。大量研究证实，高血压病的产生与交感神经系统兴奋性异常增高、副交感神经紧张性相对降低有关，降低或抑制交感神经的兴奋性是降压药物作用的主要环节，故人迎穴特定的生理解剖定位决定了针刺治疗高血压有奇效。

耳穴治疗高血压病的切入点在于增强副交感神经的兴奋性以抑制交感神经的异常兴奋状态，而且耳针治疗不同于服降压药，属于全身性整体调节，故可使高血压病患者全身症状均能得到明显改善。耳部神经解剖学的研究表明，耳部有躯体其他部位所不具备的特殊神经支配，即耳甲区和耳背沟有舌咽、迷走神经感觉纤维的分布，构成迷走神经耳支的周围突与舌咽神经和面神经的耳支组成混合支，主要分布于耳甲腔和耳背降压沟区。中医学经络学说理论认为：“耳者，宗脉之所聚也”，人体六条阳经的经脉循行分别循行至耳中和耳的周围。笔者在耳穴辅助治疗高血压病患者时，采用调整血压的特定穴、探视敏感点、表里穴三原则施治，疗效肯定，如选择呈“丫”字形的耳背沟及角窝上二穴主治高血压病以平肝潜阳，活血通络；神门穴有安神镇静、调整血压的功效；心穴以清心醒脑；肾上腺穴可以调节血管的舒缩反应。

临床研究提示，高血压病患者血浆内皮素水平明显升高，内皮素是导致血压升高的重要因素，针刺治疗可降低血浆内皮素水平，通过调节内源性收缩因子与舒张因子之间的平衡而发挥降压作用。

本临床研究证明应用体针配合耳穴治疗高血压病具有显著疗效，该疗法经济方便、操作简单、副作用少，有利于临床推广应用。本研究所选病例病人年龄轻，病程短，大部分疗效都较理想，但是否具有疗效普遍意义，长期疗效如何，尚需要增加治疗时间，增设随机对照，针刺治疗后3~6个月，随访观察血压改善情况，以获得更详实的临床科研数据，为中医二级预防方案提供相关资料，以实现高血压病治疗的进一步突破。

［天津中医药，2013，30（10）：637.］

电针水沟穴抗轻、中度休克作用的多中心、随机对照研究

傅立新　史慧妍　常文秀　寿松涛
赵红　刘新桥　杨锡燕　牛红月

休克是临床最常见的急、危重症之一，中医学早就有针刺水沟穴抢救急症的文献记载，水沟穴被列为常用急救穴之一。许多学者对针刺水沟穴抗休克的作用机制作了大量的实验研究，多数临床研究报道只观察了其升压作用，少数研究观察了其对呼吸、神志或心率的作用，未见对尿量的观察，而临床多中心、大样本的随机对照研究鲜见报道。本研究通过电针水沟穴抗轻、中度休克作用的临床多中心、大样本、随机对照研究观察其对生命体征的影响及疗效。现报告如下。

（一）临床资料

1. 病例选择标准

全部病例符合美国 MIRU 确立的休克标准。

（1）诊断标准

①收缩压 <90mmHg，或低于通常血压的 30mmHg。

②脏器循环障碍：A 尿量 <20ml/h；B 意识障碍；C 末梢血管收缩（皮肤冷而湿润）等，应除外因迷走神经反射、心律不齐等引起的低血压。

（2）休克指数（Allgower 休克指数）

Allgower 休克指数以综合血压与脉搏数作为休克时血循环状态的指标，为脉搏数 / 收缩期血压。0.5 为正常；1.0 为中度休克；1.5 为重度休克；1.0 以上循环血液量丧失 20% ~30%；1.5 以上循环血液量丧失 30% ~50%。大于 0.5 且小于 1.0 为轻度休克。大于 1 且小于 1.5 为中度休克。

（3）纳入标准

①符合上述休克的诊断标准。

②经文献检索及临床观察，重度休克的治疗效果较差。故本课题只研究轻、中度休克，所有休克指数大于 0.5 且小于 1.5 的休克患者均纳入研究。

③患者须签署知情同意书。医生将遵循患者至上的原则，不会影响患者的治疗，患者的权益将得到保护。

（4）排除标准

①不符合上述诊断标准和纳入标准者。

②年龄在18岁以下，70岁以上的患者，以及妊娠或哺乳期的患者。

③已接受其他有关针刺治疗，可能影响本研究的效应指标观测者。

2. 病例资料及分组

全部病例均为天津中医药大学第一附属医院、天津医科大学总医院和天津第一中心医院2003年9月~2005年12月的住院病人，将初筛合格的患者，按照分层随机区组方法，使用统计软件SAS8.0的proc plan编制随机数字程序来随机分配病例。将276例（脱失率小于15%）轻、中度休克患者随机分配进1个观察组，1个对照组，即：电针水沟穴＋西医治疗组（简称针药组）138例，西医对照组138例（简称西药组）。针药组138例：男73例，女65例；年龄58.98±14.37岁；其中轻度休克37例，中度休克101例。西药组138例：男80例，女58例；年龄59.57±13.17岁；其中轻度休克42例，中度休克96例。两组之间性别、既往史、家族史、药物过敏史、民族和休克程度、体重、年龄比较，差别均无统计学意义（$P>0.05$），两组患者治疗前收缩压、舒张压、心率、尿量及呼吸频率的比较无明显差异，说明两组患者构成具有可比性。

表2-19-1　两组患者构成情况

项目	变量值	针药组（N=138例）	西药组（N=138例）	t值	P值
性别	男	73（52.9）	80（58.0）	0.719	0.397
	女	65（47.1）	58（42.0）		
体重	$\bar{x}\pm s$（kg）	62.22±9.25	63.55±9.23	1.199	0.232
年龄	$\bar{x}\pm s$（岁）	58.98±14.37	59.57±13.17	0.357	0.721
既往史	无	36（26.1）	40（29.0）	0.291	0.590
	有	102（73.9）	98（71.0）		
家族史	无	124（89.9）	123（89.1）	0.039	0.844
	有	14（10.1）	15（10.9）		
药物过敏史	无	132（95.7）	128（92.8）	0.134	0.715
	有	6（4.3）	10（7.2）		
民族	汉族	134（97.1）	136（98.6）	0.170	0.680
	其他	4（2.9）	2（1.4）		
休克程度	轻	37（26.8）	42（30.4）	0.443	0.506
	中	101（73.2）	96（69.6）		

表 2-19-2　两组患者基线指标的比较

项目	针药组（N=138例）	西药组（N=138例）	t值	P值
收缩压（mmHg）	83.09 ± 11.31	83.82 ± 10.17	0.560	0.576
舒张压（mmHg）	49.47 ± 10.89	48.75 ± 10.97	0.551	0.582
心率（次/分）	94.51 ± 22.88	93.60 ± 13.15	0.327	0.744
尿量（ml）	6.35 ± 7.87	5.92 ± 8.43	0.666	0.506
呼吸频率（次/分）	22.40 ± 6.52	21.86 ± 7.52	0.633	0.527

3. 观察周期

根据休克的疾病特点，确立观察周期为 6 小时，两组分别于治疗前、治疗后即刻、5、10、15、20、30 分钟，1、1.5、2、2.5、3、3.5、4、4.5、5、5.5、6 小时记录休克患者的血压、神志、呼吸频率、心率及观察期内的尿量情况。如果休克症状解除时间或抢救无效死亡时间小于 6 小时，则观察周期止于其时间点。

（二）治疗方法

1. 针刺方法

针药组予针刺水沟穴，用重雀啄手法，“瑞琪尔”牌一次性针灸针，使用 30# 毫针，直径 0.30mm，长度 40mm，向上斜刺 0.3~0.5 寸，持续 1 分钟，其后采用国产 LH202H 型电针仪以频率为 2~5Hz、强度 8mA、疏密波、电压为 7 伏脉冲电流的电针刺激。将输出电极的一端夹在水沟穴处的针柄上，另一端使用自贴皮肤电极作为无关电极贴于左面颊处。留针 1 小时出针，30 分钟前为单纯针刺治疗，30 分钟后予西医常规治疗。

2. 西医常规治疗方法

确诊为休克的患者应立即采取以下措施：

（1）立即予平卧吸氧，止痛镇静，保暖，留置导尿管、心电监护、呼吸监测、血压监测、血氧饱和度监测。

（2）补充血容量。如补充 6%羟乙基淀粉液 500ml 静滴。

（3）使用血管活性药物。选用血管活性药物，如拟交感胺类药物的应用，予以多巴胺 10μg/（kg · min）静脉泵入。

（三）疗效评价

1. 疗效评价方法

因目前休克尚无明确的好转标准，故参照《临床疾病诊断依据治愈好转标准》规定的治愈标准以及我们的临床实践，并经本专业专家认定，自拟标准如下：

显效：血压恢复正常，收缩压≥ 90mmHg，尿量每小时在 30ml 以上，升高血压起效时间≤ 0.5 小时，休克临床征象消失。

有效：（1）尿量每小时在 30ml 以下，升高血压起效时间≤ 0.5 小时，收缩压 < 或≥ 90mmHg；或尿量 <30ml，血压升高 6 小时内起效，且收缩压≥ 90mmHg。休克临床征象改善。（2）尿量每小时在 30ml 以上，起效时间≤ 0.5 小时，收缩压 <90mmHg；或尿量≥ 30ml，升高血压起效时间≥ 0.5 小时≤ 6 小时，且收缩压 < 或≥ 90mmHg；或升高血压起效时间≥ 6 小时，收缩压≥ 90mmHg，但尿量≥ 30ml，休克临床征象改善。

无效：治疗 6 小时内升高血压未起效，尿量仍 <30ml/ h，休克症状无缓解。

2. 结果

（1）两组对血压影响的比较

表 2–19–3　两组治疗前后各时点收缩压比较（$\bar{x} \pm s$）

时点	电针组（n=138例）	西医组（n=138例）	t值	P值
治疗前	83.09 ± 11.31	83.82 ± 10.17	0.560	0.576
治疗后即刻	91.38 ± 13.14	83.92 ± 14.77	4.436	0.000
治疗后5分钟	94.68 ± 15.10	82.96 ± 17.99	5.860	0.000
治疗后10分钟	96.91 ± 14.62	84.14 ± 16.86	6.718	0.000
治疗后15分钟	98.28 ± 14.02	83.08 ± 20.67	7.151	0.000
治疗后20分钟	99.46 ± 14.81	86.58 ± 20.27	6.029	0.000
治疗后30分钟	101.07 ± 13.76	89.19 ± 21.77	5.417	0.000
治疗后1小时	103.67 ± 16.03	93.94 ± 21.49	4.264	0.000
治疗后1.5小时	103.28 ± 15.46	94.71 ± 18.79	4.135	0.000
治疗后2小时	105.30 ± 16.63	98.14 ± 22.48	3.005	0.003
治疗后2.5小时	106.23 ± 16.08	97.34 ± 20.86	3.966	0.000
治疗后3小时	105.74 ± 17.53	97.84 ± 21.46	3.348	0.001
治疗后3.5小时	107.26 ± 16.93	99.40 ± 18.87	3.644	0.000
治疗后4小时	108.62 ± 16.06	99.08 ± 20.37	4.322	0.000
治疗后4.5小时	107.92 ± 15.71	99.34 ± 19.12	4.072	0.000
治疗后5小时	108.64 ± 16.13	100.89 ± 25.23	3.039	0.003
治疗后5.5小时	109.01 ± 17.82	99.97 ± 25.35	3.429	0.001
治疗后6小时	109.09 ± 18.33	101.05 ± 25.94	2.976	0.003

表 2-19-3 提示：从治疗后即刻开始到治疗后 6 小时，针药组各时点收缩压均高于西医组，且各时点两组收缩压差别均有统计学意义。尤其是治疗后即刻开始到治疗 30 分钟段为单纯针刺组，未予药物，说明电针水沟穴具有即刻升压效应。

表 2-19-4　两组治疗前后各时点舒张压比较（$\bar{x} \pm s$）

时点	电针组（n=138例）	西医组（n=138例）	t值	P值
治疗前	49.47 ± 10.89	48.75 ± 10.97	0.551	0.582
治疗后即刻	53.83 ± 12.09	48.93 ± 12.05	3.367	0.001
治疗后5分钟	56.60 ± 13.23	48.51 ± 12.11	5.301	0.000
治疗后10分钟	58.37 ± 13.98	48.54 ± 12.21	6.226	0.000
治疗后15分钟	57.52 ± 11.32	48.29 ± 13.79	6.078	0.000
治疗后20分钟	58.14 ± 11.41	49.88 ± 13.29	5.546	0.000
治疗后30分钟	59.28 ± 11.09	50.44 ± 13.14	6.039	0.000
治疗后1小时	60.12 ± 11.73	53.55 ± 13.69	4.283	0.000
治疗后1.5小时	60.62 ± 11.80	53.71 ± 12.67	4.686	0.000
治疗后2小时	60.67 ± 11.55	55.79 ± 14.45	3.097	0.002
治疗后2.5小时	60.64 ± 12.17	55.07 ± 13.52	3.599	0.000
治疗后3小时	61.07 ± 10.97	55.40 ± 15.18	3.555	0.000
治疗后3.5小时	62.38 ± 14.01	55.45 ± 12.52	4.335	0.000
治疗后4小时	63.17 ± 13.47	55.38 ± 13.24	4.841	0.000
治疗后4.5小时	61.77 ± 10.71	55.86 ± 12.82	4.154	0.000
治疗后5小时	61.10 ± 12.07	56.09 ± 13.82	3.210	0.001
治疗后5.5小时	62.55 ± 11.41	55.25 ± 14.65	4.622	0.000
治疗后6小时	63.94 ± 14.13	56.22 ± 15.44	4.333	0.000

表 2-19-4 提示：从治疗后即刻开始到治疗后 6 小时，针药组各时点舒张压均高于西医组，且有统计学意义。尤其是治疗后即刻开始到治疗 30 分钟段为单纯针刺组，未予药物，说明电针水沟穴具有即刻升压效应。

（2）两组治疗轻、中度休克的疗效比较

经卡方检验：两组有效率无明显差异，但针药组 138 例，显效 73 例，有效 64 例，无效 1 例，西药组 138 例，显效 25 例，有效 107 例，无效 6 例，前者显效率高于后者（x^2 值为 6.144，$P<0.001$）；并且在 79 例轻度休克患者中，针药组 38 例，显效 16 例，有效 22 例，西药组 41 例，显效 6 例，有效 33 例，无效 2 例，

针药组的显效率优于西药组（x^2 值为 2.892，$P<0.005$）。同时中度休克患者共计 197 例，针药组 100 例，其中显效 57 例，有效 42，无效 1 例，西药组 97 例，其中显效 19 例，有效 74 例，无效 4 例，针药组的显效率也优于西药组（x^2 值为 5.415，$P<0.001$）。以上结果表明：在西药的基础上针刺水沟穴治疗轻、中度休克的疗效优于单纯西药。

（3）不同类型休克的疗效比较

我们观察了 68 例低容量性休克（针药组 36 例，西药组 32 例）、48 例心源性休克（针药组 22 例，西药组 26 例）和 75 例感染性休克（针药组 36 例，西药组 39 例）。经三种类型休克的两组比较：针药组显效率均优于西药组（$P<0.05$，x^2 值分别为 5.01，11.955，6.173）。

（四）讨论

中医学文献中没有休克的名称，但从休克的临床表现和特点而言，与“厥证”“脱证”关系密切。《伤寒论》中高度概括了“厥证”的病机，即“凡厥者，阴阳气不相顺接，便为厥”，并且指出了“厥者，手足逆冷是也”的症状特点。而“脱证”是指阴阳气血津液虚极的一种状态。厥为脱之轻，脱为厥之变，厥急脱危，临床上可转化，因之联系密切，故合称厥脱证。

水沟穴又名人中，首见于《针灸甲乙经》，水沟（《肘后备急方》）、鬼宫、鬼客厅（《备急千金要方》）、鬼市（《千金翼方》）等，系督脉穴，为手、足阳明经与督脉的交会穴。位于面部正中线，人中沟的上 1/3 与中 1/3 的交点处。

针刺水沟穴对厥脱证有较好的治疗作用，探讨其原因其一为督脉为阳脉之海，针刺水沟穴可通督回阳固脱。如《景岳全书》中记载：“凡色厥之暴脱者……气随精去，而暴脱不返，宜急掐人中。”《针灸甲乙经》中说“鼻鼽不得息……水沟主之”。其二水沟穴通过督脉连属于脑，脑藏神，有醒脑开窍之功。如《灵光赋》：“水沟间使治邪癫。”《医学入门》：“人中间使去癫妖。”和“小儿惊风少商穴，人中涌泉泻莫深”。都说明了人中穴醒脑开窍、镇惊之效。孙真人也将其列为十三鬼穴之一。其三厥脱证的的病机为阴阳的失调，阴平阳秘是生命的根基，阴阳离决，精气乃绝。水沟穴为沟通天地阴阳及任督二脉的通道，使阴阳顺接，纠正休克状态。所以水沟穴为督脉穴，通过督脉连属与脑、络肾、贯心，与全身经脉、五脏六腑都有较为密切的联系，与神志相关；连通任督二脉之阴阳及天地气交之阴阳。针刺该穴可达到一针多穴、一针多经的效果，对急危重症起到桴鼓之效，所以针刺水沟穴能起到治疗休克的作用。

水沟穴解剖位置在口轮匝肌中，有上唇动静脉，布有面神经颊支及眶下神经分支。郑煜等在家兔水沟穴区传入神经的中枢投射 -CB-HRP 跨神经节追踪法研究中证实水沟穴的传入神经为三叉神经的眶下支，中枢投射部位包括三叉神经感觉主核和尾端网状结构，并且其投射为同侧性的。安氏等认为水沟穴的效应是通过眶下神经，把针感传到各级神经中枢，通过整合，引起交感 - 肾上腺素能神经兴奋性增强而达到的。马氏等认为针刺水沟穴其升压的传导通路传入神经为三叉神经眶下支，中枢在延髓，传出神经为交感神经。刘氏等实验证明针刺水沟引起动物血压上升与蓝斑核及核内某些递质的作用有关。陈氏等对家兔的实验中认为臂旁内侧核及延髓吻端腹外侧区在整体情况下可能参与水沟穴的加压效应。水沟穴抗休克作用可能不仅是加压作用使大脑血流得到改善，还可能因为水沟穴的传入兴奋通过脑干网状结构的上行激动系统，加强大脑的功能活动。

休克是许多危重疾病的临床综合征之一，发生休克时往往起始病因单一，如果得到及时有效的治疗，休克可逆转，乃至随原发病症的康复而痊愈；休克也可随着病情的发展而变得错综复杂，导致治疗措施的失败。在休克的治疗过程中，早期治疗是关键。本研究提示针刺水沟穴治疗轻、中度休克有一定的疗效，既可升高轻、中度休克患者的收缩压和舒张压又增大了脉压差，使起效的时间提前、人数增加，也可使轻、中度休克患者神志好转、尿量增加且起效时间提前。对各种不同类型的休克电针水沟穴组疗效优于单纯西药组。尤其在 30 分钟内单纯电针水沟穴的升压即刻效应优于单纯西药组，并且针刺水沟穴安全可靠、操作简便，可尽快地进行现场急救，为进一步抢救休克患者赢得了宝贵的时间，这对于改善心脑肾等重要器官功能，避免不可逆休克的发生可能有着重要意义。

［中国针灸，2008，28（7）：473~476.］

针刺阳陵泉结合刺络拔罐治疗肩周炎的临床观察

康明明　王漫　石学敏

肩周炎是肩关节及其周围组织的慢性特异性炎症，常因疼痛和活动受限而严重影响了患者的日常工作和生活，给患者造成巨大的心理压力。笔者近年采用针刺阳陵泉结合刺络拔罐的方法治疗肩周炎，疗效显著，现报告如下。

（一）一般资料与方法

1. 一般资料

2010 年至 2012 年收治肩周炎患者 80 例，随机分为治疗组 42 例，对照组 38 例。其中治疗组男 20 例，女 22 例，年龄 39~75 岁，平均年龄（51 ± 7.32）岁；病程 10 天至 2 年，平均病程（9.63 ± 3.31）年；对照组男 18 例，女 20 例，年龄 40~70 岁，平均年龄（53 ± 6.84）岁；病程 7 天至 1.5 年，平均病程（8.44 ± 2.37）年。经统计学分析，2 组患者在性别、年龄、病程方面均无统计学差异（$P>0.05$），见表 2-20-1。

表 2-20-1　2 组患者一般情况比较（$\bar{x} \pm s$）

组别	例数	性别		平均年龄	平均病程
		男	女		
治疗组	42	20	22	51 ± 7.32	9.63 ± 3.31
对照组	38	18	20	53 ± 6.84	8.44 ± 2.37

2. 诊断标准

参照国家中医药管理局 1995 年制订的“中医病证诊断疗效标准”：慢性劳损，外伤筋骨，气血不足，复感风寒湿邪所致；好发于 50 岁左右以体力劳动为主的女性，以慢性起病多见，且右肩多于左肩；肩周疼痛多因天气变化及劳累而诱发，肩关节功能活动障碍；肩部肌肉萎缩，肩周均有压痛，各个功能位活动均有受限；影像学检查多为阴性，或可见骨质疏松。

3. 纳入标准

符合肩周炎诊断标准的患者，年龄 38~75 岁，男女均可，自愿参加本试验，坚持治疗并完成基本疗程。

4. 排除标准

严重内科疾病，包括心、肝、肾、造血系统、内分泌系统、神经精神系统等疾病患者；同时服用激素类药物；患有骨关节结核、肿瘤，以及肩部外伤性骨折者；妊娠或哺乳期的妇女；不愿参加本试验，依从性差者。

5. 治疗方法

治疗组：针刺阳陵泉，采用大幅度低频率捻转泻法，同时嘱患者做肩关节上抬和旋转，体会针感，10分钟行针1次，留针20分钟，疼痛明显及病程超过半年者，予刺络拔罐法：取患侧肩周以痛为腧，每次选取2~3个压痛点，常规消毒，以三棱针点刺3~5点，迅速加用拔罐，留罐5~8分钟，令每罐出血10~15ml，每2日放血1次；对照组采用针刺肩髃、肩髎、肩贞、曲池、外关等穴，采用平补平泻法，10分钟行针1次，留针20分钟。7次为1个疗程，2组均连续观察2个疗程。

（二）结果

1. 疗效标准

参照国家中医药管理局《中医病证诊断疗效标准》。以肩部疼痛及肩关节活动程度两项为观察指标，分别进行2组的疗效结果及2组间疗效积分的比较。肩部无疼痛，各方向活动功能正常，达到外展上举160度，外旋45度，后伸内旋可触及对侧肩胛尖，总积分在5~8分为痊愈；肩部疼痛基本消失，活动稍受限，外展上举120度以上，外旋35度，后伸内旋至对侧肩胛尖5cm内，总积分在9~12分为显效；肩部疼痛明显缓解，活动时仍有疼痛感，活动度改善不明显总积分在13~16分为有效；肩部疼痛及活动度无明显改善，总积分为17~20分为无效。

2. 2组患者疗效比较

治疗组疗效优于对照组，见表2-20-2。

表2-20-2　2组患者疗效比较

组别	治疗组	对照组
例数	42	38
治愈	27	17
显效	11	7
有效	2	8
无效	2	6
总有效率（%）	95.0	84.0

注：与对照组相比，差异具有统计学意义（χ^2= 8.58，＊P<0.05）。

3. 2 组患者治疗前后积分比较

治疗组疗效优于对照组，见表 2-20-3。

表 2-20-3　2 组患者治疗前后积分比较（$\bar{x} \pm s$，分）

组别	例数	治疗前	治疗后
治疗组	42	22.23 ± 0.76	8.17 ± 2.08
对照组	38	17.53 ± 0.85	11.48 ± 4.11

注：与对照组相比，$^{*}P<0.05$。

（三）病案举例

例 1： 某，男，56 岁。2011 年 5 月 17 日初诊。主诉：左肩臂疼痛 9 个月，加重 1 周。9 个月前无明显诱因出现左肩臂疼痛，活动时加重。休息后缓解，未予重视。近 1 周症状明显加重，左肩臂疼痛，睡不能转侧，夜间痛甚，伴有左肩臂活动受限，不能完成日常的洗脸、梳头等动作，多以健侧代劳。曾经外院确诊为肩周炎，予非甾体类抗炎药治疗，当时疼痛减轻，停药后病情如前，且出现了胃肠道的不适而就诊于社区医院，以针灸治疗配合内服中药，左肩臂疼痛有一定改善，后因天气变化及劳累反复出现左肩臂的疼痛，情绪急躁，食寐难安而来诊。刻诊：左肩臂疼痛，昼轻夜重，外观无异，肩周压痛明显，肩关节活动明显受限，可外展 45 度，上举 80 度，内旋 40 度，外旋 30 度。诊断：左肩周炎，先予痛点刺络拔罐，继续给予针刺阳陵泉互动的针刺法治疗。经 10 次治疗后，左肩关节疼痛消失，关节活动自如，左臂能外展 100 度，上举 160 度，内旋 80 度，外旋 80 度，继前治疗 3 次，患侧临床痊愈，随访 17 个月未复发。

例 2： 某，女，53 岁。2012 年 2 月 18 日初诊。主诉：右肩部疼痛，活动受限 1 年余。1 年前劳累后自觉右肩部微痛，时轻时重，寒冷或阴雨天时疼痛加剧，夜间因疼痛而难以入睡，曾口服布洛芬等止痛药及推拿、理疗治疗，病情未见好转而来诊。现症：右肩部疼痛，右肩臂上举、外展、后伸等功能活动明显受限，动则痛剧，夜间常痛醒。查体：右天宗、肩髃、肩贞处压痛明显，右上肢外展小于 60 度，上举小于 70 度，后伸小于 10 度，三角肌轻度萎缩。舌质暗红，边有瘀点，苔薄白，脉沉涩。西医诊断：右肩周炎。中医诊断：血瘀型漏肩风。按照上法治疗 5 次，疼痛明显减轻，右上肢可外展 110 度，上举 150 度，后伸 40 度，按上法继续治疗，2 个疗程后疼痛消失，右肩关节活动正常，生活自理，随访至今未复发。

（四）讨论

西医学多认为，肩周炎好发于50岁左右女性，且体力劳动发病率高于脑力劳动者。按发病原因可以分为原发性和继发性，因其关节囊松弛，稳定性多靠肩关节周围组织的力量来维持。由于肩周自身的血供较差，且随着年龄的增长易发生退行性变，加之肩关节活动的频繁，增加了肩周软组织受压的机会，因此而发生慢性劳损导致关节肌肉粘连挛缩，局部组织缺血，并逐渐形成原发性肩周炎。西医目前尚无良好疗法，一般采取对症治疗。若长期不能得到有效的治疗，会严重影响肩关节的功能活动，早期肩关节多呈自发性疼痛，常因天气变化及劳累而诱发，逐渐发展为持续性疼痛，向各个方向的活动均受限并逐渐加重，表现夜间痛甚，晨起减轻，肩部上举或受到牵拉时，可致剧烈疼痛。后期常以功能障碍为主，查体可见局部呈广泛的压痛，并向颈部及肘部放射，病程长者还可出现不同程度的三角肌的萎缩。肩周炎属中医“五十肩”“漏肩风”“痹证”范畴。《素问·痹论》云：“风寒湿三气杂至，合而为痹也。”多因局部感受风寒，气血不畅，经络阻塞；劳倦过度、跌扑损伤，累及筋脉，气血闭阻，不通则痛；或因年老体迈，气血亏虚，肝肾不足，致筋脉失养，不荣则痛。笔者认为正气不足是矛盾的主要方面，外邪的侵袭、劳损是矛盾的次要方面，矛盾激化最终造成肩部肌肉关节的挛缩和疼痛、活动不便。因此，在治疗上要讲究辨证，治以疏通经络，调畅气血为先，血行“邪”自去，邪去痛可消。一般采用传统“肩三针”等局部取穴治疗，即刻效应尚可，疗效不能持续，治疗周期长，痛苦大，容易反复。多项研究表明，综合方法治疗肩周炎具有相互协同的作用，疗效优于单一疗法。

笔者采用此法具有取穴少、疗效显著的特点，即刻疗效和远期预后均可，患者易于接受，便于临床推广。针刺阳陵泉的方法，要求取穴准确，手法到位，每次操作必须在1分钟以上，严格按照本治疗方法执行，方可取得满意的疗效。究其穴义，取其“筋会阳陵”“既荣亦通”之意，诸筋皆与阳陵泉相交汇，刺之舒筋活络，通利关节，柔肝养血止痛。《素问·生气通天论》载“阳气者，精则养神，柔则养筋”，阳气运则筋脉柔，阳陵泉为足少阳之合穴，与足厥阴肝经相络属，刺之疏肝调气，阳气布运，触一点而动全身，“百筋”调节“肩筋”，加之针刺“互动”，两神相聚，共除病邪，结合痛点刺络拔罐，“菀陈则除之”，活血行气，通络止痛，且互动式针刺法治疗肩周炎可提高痛阈，减轻疼痛，加大患者活动范围，易于肩关节周围的粘连松解，更早恢复正常功能。这种针刺方法，亦可称之为运动针法，采用针刺病变经筋结聚点结合运动肩关节，起到了改善局部微循环、消除炎性水肿、松解筋结病灶的作用，结合刺络拔罐法的祛瘀生新、降低张力的作用，共奏络通止痛之功。有报道称，针刺相关的反应点，有疏通经络、行气活血止痛的作用，再加上主动活动肩关节，又有促进病变处血液循环、解除肌肉粘连、恢复肌肉弹性的作用。针刺具有疏通经络，调和气血，配合火罐具有很好的祛风除寒，活血化瘀，消炎止痛之效，疗效明显高于单纯针刺组。石学敏院士认为，刺络拔罐对损伤局部起到减压作用，当拔出大量瘀血时，原来肿胀对皮下痛觉感受器的挤压、刺激减少，改善局部的血液循环，加速对致痛物质的稀释，从而减轻了疼痛的感觉。陈明等针对疾病临床特点，采用将远端刺和局部刺、运动针法和合谷刺手法有序针刺结合的方法，可收到较好即刻止痛效应。也有研究表明，平衡针能减少病变肩关节组织中致痛因子的表达，有效地改善肩周炎所导致的局部和全身的症状，并且在改善局部致痛因子的表达和肩关节活动障碍方面的效果较为突出。

［世界中医药，2013，8（4）：442~444.］

针刺治疗不安腿综合征 36 例

程宇

不安腿综合征（RLS）临床表现为夜间睡眠时，双下肢出现极度的不适感，迫使患者不停地移动下肢或下地行走，导致患者严重的睡眠障碍。我们用针刺法治疗不安腿综合征 36 例，取得满意效果，总结如下。

（一）临床资料

66 例均来自本科门诊患者，所有病例均参照美国睡眠医学研究会的睡眠障碍国际分类中不安腿综合征的诊断标准（1997）制定。将患者随机分为针刺组和药物组。针刺组 36 例中，男 25 例，女 11 例；年龄 26~72 岁，平均 51.2 岁；病程 4 个月 ~11 年，平均 3.6 年。药物组 30 例中，男 21 例，女 9 例；年龄 29~69 岁，平均 50.6 岁；病程 6 个月 ~10 年，平均 4.1 年。两组性别、年龄、病程、病情等比较无显著性差异（$P>0.05$），具有可比性。

诊断标准：①腿部不适感或夜间入睡困难；②腓肠肌不适感，伴有腿部出现一时性疼痛和 / 或瘙痒；③不适感可以通过移动肢体得到缓解；④可有其他睡眠障碍；⑤不能用内科和精神科障碍解释其症状；⑥多导睡眠图显示睡眠时肢体有运动。最低诊断标准：① +，② +，③ +。

纳入标准：凡符合诊断标准、愿意配合本方案治疗者，同时神经系统检查无明显阳性体征，临床生化检查指数无参考意义，骨关节 X 线检查排除其他器质性和退行性病变均可纳入。

排除标准：①未按规定服药治疗或不配合医生观察而影响结果可信性判断者；② 18 岁以下或 75 岁以上，妊娠期或哺乳期妇女，有抑郁症、锥体外系疾病、青光眼及严重的贫血、胃溃疡患者。

（二）治疗方法

1. 针刺组

取穴：双侧的委中、承山、足三里、三阴交、阳陵泉、阴陵泉、阿是穴、足运感区、感觉区（上 1/5）。

操作方法：下肢穴位常规毫针直刺，行捻转手法，足三里行补法，余穴均行平补平泻手法，以得气为度。在针刺得气基础上承山、足三里、三阴交、阳陵泉、阴陵泉、阿是穴每次选取2~3个穴位，用2cm长艾段置于针柄上，从下端点燃，进行温针灸。燃尽一段为一壮，每穴灸两壮。留针30分钟，待到针冷后除去灰烬出针。头皮针取足运感区、感觉区（上1/5）应用毫针与头皮约成15~30度角沿皮刺入，达到帽状腱膜下层后，快速捻转2~3分钟，捻转频率为200次/分钟，每隔10分钟捻转1次。留针30分钟，每日治疗1次，10次为1个疗程。疗程间休息2天，2个疗程后评定疗效。

2. 药物组

口服氟桂嗪胶囊10mg，每晚服用；维生素E每次100mg，日2次。治疗20天观察疗效。

（三）疗效标准

治愈：症状全部消失，夜间能安静入睡，随访半年未复发；显效：症状明显改善，偶尔影响夜间睡眠，但夜间能入睡；好转：症状有所减轻，仍影响夜间睡眠，但发作时间较前缩短；无效：治疗前后无变化。

（四）治疗结果

两组临床疗效见表2-21-1。

表2-21-1　两组临床疗效比较

	n	治愈（例）	显效（例）	好转（例）	无效（例）	总有效率（%）	P
针刺组	36	19	8	89	17	97.22	<0.05
药物组	30	8	6	9	7	76.67	

（五）讨论

不安腿综合征是一种症状体征分离的临床表现形式，安静状态下表现严重，活动时反而消失的一组症候群。本病可分原发与继发两种，原发与遗传有关，继发则可与各种不同的疾病有关，出现局部缺血、内分泌代谢障碍、营养障碍及其他病因。温针灸对皮肤有温热刺激作用，使局部血管扩张，促进血液循环，改善充血状态，使机体代谢废物和毒素加速排除，从而改善局部肌肉组织的营养。委中穴为足太阳经合穴，能调经气、活血祛瘀，是治腰腿疾的要穴；足三里属足阳明胃经之合穴，具调脾胃、益中气、疏风化湿，扶正祛邪之功；阳陵泉为足少阳经合穴，筋会穴、阴陵泉为足太阴脾经的合穴，三阴交为足三阴经的交会穴，诸穴合用健运中州，疏经络调气血，善治下肢痿痹；承山能舒利经脉、畅行气血、缓急止痛，为治小腿转筋、拘挛不适的要穴。交替应用诸穴施行温灸术，能直达病所，很好地起到疏调病处经脉气血、消除症状的目的。头皮针治疗则直接刺激诸阳之会，通过对大脑中枢的功能调整，以达改善局部肢体症状目的。同时治疗期间及痊愈后需嘱患者调节情志，加强自信，进行必要的户外运动，这一点对于疾病的治疗及预防复发均有积极的临床意义。

[山东中医杂志，2011，30（8）：555-556.]

齐刺加浮刺法治疗眼肌痉挛 20 例

林海平　王伟志　王舒

眼肌痉挛是指眼睛周围的肌肉发生不自主的抽搐，往往局限于一侧的上眼睑或下眼睑，严重者可上下眼睑同时跳动，甚至牵扯到口轮匝肌导致同侧的面肌痉挛。我们采用齐刺加浮刺治疗本病 20 例，现介绍如下。

（一）临床资料

选取 2010 年 9 月至 2012 年 1 月门诊患者 20 例，其中女 16 例，男 4 例；年龄 17~72 岁；发病时间最短 3 天，最长半年；上眼睑痉挛 6 例，下眼睑痉挛 13 例，上下眼睑同时痉挛 1 例。

（二）治疗方法

1. 取穴

上眼睑痉挛主穴取下鱼腰（即鱼腰穴下 0.1 寸），下眼睑痉挛取承泣。配穴取双侧四神聪、合谷、太冲。

2. 操作方法

主穴采用齐刺加浮刺法，穴位常规消毒后，取 3 根长 40 mm 毫针，先使针尖在术者押手的指腹上对齐，3 根毫针并在一起同时垂直刺入同一个穴位，进针 0.1 寸，因其刺入皮肤内甚浅，针呈下垂状，犹如挂在面部。进针后不提插、不捻转。配穴均按常规针刺法进针，四神聪采用小幅度高频率捻转补法，合谷及太冲采用捻转泻法，每穴行针 1 分钟，然后留针 30 分钟。每日 1 次，10 次为 1 个疗程，疗程间休息 1 天，2 个疗程后统计结果。

（三）治疗效果

1. 疗效标准

治愈：眼肌痉挛完全消失，随访 6 个月无复发。显效：痉挛症状基本消失，偶尔发作，仅为眼睑轻微跳动，可自行缓解。有效：痉挛的发作次数减少，跳动程度减轻。无效：治疗后痉挛症状无改善。

2. 治疗结果

治愈 6 例，占 30%；显效 8 例，占 40%；有效 4 例，占 20%；无效 2 例，占 10%。总有效率为 90%。其中 1 次治愈者 2 例。

（四）讨论

眼肌痉挛在临床上属于常见病种，中医学将其纳入“胞轮振跳”“筋惕肉瞤”等范畴。此病常突然发作，轻者可自愈，重者经久不愈且会影响视力。如不及时治疗，可发展为面肌痉挛，给患者造成极大痛苦。

本病多由外感风寒邪气，痹阻筋脉而致筋脉挛急，或年老体弱，肝脾气血亏虚，血虚生风，筋脉失养所致。在治疗上我们选取局部穴位齐刺加浮刺治疗，其用意有二，一是三针齐用加强刺激，促进局部血液循环，濡养筋脉；二是针刺浮浅以引邪外出，息风止痉。配四神聪以镇静安神止痉；合谷属阳明经穴，为治疗面部诸疾之要穴，可疏通阳明经之气血，有通经活络抑制抽搐作用；太冲为足厥阴肝经原穴、输穴，可疏肝调肝；合谷与太冲配伍称为四关穴，可调和气血、息风止痉。据报道，齐刺法主要用于治疗疼痛性疾病，浮刺法则适合浅层肌肉病。而将二者结合起来治疗眼肌痉挛，临床却不多见。我们采用齐刺加浮刺的方法治疗本病，收到满意的效果。本次观察的 20 例样本中仅有 2 例无效，两患者均有面神经麻痹病史，经针灸治疗未痊愈，留有轻度后遗症，病程相对较长，可能影响治疗效果。

［上海针灸杂志，2013，32（4）：312.］

耳背刺络放血治疗顽固性头痛 28 例临床观察

李澎

头痛为临床常见病和多发病，病因繁杂，若因病情迁延抑或失治误治，常可留为痼疾。《灵枢·官针篇》："络刺者，刺小络之血脉也。"刺小络出血，以疏泄血热。笔者采用耳背刺络的方法治疗顽固性头痛 28 例，取得较满意疗效。现报告如下。

（一）临床资料

本组28例患者均为在日本名古屋竹田治疗院收治门诊患者。其中男性12例，女 16 例；年龄最小 17 岁，最大 78 岁，平均年龄 52 岁；疗程最短 3 个月，最长 5 年余。均接受过西药以及按摩等治疗。其中外感头痛 9 例，内伤头痛 19 例。

（二）治疗方法

（1）操作前先按摩双耳令其充血从而充分显露其细小浮浅血络（动脉），一般均选取耳背外上角处。耳背局部常规消毒。

（2）用眼科手术刀片之尖端与血络走行呈十字形点刺，点刺切口约 1mm，使血液自然流出勿挤压。以消毒棉球吸血至血止为度，如出血量超过 1ml 以上则压迫止血，敷以消毒棉球，黏膏固定。

（3）耳背刺络疗法，应注意有血液病史患者不宜使用。严格消毒，术后 1~2 天即可愈合，故 1~2 天内不可擦洗耳背以免感染。连续治疗时可由外到内，由上到下。

（4）本操作一般耳背双侧刺络，3~5 天 1 次，疗程最短 1 次，最长 6 次。

（三）疗效分析

1. 疗效标准

治愈：症状消失，不再复发；显效：症状消失，偶有小发作；好转：症状减轻；无效：无变化。

2. 治疗结果

治愈 15 例，占 53.57%；显效 7 例，占 25 %；好转 3 例，占 10.71%；无效 3 例，占 10.71%。

3. 典型病例

山内由美子，女，49 岁，职业教师。1999 年 10 月 11 日就诊，神经衰弱，失眠，右侧偏头痛反复发作 2 年余。平素劳累，情志不舒，发作时头痛如裹如裂，辗转不宁，头 CT（－），经颅彩超多普勒示：脑供血不足。予口服西药止痛药、按摩等治疗，效果不佳。诊断：头痛。予耳背刺络治疗 2 次，头痛发作减轻，2 周后不再复发，近访未复发。

（四）临床体会

《灵枢·邪气脏腑病形》："十二经脉，三百六十五络，其血皆上于面而走空窍，其气别走于耳而为听。"《灵枢·口问》："耳者宗脉之所聚也。"另据《灵枢·经脉》所载手足三阳及阳维、阳跷、手厥阴之别均循过耳前后或出入耳中，又据《素问·缪刺论》记载，手少阴心、足少阴肾、手太阴肺、足太阴脾、足阳明胃等五络皆会耳中，可见诸多经脉、经别、络脉及浮络、孙络纵横交错于耳廓之上，因而经脉之内连脏腑外络肢节，上走空窍，气贯于耳，故在耳窍络脉上刺络放血可以达到通调气血，祛邪止痛之功。

顽固性头痛多为实证，兼有本虚标实，据中医"不通则痛""通则不痛"之理论，巧妙施治可达"去菀陈莝""扶正祛邪"之力。

耳背刺络疗法在临床上操作简便，可重复性强，疗程短，同时避免了许多药物的毒副作用。

［针灸临床杂志，2006，22（7）：45.］

针刺治疗多系统萎缩8例

牛红月　段洪涛

多系统萎缩是一种较为少见的自主神经及中枢神经多系统广泛变性性疾病。笔者所在针灸病房两年来共收治了8例本病患者，以针刺治疗为主辅以中药口服取得了较好的疗效，现总结如下。

（一）临床资料

1. 一般资料

8例病例均为本院住院病人且均为男性，其中最小48岁，最大56岁；病程最短半年，最长2年；头核磁共振均提示小脑萎缩。其中合并卧位高血压者3例，合并冠心病者4例；中医辨证分型脾肾阳虚型6例，肝肾阴虚型2例。

2. 纳入标准

中年患者，隐匿起病；头晕为主症，尤其从卧位直立时明显，甚至晕厥；阳痿（此症状往往最早出现）；排便障碍（尿无力、尿失禁、尿潴留）；出汗障碍（无汗或少汗）；视力障碍：视物模糊、黑朦或灰朦；其他症状：锥体外系症状（帕金森综合征或类似表现，震颤等），小脑系症状（行走不稳、平衡障碍），胸闷，憋气，乏力，腰背酸痛；直立性低血压：立位血压较卧位血压收缩压下降30mmHg以上，舒张压下降10mmHg以上，心率无明显改变；头核磁共振：小脑萎缩；肌电图：神经元改变。

3. 中医辨证

脾肾阳虚型：头晕，阳痿，直立性低血压等主症外，兼少气懒言，肢体倦怠，纳呆便溏，畏寒肢冷，舌质淡苔白腻，脉沉细迟。

肝肾阴虚型：头晕，阳痿，直立性低血压等主症外，兼五心烦热，耳鸣，腰膝酸软，盗汗，肢体颤动，舌红少津，脉细略数。

（二）治疗方法

1. 针灸治疗为主，辅以中药

主穴：人迎、关元、足三里。

加减：脾肾阳虚型加脾俞、肾俞，配合口服金匮肾气丸，1丸，一日两丸。

肝肾阴虚型加太溪、三阴交，口服益肾养肝口服液（院内制剂，以黄芪、山茱萸为主药，100ml/瓶），50ml，一日两次。

副穴：头晕甚着加百会、风池，目眩、视物模糊者加四白，震颤者加合谷、太冲，乏力明显者加阳明经排刺，小便障碍（无力，困难）者加中极，上述均为上午取穴。无论何型下午均取华佗夹脊刺。

2. 具体操作

患者取平卧位，医者左手拇指触及人迎穴动脉搏处，右手持 0.25mm×40mm 毫针沿拇指外侧进针，直刺 15~25mm，见针柄随动脉搏动小幅度起伏后再施小幅度高频率捻转补法 1 分钟，捻针频率为 180 转 / 分钟，取双侧；关元穴，针前令患者尽量排空小便，医者用左手拇食指绷紧局部皮肤，右手持 0.30mm×75mm 长针依患者肥瘦进针 20mm~60mm，捻转进针令针感向下传至外阴部即可；足三里，指切进针 25~40mm，施提插捻转补法 1 分钟；脾俞、肾俞针时患者取俯卧位，针尖向脊柱斜刺 20~40mm，施向心捻转补法 1 分钟；太溪、三阴交均直刺 15~30mm，施提插捻转补法 1 分钟；百会斜刺，风池 15~25mm 直刺，施小幅度高频率捻转补法 1 分钟；四白斜向下刺进针 10~20mm，平补平泻；合谷直刺或透劳宫，太冲直刺或透涌泉，平补平泻；中极刺法同关元，捻转进针令针感传至外阴。留针 30 分钟。均可加灸。华佗夹脊刺采用盘龙刺法，即令患者俯卧位，取华佗夹脊穴，首日选左 1 右 2 左 3 右 4 左 5 右 6 依次类推、次日再取右 1 左 2 右 3 左 4 依次类推从颈 1 至腰 5 之穴位，使用 0.3mm×50mm 毫针直刺 20~40mm，施捻转补法。留针 30 分钟，可加灸。每日针 2 次，15 次为一疗程，3 个疗程后评定疗效，并随访 3 个月。

（三）治疗结果

8 例多系统萎缩患者治疗前后症状比较

症状 \ 结果	治疗前				治疗后			
	无	轻	中	重	无	轻	中	重
头晕，晕厥	0	2	4	2	1	3	3	1
视物模糊，黑朦	0	4	2	2	0	4	3	1
性功能障碍	0	0	0	8	0	0	1	7
排便障碍，小便无力	0	3	2	3	1	3	2	2
行走不稳，震颤	1	3	2	2	1	4	2	1
胸闷，憋气	2	3	3	0	4	2	2	0
腰酸，背痛	4	2	2	0	4	3	1	0
排汗障碍	3	3	1	1	4	2	1	1
直立性低血压	0	3	3	2	1	3	3	1

（四）体会

多系统萎缩临床表现以直立性低血压为主伴大小便障碍、出汗减少、阳痿、虹膜萎缩等自主神经系统症状，及肌强直、震颤、联合运动障碍等中枢神经多系统损害为特征，病变双侧对称，常从骶段脊髓开始逐步上升。根据其发病特点及临床表现，隶属中医学“眩晕”“虚劳”等范畴，其发病多在中年起病，男性多于女性，起病隐匿，进展缓慢，病程较长可达10年以上，发病机制尚未完全阐明。目前国内外治疗本病的临床报道不多，治疗方法、药物均有限，也无特异性理化检查指标支持，亦无统一的诊断标准。

本组病例除3例入院时即明确“多系统萎缩”诊断外，其余5例均以“脑血管病”入院，故提示临床遇中年患者有头晕症状者，经久不愈，应检查卧位及立位血压，若存在直立性低血压者应详问病史及临床症状，完善神经系统查体以尽早明确诊断，对其治疗及判断预后有重要意义。值得注意的是此类患者外表看来较同龄人明显苍老，且有隐瞒病史倾向（阳痿史），所以问诊时应注意方式技巧，保护患者隐私。

因本病病因不明，故目前无相应的特效药。从本组病例的效果分析，无论是临床症状还是客观体征方面均有不同程度的改善，提示针灸及中药治疗临床有效，可以作为一种治疗手段用于对本病的治疗。但因本组观察病例有限，亦无对照组比较，随访时间不长，尚不能判定其优劣，仅做为个人经验总结出来，抛砖引玉，期望能引起同行对该病的关注并进行深一步的研究。

本组病例除1人出院后无音讯外，其余患者均随访3个月，有5人还坚持门诊治疗，2人曾去北京等地治疗，其中1人病情加重，其余病情相对稳定。

由于该类患者病程长，迁延难愈，短期疗效不明显，辗转多方就医，精神思想负担沉重，故治疗过程中应配合心理方面的调护，帮助患者建立战胜疾病的信心。笔者认为治疗贵在坚持。

从中医角度分析，本病系脾、肾、肝亏虚，气血阴阳不能上奉于脑所致，其病性为虚，多为先天禀赋不足、后天失养所致，病势始则气机升降不利，继则阴阳气血衰败，故选多气多血之经穴，人迎、足三里及任脉穴关元为主穴，针之可培元固本、补益下焦，并与益气养血之穴合用，先天、后天同补，加华佗夹脊刺，可通督脉以振奋阳气、调整脏腑功能。脾阳不振、脾失健运、肾阳亏损、髓海失煦，故对脾肾阳虚者加脾俞、肾俞以健脾益肾；而对肝肾阴虚者，因其水不制火，阴虚阳亢，故取三阴交、太溪，以滋补肝肾，达精充髓盈之效。

通过我们多年的临床观察，人迎穴不仅对血压有良好的双向调整作用，而且还有改善颈动脉系统的供血状况，越来越受到临床医师的重视。

[中国针灸，2005，25（6）：399.]

典型病例篇

醒脑开窍针刺法治疗中风后失语 1 例

金娇娇　指导：石学敏

运动性失语，又称“Broca 失语”，是优势侧额下回后部(Broca 区)病变引起。主要表现为口语表达障碍，讲话费力，找词困难，严重影响患者生活质量。临床上在石学敏院士的指导下采用醒脑开窍针刺法治疗运动性失语患者 1 例，疗效显著，现介绍如下。

患者，男，68 岁，“因语言謇涩 3 个月余”，于 2015 年 3 月 27 日到天津中医药大学第一附属医院国医堂特需针灸科就诊。3 个月前，患者无明显诱因出现右侧肢体不遂，语言謇涩，就诊于广东省当地医院，颅脑 MRI 示：左侧岛叶、颞叶及额叶、顶叶大范围脑梗死。予溶栓治疗后，未遗留肢体不遂，但仍不能自主表达。为求进一步治疗，遂来我院特需针灸门诊。刻诊：患者神清，精神不振，表情淡漠，语言謇涩，仅能发出“啊”“嗯”等单音节语气词，纳可，寐安，二便调，舌暗红、苔白腻，脉沉细。高血压病病史 10+ 年，规律服用科素亚。否认其他内科病史。

中医诊断：舌瘖（中风后失语），系痰瘀阻窍证。

西医诊断：脑梗死，运动性失语。

治疗原则：醒脑开窍、启闭开音，兼以补益脑髓。

取穴：印堂、上星透百会、内关、四神聪、上廉泉、四白、太溪，舌面及舌下金津、玉液点刺放血。患者取仰卧位，医者采用华佗牌无菌消毒针灸针（0.30mm × 40mm，0.30mm × 75mm）。

操作：印堂：刺入皮下后使针体直立，采用轻雀啄手法，以流泪或眼球湿润为度；上星透百会：以 75mm 毫针沿上星穴沿皮透刺至百会穴，施以小幅度高频率捻转补法 1 分钟；内关：直刺 0.5~1 寸，提插捻转泻法 1 分钟；四神聪：向后斜刺 0.3~0.5 寸，施小幅度高频率捻转补法；上廉泉：向舌根部震颤进针 1.5~2 寸，使针感放射至舌根部及咽喉部；四白：直刺 0.5~0.8 寸，施小幅度高频率捻转补法；太溪：直刺进针 1~1.5 寸，捻转补法。舌面用 3 寸长针进行点刺，由外向内，使可见微小出血点为宜；嘱患者张口卷舌，暴露舌底部，用三棱针点刺金津、玉液，使出血 2~3ml。1 次 / 天，每周治疗 6 次，两周为 1 个疗程。嘱患者自行读报纸练习，与家属进行对话练习。

治疗 1 周后，患者可说简单短句；2 周后语句连续，可回答问题和数数，发音较清晰，情绪好转，面部神态逐显生动；治疗1个月后，患者与家人交流增多，发音清晰，精神状态良好。随访患者言语流利，精神好，生活质量明显提高。

按：中风后失语属中医学“瘖痱”“舌瘖”“舌强”等范畴。中医学认为，中风失语主要是由于风、火、痰浊、瘀血等病邪上扰清窍，致使“窍闭神匿，神不导气”，从而引起口舌、耳、目诸窍不利而发，病久髓海空虚，脑失所用。治以醒脑开窍、启闭开音，兼以补益脑髓。本方采用的是石学敏院士“醒脑开窍”针刺法第2组方。印堂为经外奇穴，位于督脉循行所过，具有醒神开窍之功。上星与百会同属督脉，“入络于脑”，属脑，络肾。肾生髓，脑为髓海，故收填精补髓、醒脑开窍之效。内关为心包经之络穴，可养心安神、通调气血。四神聪为经外奇穴，有安神定志之功。上廉泉深部有舌下神经和下颌舌骨肌神经分布，通过刺激末梢神经反射性地增强中枢神经系统的兴奋性，从而促进语言功能恢复。四白为阳明胃经穴，多气多血，可通调气血、扶助正气。太溪为肾经输穴、原穴，可滋阴补肾、补益脑髓。现代研究表明，针刺太溪穴可激活脑功能区BA45，位于额下回后部，为运动语言中枢。金津、玉液位于舌系带两侧静脉上，穴下有舌神经、舌下神经分布，舌面有大量舌下神经分支末梢分布。通过刺激末梢神经可提高神经反射，增强中枢神经系统兴奋性，促进语言功能恢复，从而达到治愈本病的目的。

［湖南中医杂志，2016，32（9）：104-105.］

石学敏针刺治疗中风后多汗症验案1则

王晨瑜　指导：石学敏

中风患者多因年老体衰或平素劳累，嗜烟酒耗伤正气，阴阳失去平衡，阴虚阳亢，阳化风动，上扰清窍，窍闭神匿，神不导气所至。阴虚则阳亢，阳亢则热。阴阳失衡，阴虚不能敛阳，至阳热蒸，津液外泄，腠理不固则汗出。石学敏院士立足“治神”学术思想，创立了醒脑开窍针刺法，在中风病的针灸治疗中发挥了重要作用，现举例介绍如下。

郑某，男，53岁，因双侧肢体无力伴汗出5个月余于2015年3月23日初诊。患者诉于2014年10月某天夜间生气着急，次日受风后突发右侧肢体活动不灵活，言语不利，口角下垂，闭目露睛，遂就诊于当地医院。颅脑CT示：左侧腔隙性梗死。经治疗27天后肢体活动无力伴汗出等症状无缓解。为求进一步治疗，遂就诊于天津中医药大学第一附属医院特需门诊，患者扶入诊室，症见：神清，精神可，语声低微，双侧肢体无力，右侧肢体可抬离床面45°，左侧肢体可抬离床面90°，肩关节外展内收均受限，多汗，汗液可湿透内衣，右嘴角低垂，易烦躁，不能久卧，纳少，寐欠安，大便4~7日一行，舌暗红，脉弦。既往糖尿病史23年，注射胰岛素诺和锐，早、中、晚各16IU，空腹血糖8~9mmol/L，餐后未检测。查：双侧巴宾斯基征（-），腱反射（+），右上肢肌力3级，右下肢肌力3级，左上肢肌力3级，左下肢肌力3级，神经功能缺损评分（NIHSS）：8分，Barthel指数（BI）：50分。

西医诊断：脑梗死，糖尿病。

中医诊断：中风（阴虚风动证）。

石院士查看患者后认为，患者糖尿病20余年，由于其胰岛素分泌不足引起的糖代谢紊乱，会造成对其靶器官即心脑肾的损害，易引起缺血性脑卒中。嘱控制血糖，予醒脑开窍针刺治疗，同时口服丹芪偏瘫胶囊，并辅以筋骨针治疗。

治则：醒脑开窍、滋补肝肾、疏通经络。

取穴及操作：双内关：捻转提插泻法1分钟。人中：雀啄泻法至眼球湿润为度。双三阴交：提插补法至肢体抽动3次为度。双侧极泉、尺泽、委中：提插泻法至肢体抽动3次为度。风池、完骨、天柱：捻转补法。曲池、合谷、外关、肩髃、肩髎、肩前；足三里、阴陵泉；地仓、阳白、颊车。另加筋骨针：肩关节，每2天1次。治疗4天后，患者诉双侧肢体无力较前明显好转，汗出明显减少，但仍稍有汗出，皮肤潮润的微汗，肩关节可外展45°，可平卧，其NIHSS：6分，BI：50分。

治疗2周后，患者可步入诊室，可自己独立完成穿衣、洗澡等日常活动，无异常汗出，肩关节外展内旋基本恢复正常，精神愉悦，两侧嘴角基本对称，无烦躁不安等症状，胰岛素用量同前，空腹血糖控制在7.0~8.0mmol/L。NIHSS：2分，BI：75分。

按：石院士立足“治神”学术思想，创立了醒脑开窍针刺法，在中风病的针灸治疗中发挥了重要作用。石院士认为中风病的病位在脑，强调“神”在中风病发病中的主导作用，重视对“神”的调理。“醒脑开窍”针刺法治疗中风病临床疗效显著；主副穴相配，体现了“醒脑开窍、滋补肝肾、疏通经络”的治疗原则。醒脑开窍针刺法，临床上除了注意选穴配方外，还对针刺操作上的手法量学提出了其特殊的要求和规定，从而使醒脑开窍针刺法体现出其科学性，并对人体多系统均有良性导向作用。

［湖南中医杂志，2016，32（8）：130.］

醒脑开窍针刺法治疗脑干肿瘤伽马刀术后出血验案1则

陈超　指导：石学敏

（一）病历摘要

张某，女，52岁。2014年1月14日初诊。患者于2013年7月20日因右侧肢体无力，就诊于天津市某医院，查颅脑MRI示：左侧大脑脚异常信号，诊断为脑干肿瘤，于8月13日行伽马刀治疗，术后症状较前好转，20天后病情突然加重，出现右侧肢体不遂，失语，二便失禁等症，查颅脑MRI示：左侧大脑脚处可见一结节状明显强化区，诊断为肿瘤内出血，遂行开颅血肿清除术，术后病情平稳，康复治疗月余上述症状未见明显好转，现为进一步治疗收入针灸特需病房。刻诊：神清，精神可，左眼闭目不睁，右侧肢体不遂，失语，饮水咳呛，胃管注入液体，寐安，小便潴留，尿管留置，大便失禁。舌淡胖，苔白滑，脉弦涩。NISS量表评分17分。神经系统查体：右上肢肌力0级，右下肢肌力0级，右侧巴宾斯基征（+）。右侧肱二、三头肌及膝、跟腱反射（+++）。

西医诊断：脑干肿瘤术后。

中医诊断：中风（瘀血阻窍证）。

治则：醒脑开窍、疏通经络、滋补肝肾。

主穴：人中、内关、三阴交。配穴：风池、完骨、天柱、极泉、尺泽、委中、廉泉。配合金津、玉液点刺放血。

操作：人中，向鼻中隔方向斜刺0.3~0.5寸，施雀啄泻法以眼球湿润或流泪为度；内关，直刺0.5~1.0寸，施捻转提插泻法1分钟；三阴交，沿胫骨后缘与皮肤呈45°斜刺进针1.0~1.5寸，施提插补法，以下肢抽动3次为度；风池、完骨、天柱，刺向喉结方向，施高频率小幅度捻转补法；极泉，原穴沿经下移1.5寸，直刺1.5~2.0寸，施提插泻法，以患侧上肢抽动3次为度；尺泽，屈肘成120°，直刺进针，得气后施提插泻法，以患者手指抽动3次为度；委中，仰卧直腿抬高，刺入穴位后，针尖向外15°进针1.0~1.5寸，施提插泻法，使患侧下肢抽动3次为度；廉泉穴，刺向舌根部，得气后施提插泻法1分钟；金津、玉液，以3.0寸毫针点刺放血，出血1~2ml。

患者经“醒脑开窍”针刺法治疗1个月后右侧肢体肌力达到Ⅰ级，饮水偶呛，小便自控，相继拔除胃管、尿管，问之可发简单音节，NISS 量表评分 12 分。针刺治疗 3 个月后，右侧肢体肌力达到Ⅲ级，二便自控，吐字较前清晰，可进行简单交流，NISS 量表评分 7 分。

（二）讨论

据文献报道，伽马刀治疗颅内肿瘤短期瘤内出血率为 0.87%，而脑动静脉畸形伽马刀术后继发出血几率更可高达 7.1%，其机制尚无一致性意见，其中以脑干肿瘤伽马刀治疗后的急性和亚急性临床反应更普遍，更严重。本例患者属于大脑脚肿瘤伽马刀治疗后继发肿瘤内出血，从中医角度分析属于“中风”范畴，石学敏院士认为其病机为脑络损伤，血溢脉外，闭阻清窍，窍闭神匿，神不导气，发为中风，属本虚标实之候，故治以醒脑开窍，疏通经络，滋补肝肾。人中正居督脉，《难经 · 二十八难》曰“督脉者，起于下极之输，并于脊里，上至风府，入属于脑”，督脉为阳脉之海，主一身之阳，又于任脉、冲脉同起于胞宫，可见它与脑和其他脏腑有着密切联系，故雀啄人中可开窍启闭、醒元神、调脏腑；《灵枢 · 本神》曰“心藏神，脉舍神”，内关为心包经之络穴，可宁心、调血、安神；《灵枢·经脉》曰“人始生，先成精，精成而脑髓生”，三阴交为足三阴经交会穴，对肝、脾、肾均有调节作用，三脏功能得调，脑髓化生有源；极泉、尺泽、委中以疏通经络；风池、完骨、天柱以填精髓、通脑窍、利机关；廉泉穴可调节阴经之气以滋阴健脑、通利关窍，配合金津、玉液可使语言謇涩得到改善。诸穴合用，以达醒脑开窍、疏通经络、滋补肝肾之功。本例患者经过 3 个月的醒脑开窍针刺法治疗，使肢体功能、构音障碍、吞咽困难、二便障碍均得到改善，显著提高了生活质量。

［江苏中医药，2015，47（9）：46-47.］

“醒脑开窍”针刺法为主配合后颅窝排刺治疗小脑出血验案1则

陈超　指导：石学敏

醒脑开窍针刺法是石学敏院士创立的以“醒脑开窍、滋补肝肾、疏通经络”为主的针刺大法，选穴以阴经和督脉穴为主，并且强调针刺手法量学标准，笔者运用此刺法配合后颅窝排刺治疗小脑出血患者1例，获得了明显的疗效，现介绍如下。

患者，男，52岁，2015年2月11日初诊。主诉：左侧肢体不遂伴吞咽困难2个月余。病史：患者于2014年12月9日下午2时许，因情绪波动突然出现持续性左侧肢体不遂伴眩晕，随即昏迷，当时无胸闷憋气、二便失禁等症，就诊于当地人民医院，时测血压为：183/112mmHg，查颅脑CT示：小脑蚓部出血（出血量约20ml），急行后颅窝开颅血肿清除术、侧脑室引流术，并予脱水、降颅压、控制血压、改善脑代谢等治疗，术后病情平稳，次日患者神志转清，出现声音嘶哑、吞咽困难、左侧肢体共济失调等症状，康复治疗1个月余，上述症状未见明显好转，为进一步康复治疗特收入针灸特需病房。现症：神清，精神可，眩晕，语言謇涩，声音嘶哑，吞咽困难，饮水咳呛，持续左侧肢体不遂，站立不稳，行走困难，胃管通畅，纳食自胃管注入，寐安，二便自控，舌红，苔黄，脉弦。NHISS量表评分：6分。神经系统查体：左上肢肌力4级，左下肢肌力4级，左侧巴宾斯基征(+)。吟诗样语言，发音嘶哑，吞咽困难，饮水咳呛，蹒跚步态，左侧肢体指鼻试验、跟膝胫试验、轮替试验(+)，闭目难立征(+)。颅脑MRI示：①小脑蚓部脑出血；②后颅窝开颅术后改变。DSA示：未见血管畸形等改变。

西医诊断：小脑蚓部出血(术后)、高血压病3级(极高危)、小脑性共济失调。

中医诊断：中风病（肝阳暴亢证）。

治则：醒脑开窍、疏通经络、滋补肝肾。

取穴：主穴：人中、内关、三阴交；配穴：风池、完骨、天柱、极泉、尺泽、委中、廉泉配合后颅窝排刺。

操作：人中向鼻中隔方向斜刺0.3~0.5寸，施雀啄泻法以眼球湿润或流泪为度；内关直刺0.5~1.0寸，施捻转提插泻法1分钟；三阴交沿胫骨后缘与皮肤呈45°斜刺进针1.0~1.5寸，施提插补法，以下肢抽动三次为度；风池、完骨、天柱刺向喉结方向，施高频率小幅度捻转补法；极泉：原穴沿经下移1.5寸，直刺

1.5~2.0 寸，施提插泻法，以患侧上肢抽动 3 次为度；尺泽：屈肘成 120° ，直刺进针，得气后施提插泻法，以患者手指抽动 3 次为度；委中：仰卧直腿抬高，刺入穴位后，针尖向外 15° 进针 1.0~1.5 寸，施提插泻法，使患侧下肢抽动 3 次为度；廉泉：刺向舌根部使针感向舌尖部放射为度；后颅窝处行排刺，垂直枕骨骨面进针 0.3 寸，针间距 1.0 寸，使局部产生酸胀感为度。

患者经“醒脑开窍”针刺法配合后颅窝排刺治疗 1 个月后左侧肢体肌力达到 5 级，偶有头晕，饮水偶呛，拔除胃管，发音含糊不清，可简单交流，搀扶下可缓慢步行，NHISS 量表评分 4 分。治疗 3 个月后，吞咽功能完全恢复，肢体动作协调，可独立行走，发音较前清晰，语言交流基本无碍，NHISS 量表评分 2 分。

按：小脑出血约占全部脑实质出血的 10%，其病情进展快、危险性大，病死率高达 41.7%。小脑出血的常见原因是高血压、动脉硬化，其次是动脉瘤、血管畸形、血管淀粉样变等。本案患者因情绪激动致使血压突然升高导致血管破裂出血，从中医角度分析属于“中风”范畴，石学敏院士认为其病机为烦劳大怒，阳气暴涨，气机逆乱，上扰清窍，窍闭神逆，神不导气而发。属本虚标实之候，故治以醒脑开窍，疏通经络，滋补肝肾。人中正居督脉，《难经·二十八难》载：“督脉者，起于下极之输，并于脊里，上至风府，入属于脑。”督脉为阳脉之海，主一身之阳，又与任脉、冲脉同起于胞宫，可见它与脑和其他脏腑有着密切联系，故雀啄人中穴可开窍启闭，醒元神，调脏腑。《灵枢·本神》载：“心藏神，脉舍神。”内关为心包经之络穴，可宁心、调血、安神。《灵枢·经脉》载：“人始生，先成精，精成而脑髓生。”三阴交为足三阴经交会穴，对肝、脾、肾均有调节作用，三脏功能得调，脑髓化生有源，极泉、尺泽、委中以疏通经络，风池、完骨、天柱以填精髓、通脑窍、利机关，廉泉穴调节阴经之气以滋阴健脑、通利关窍使语言謇涩得到改善。《灵枢 · 邪气脏腑病形》记载：“十二经脉三百六十五络，其气血旨上于面而走空窍。”表明头部是脏腑、气血、经络之气汇集的重要部位，针刺头皮特定部位，能起到运行气血、调和阴阳、疏通经络的作用，后颅窝是小脑功能定位在头皮上的投影区，排刺该区域可促进小脑神经细胞的恢复及刺激处于“休眠”状态的神经细胞代偿受损区域功能以改善患者平衡障碍。本案患者经过 3 个月的醒脑开窍针刺法治疗，使其肢体功能、构音障碍、吞咽困难、平衡障碍等均得到改善，显著提高了生活质量。

［湖南中医杂志，2016，32（11）：107–108.］

醒脑开窍针刺法治疗原发性臂丛神经炎验案1则

黄泓文　石学敏

国医大师石学敏院士以调神止痛、疏经通络、活血祛瘀为主要治疗原则，灵活运用醒脑开窍针刺法配合筋经刺法、刺络放血等治疗方案，治疗罕见病原发性臂丛神经炎1例，疗效确切。不仅有效遏制了患者的进行性肌肉萎缩，还恢复了上臂运动功能。此法简、便、廉、验，解决了西医难以解决的康复难题，为临床治疗提供了可行思路，现介绍如下。

李某，5个月前无明显诱因渐进性出现左上肢抬举无力，不伴疼痛麻木等不适感。先后就诊于当地医院及北京各大医院，查左上肢肌电图：左肌皮神经、腋神经受损，左三角肌不除外神经源性损害，确诊为“原发性臂丛神经炎”。时以激素，肌注鼠神经生长因子，静滴神经节苷脂，口服甲钴胺等抗炎营养神经治疗，病情发展且未得以有效控制，其左侧上肢无力进行性加重，逐步出现上臂肌群萎缩。于2015年1月22日就诊于天津中医药大学第一附属医院并收入特需针灸科行住院治疗。入院后查体：患者呈抑郁状态，左臂侧举、前举无力，仅可抬举15°，不能持物；背侧及腹侧内收范围受限。左上肢皮肤感觉及腱反射减退。左侧冈上肌、冈下肌及上臂肌群均有不同程度萎缩，伴有疼痛感，测肌容量：左上肢肘横纹上10cm处28cm，肘横纹下处26cm；右上肢肘横纹上10cm处29.5cm，肘横纹下10cm处27cm，双侧上肢肌容量存在明显差异。患者入院后即受到石学敏院士的高度重视。院士亲自拟定了以调神止痛、疏通经络、活血祛瘀为主的治疗原则，运用醒脑开窍针刺法为主并配合筋经刺法、刺络放血等综合治疗。

具体操作：先取双侧内关穴，施以捻转提插泻法，施术1分钟，不留针；继刺人中，向鼻中隔方向斜刺0.3~0.5寸，用重雀啄法；取左上肢下极泉穴，施以提插泻法使之有放射针感传至手指1次为度，不留针；取左侧肩三针、曲池、手三里、七星台为主穴结合手三阳经的筋经刺法，持1.5寸毫针针刺，施以捻转提插的手法使局部产生酸麻胀痛的针感，并选取4~6个穴位电针，留针20分钟。取局部痛点，点刺放血。

患者首次针刺玩内关、人中、极泉穴后，左臂即可抬举至头顶；入院治疗1周后，左臂可侧举至头顶并与右臂击掌。治疗37天后，患者左臂可上举至头顶，侧上举且可与右臂击掌15~20下，内收范围及持物功能恢复正常。左侧上肢肌容量较以往增粗 1cm，有明显改善，对比右侧上肢，已无明显差异，达到临床治愈。

按：臂丛神经炎也称为原发性臂丛神经病或神经痛性肌萎缩，多见于成年人，男性多于女性，多数学者认为是一种变态反应性疾病，由于其发病率低，国内外较少报导。其起病呈急性或亚急性，主要是肩胛部和上肢的剧烈疼痛，常持续数小时至 2 周，而后逐渐减轻但肌肉无力却进行性加重。数周后遗留有不同程度的萎缩及感觉障碍。臂丛神经炎尚无特异性治疗方法，即使大剂量应用激素也无效，甚至直接肩关节腔内注射激素也不能改变病情发展，而止痛药或麻醉止痛剂在发病早期是有效的疼痛治疗方法。本例患者发病时无明显疼痛，然而肌无力以及肌萎缩症状明显后可伴有一定程度的疼痛。因此属于中医学“痿证”范畴。中医学认为痿证多由感受温毒、湿热侵淫、脾胃亏虚、肝肾亏虚、跌仆瘀阻等导致气血亏耗，经脉闭阻所致。由于该患者病程短，进展快，平素营养状态良好，因此其病机当以经脉闭阻为主，气血亏虚为次。故以调神止痛、疏通经络、活血祛瘀为治疗原则，运用醒脑开窍针刺法配合筋经刺法、刺络放血等综合治疗，以利于痿废功能的康复。醒脑开窍针刺法中人中、内关穴有调神定志作用。神能导气，气畅则道通，“通则不痛”。故以调神法，“制其气，令其气行”，能收到以意通经而到达镇痛的效果。另一方面，通过调神定志，可消除患者由疼痛引起的抑郁、焦虑、紧张等不良情绪，畅达心志，增强信心，并达到“心寂则痛微”的止痛效果。醒脑开窍针刺法中极泉穴的刺法亦匠心独运：部分古籍中将极泉穴定为禁针穴，然醒脑开窍针刺法秉“宁失其穴，不舍其经”的取穴原则，依据极泉穴的解剖特点，避开腋毛，沿经下取 1~2 寸，运用提插泻法使针感下传至手指，以通利经络。患者在首次接受内关、人中、极泉针刺后，左臂即可抬举至头顶；1 周后便可上举对掌，这给予了患者康复极大的信心。与此同时手三阳经的经筋刺法以痛为腧，体现了针灸“阿是穴”理论的取穴原则，在激发经气、祛邪止痛上都有着积极作用。刺络放血可去瘀生新、畅调经脉从而达到疏通经络、化瘀止痛的目的。配合电针，有利于神经传导功能的恢复，促使失去神经支配的肌纤维重新获得神经支配。运用醒脑开窍针刺法为主并配合筋经刺法、刺络放血等综合治疗“臂丛神经炎”疗效显著，解决了单纯西医治疗难以起效的难题，为临床治疗本病提供了可行思路，值得借鉴。

[湖南中医杂志，2016，32（9）：103-104.]

"醒脑开窍"针刺法配合中药治疗多发性硬化1例报告

寇鹏　石学敏

多发性硬化（MS）是最常见的一种中枢神经脱髓鞘疾病。本病急性活动期中枢神经白质有多发性炎性脱髓鞘斑，陈旧病变则由于胶质纤维增生而形成钙化斑，以多发病灶、缓解、复发病程为特点，好发于视神经、脊髓和脑干，多发病于青、中年，女性较男性多见。西医仅采用对症和支持治疗，糖皮质激素治疗对部分患者虽有利于缩短急性发作期，但不影响病程与长期预后；针灸以醒脑神，益肝肾，调气血，通经筋为法，达到调补肝肾、舒筋通络之功，临床针刺治疗本病疗效显著。

患者女，69岁，德国籍。主因双下肢不遂、右上肢麻木无力47年进行性加重4月，于2013年11月4日到天津中医药大学第一附属医院特需针灸病房住院治疗。患者于1966年1月1日无明显诱因突然出现右手麻木，遂就诊于德国当地医院，诊断为多发性硬化，经治疗后病情略好转（具体治疗不详），1974年10月出现平衡障碍，跛行，随后症状进行性加重，1992年出现双下肢无力，行走不能，需助行器辅助下行走，近4月来双下肢症状明显加重，双下肢不遂，不能站立，不能行走，右上肢麻木无力，活动缓慢，精细动作不能。为进一步治疗收入我病区。现症：神清，精神可，语言清晰流利，双下肢活动不遂，时有拘挛，右下肢肿胀，右上肢无力，活动缓慢，精细动作不能，右侧肢体感觉减退，脊柱向右侧弯曲，腰部无力，纳可，无饮水呛咳，寐欠安，小便自膀胱造瘘管引出，小便色黄，大便调。舌红，苔薄黄，脉弦细。既往史：子宫切除术后23年。过敏史：Nifurantin、Iyorosal、Badclofen、Metrotoxat。家族史：母亲有头晕、易跌倒病史，未进一步诊疗。查体：腹部可见长约10cm瘢痕。右下肢水肿。双下肢肌张力增高，被动屈曲双侧膝关节困难，右上肢无力，活动缓慢，精细动作不能，脊柱向右侧弯曲，双侧上肢肌力4级，下肢肌力3级；功能检查：颅脑MR（2011年10月31日，天津中医药大学第一附属医院）：双半卵圆中心—胼胝体、脑干及双小脑半球异常信号，脑萎缩、透明隔间腔增宽，两侧中耳—乳突炎性增宽；阳性体征：双侧巴宾斯基征、夏道克征、霍夫曼征、奥本海姆征、高登征（+）。

西医诊断：多发性硬化。

中医诊断：痿病（气血亏虚证）。

治疗原则：醒脑开窍、滋补肝肾、疏通经络、补益脑髓。

取穴及操作：上午：先刺双侧内关穴，直刺1.0~1.5寸，采取捻转提插泻法1分钟；继刺人中，用雀啄泻法，至流泪或眼球湿润为度；双侧三阴交，直刺1.0~1.5寸。因患者下肢肌张力高容易痉挛，故采用浅刺、直刺进针法，手法要求轻巧；继刺右侧极泉、尺泽穴，直刺进针1.0~1.5寸，用提插泻法，以上肢抽动3次为度；继刺双侧风池、完骨、天柱穴，直刺0.8~1.0寸，采用捻转补法，施术1分钟；辅以穴位拔罐取穴：双侧背腧穴、患侧肩髃、肩髎、肩中俞、肩外俞、天宗、秉风、大杼、阿是穴等。下午：针刺华佗夹脊穴。

辅以中药：丹芪偏瘫胶囊4粒口服，3次/日。

治疗过程：治疗后第7天，右下肢肿胀减轻，双下肢肌张力较前减轻，每次拘挛频率和间隔时间明显减少；治疗后第26天，右下肢肿胀消失，患者借助外力可自行坐起，无体位性低血压。

在这次治疗前，此患者曾经在我病区接受过2次治疗，分别于2011年10月23日到2012年1月21日和2013年4月2日到2013年6月26日。第一次入院时情况：神清，精神可，语言清晰流利，持续双下肢活动不利，双下肢肌张力增加，被动屈曲双侧膝关节困难，右上肢麻木无力，活动缓慢，精细动作不能，右上肢肌力3级，右下肢肌力2级，脊柱向右侧弯曲，纳可，寐安，二便调。住院期间主要治疗经过：以醒脑开窍针刺治疗为主，以醒脑开窍、滋补肝肾、疏通经络、补益脑髓为治则，具体针刺方法同前，中药予丹芪偏瘫胶囊4粒口服（3次/日）、针灸外洗液50ml外洗（2次/日）。出院时情况：右上肢活动不遂，麻木无力较前缓解，手腕手指活动欠灵活，精细动作稍差，右下肢肌力3级，无明显抽搐。第二次入院时情况：神清，精神可，语言清晰流利，双下肢不遂，时有拘挛，下肢肿胀，右上肢无力，活动缓慢，精细动作不能，右侧肢体麻木，脊柱向右侧弯曲，腰部无力，小便自膀胱造瘘管引出，小便色黄，大便调，纳可，无饮水呛咳，寐安。住院期间主要治则及治疗经过同前，中药同前曾予扶正合剂50ml口服（2次/日）。出院时情况：患者下肢肿胀及拘挛较前缓解，余症同前。

讨论：MS是临床上比较常见的疾病，这种疾病属于中枢神经系统自身免疫性疾病，这种疾病临床发病时没有显著的规律性，通常来说在20~40岁患者中发病率较高。对于这种疾病临床上还没有理想的治疗方法，患者治疗后多数患者会反复发作，且病情一次比一次严重，给患者带来很大痛苦。最常累及的部位为脑室周围白质、视神经、脊髓、脑干和小脑。其主要临床特点为症状体征的空间多发性和病程的时间多发性。西医仅采取对症和支持治疗，糖皮质激素治疗对部分患者虽有利于缩短急性发作期，但不会缩短病程和改善长期预后。

本虚标实是本病的基本病机，病位主要在肝、肾、脾三脏。本虚主要为气血阴阳不足、脏腑功能失调，标实主要表现为湿热、湿浊、瘀血等。本病初期多为邪盛，反复发作后邪去正伤，逐渐演变为肝肾亏虚、脾肾阳虚之象。发作期多表现为邪实为主，可以兼有本虚之证；缓解期则以本虚为主。发作期治疗主要是减轻症状，或有助于激素的顺利减撤，重在祛邪，以清热利湿、健脾化湿、活血通络等治法为主；缓解期的治疗以温肾助阳、育阴通络等治法为主。中医针灸以整体观辨证论治，调节人体免疫功能，在神经系统疑难病方面显示其独特的作用。针灸具有显著疗效，而且在治疗过程中针刺可使激素用量递减至最低，因此针刺治疗 MS 具有良好的临床研究及应用价值。

石学敏院士认为本病应属痿证范畴，其发病与脑神、脾胃、肝肾及督脉有密切关系。脑神失司是本病的最终病机，系脾胃肝肾亏虚，气血阴阳不能上奉于脑所致，脑神失司，神不导气，发为本病。其病性为虚，多为先天禀赋不足、后天失养所致，病势始则气机升降不利，继则阴阳气血衰败。故以“醒脑开窍”针法以醒神开窍，该法具有补益肝肾，舒筋活络的作用，背俞穴为五脏六腑精气输注于背部的腧穴，有通调脏腑经气，平衡阴阳，健脾益肾，扶正祛邪的作用。因 MS 是由于自身免疫异常造成中枢神经系统不同部位损伤，运用醒脑针刺法和针刺背俞穴能够调节人体免疫异常，使免疫功能正常，神经系统不受再次损伤，临床症状得到改善和病情稳定。配合中药补益肝、脾、肾三脏。故配合益肾养肝合剂以补气健脾，益肾养肝，强筋健骨，方中山茱萸补益肝肾，黄芪补气升阳，淫羊藿补肾壮阳，蛇床子温肾散结；扶正合剂以扶正固本，滋阴补肾，方中黄芪补气升阳，冬虫夏草、灵芝益肾补肺，当归补血活血，从补虚角度调理机体，与针刺治疗相得益彰。

患者年近七旬，肝肾亏虚，气血衰少，气血不荣筋脉，发为本病。肝肾亏损，肝肾之精久耗而亏，邪气乘虚而入，以致经脉气血亏虚，筋脉失养，致筋肉挛急。此患者病情较重、病程较长，需长期治疗与长期自我康复锻炼。患者要重视自我调养，调畅情志。同时注意锻炼身体，防止病邪侵袭，做到“正气存内，邪不可干”。还要避免受凉、手术、外伤等诱发因素，并积极防止各种感染。此外，高温可以阻碍神经传导，要避免热水浴及其他热疗。这些对防止诱发或致本病加重、复发都具有非常重要的意义。

［湖南中医杂志，2015，31（4）：124，127.］

醒脑开窍针刺法治疗橄榄－脑桥－小脑萎缩验案1则

陈宥伊　指导：石学敏

橄榄－脑桥－小脑萎缩（olivoponto cerebellar atrophy，OPCA）由Dejerine和Thomas于1900年提出命名，是一种以脑桥和小脑明显萎缩为病理特点，小脑性共济失调为特征的进行性神经系统变性疾病。笔者跟随石学敏院士治疗OPCA，疗效满意，现介绍如下（患者家属已签署知情同意书）。

（一）病例介绍

强某，女，52岁，2013年8月23日就诊。主诉：双上肢静止性震颤1年。患者于4年前，无明显诱因出现右侧肩部疼痛、随后出现右上肢震颤，就诊于香港某诊所，查颅脑MRI示脑萎缩，诊断为帕金森病，予药物对症治疗（具体追述不详），经治症状无明显改善。患者1年前，出现双上肢震颤，行动迟缓，语言含混、饮水咳呛、情绪波动等症状，服用药物（具体追述不详）症状缓解不明显。现为进一步系统治疗，收入天津中医药大学第一附属医院针灸特需病房。入院症见：神清，精神弱，面无表情，时而焦虑不安，语言不清畅；双上肢静止性震颤、精神紧张时加重、睡眠时消失，双侧肢体肌张力高、下肢为著、呈齿轮样肌强直，双上肢肌力正常，双手指搓丸样动作、精细动作不能，双下肢可抬离床面但对抗阻力较正常差，不能行走，起坐翻身困难；头晕，饮水偶有呛咳，寐安，小便自控力差，大便正常，舌红、少苔，脉弦细。神经系统查体：双侧腱反射（+++），双侧指鼻试验、轮替试验、跟膝胫试验缓慢不协调，Romberg无法检查，双Babinskin征（－），右Hoffmann征（+），颅脑MR：脑干、小脑萎缩，可见十字征，桥前池增宽，脑室扩大。

中医诊断：颤证（肝肾阴虚型）。

西医诊断：帕金森叠加综合征，多系统萎缩，OPCA。

在原药物对症治疗基础上，加强针刺治疗。针灸取穴，上午针刺内关（双侧）、人中、三阴交（双侧）、太溪（双侧）、血海（双侧）、足三里（双侧）、合谷（双侧）、太冲（双侧）、关元（双侧）、百会。先刺内关，直刺0.5~1寸，提插捻转泻法1分钟。继刺人中，向鼻中隔方向斜刺0.3~0.5寸，重雀啄法，以眼球湿润为度。三阴交，沿胫骨内侧缘与皮肤呈45°斜刺，进针1~1.5寸，提插补法，以患侧下肢抽动3次为度。太溪、血海、足三里，直刺0.5~1寸，提插捻转补法1分钟。合谷、太冲，直刺0.5寸，提插捻转泻法1分钟。关元，针刺前嘱患者尽量排空小便，直刺1~1.5寸，捻转补法以针感向会阴部放射为度。百会，捻转补法1分钟。下午针刺风池（双侧）、后颅凹排刺；风池：嘱患者坐位，沿鼻尖方向进针1寸，得气后行小幅高频捻转补法1分钟。后颅凹排刺(头针平衡区)：嘱患者坐位，沿枕外粗隆水平线，旁开前后正中线3.5cm，向下引垂线4cm取穴，斜刺0.5寸，得气后行小幅度高频率捻转补法1分钟。针后加电针，疏密波以患者耐受为度，持续20分钟。每天上下午各针刺1次，每次留针20分钟，针刺6天休息1天，4周为1疗程，共治疗2疗程。

经治4周，患者情绪平稳，双上肢震颤幅度减小、动作较前自如但仍迟缓，小便自控，面部表情丰富，自行起坐，头晕间作。经治8周，患者双上肢静止性震颤幅度及频率均减少，肌张力较前减低，搀扶下可行走，呈慌张步态、头部前倾、躯干俯屈、前臂内收状。参照《中医老年颤证诊断和疗效评定标准》及文献，采用改良Webster评分量表进行疗效评价(治疗前后量表评定均由同一医者完成)，治疗前患者Webster症状评分29分属重度障碍（21~30分为重度障碍）；治疗1个疗程评分为18分属中度障碍（11~20分为中度障碍）；治疗2个疗程评分为10分属轻度障碍（1~10分为轻度障碍）。

（二）讨论

OPCA属于中医学颤证、瘛疭范畴，与肝肾密切相关。《素问·至真要大论》曰“诸风掉眩，皆属于肝”。系肝肾阴虚，肝木不得濡养，血虚生风，风盛则动，发为颤证。《素问·脉要精微论》云：“头者，精明之府。”《本草纲目》指出脑为“元神之府”，为五脏六腑之大主，元神失职，调控失司，神不导气，则颤摇不定。石学敏院士深入探究古籍文献，结合多年临床经验，提出“肝肾阴虚、神不导气”是形成颤证的总病机，并拟定治疗原则以醒脑调神、滋补肝肾、通调气血为主选穴组方。内关（PC6），为八脉交会穴之一，通于阴维，是手厥阴心包经之络穴，而心包为心之外卫，代君受邪。故首针内关，开启外窍，带动胸腹内窍开放，使郁闭蕴结胸腹、阻闭心君的气血得以疏通，继而归复周身百骸，达养心安神，疏通气血之效。人中（DU26），古人称天地人为三才，地气通于口，天气通于鼻，此穴在口鼻之间，即天之下，地之上，人在其中而得名人中。人中为督脉和足阳明之合穴，主一身之阳。督脉起于胞中，上行入脑达颠，故泻人中可开窍启闭，健脑醒神。三阴交（SP6），系足太阴脾、足少阴肾、足厥阴肝，三阴经之交会穴，故名“三阴交”；又为回阳九针穴之一，具有补肾滋阴生髓之功。肾藏精，精生髓，而脑为髓海，髓海充则为神所用。太溪（KI3），为足少阴肾经的输穴、原穴，《针灸大成》记载为十二原之一。《灵枢·九针十二原》云："阴中之太阴，肾也，其原出于太溪。"《经穴解》云："穴名太溪者，肾为人身之水……溪乃水流之处，有动脉则水之形见，故曰太溪。溪者，水之见也；太者，言其渊不测也。"乙癸同源，补太溪，以滋养先天之阴，虚风自灭。血海（SP10），基于"治风先治血，血行风自灭"理论，补益血海以调血气，理血室，引血气归源。足三里（ST36）为胃经合土穴、下合穴、四总穴，调气和血，滋后天之本以荣先天之养。二穴相合，气血和调，而内风自息。合谷（LI4）、太冲（LR3）为四关穴，通调气血之对穴。《素问·调经论》曰："人之所有者，血与气耳。"两穴分别为手阳明大肠经和足厥阴肝经的原穴，一阳一阴，一气一血，一升一降，相互制约，相互为用。"开四关"具有平肝息风、舒经活络、行气活血之功。关元（RN4）为任脉穴、足三阴与任脉交会穴，三焦之气所生之处，系精血之室、元气所在，功专培肾固本，补益元气。百会（DU20）为督脉穴，"诸阳之会"，是三阳经、肝经、督脉多经交会之穴。督脉入属于脑。两穴共奏益气养血，上承脑髓，息风止痉之效。风池（GB20）为足少阳胆经穴，系手少阳三焦、足少阳胆、阳维、阳跷之交会穴。"风从上受"，乃风邪汇聚入脑的要冲，故为治风疾的要穴，以通经活络，息风开窍。后颅凹排刺（头针平衡区）为脑桥和小脑在体表的投影区，通过针刺及电刺激，促进椎基底动脉系统血液循环以增加脑桥、小脑蚓及小脑半球供血，加强脑组织间的信息传递，以达"气至病所"。

[新中医，2015，47（1）：258-259.]

单刺人中穴治疗中风昏迷后顽固性呃逆 1 例

王锋　王舒

患者男,70 岁，以“左侧肢体活动不利伴语言不利 6 小时”为主诉入院治疗。患者于 2015 年 5 月 19 日上午，无明显诱因持续出现左侧肢体活动不利，语言不利，遂就诊于我院，查颅脑 CT 示脑萎缩，未见出血，考虑脑梗死。入院后患者逐渐出现意识障碍、嗜睡，且体温偏高，经对症治疗后患者未见明显缓解。2015 年 5 月 22 日患者血氧饱和度下降持续不缓解，呼吸衰竭，予紧急气管插管、持续镇静、持续胃肠减压后，患者生命体征渐趋稳定。始出现剧烈呃逆症状，持续时间 30~60 分钟，偶有间断，每日发作 4~6 次。舌未见，脉细弱。遂予针刺治疗，治以理气和胃，降气平呕。取穴双侧攒竹（双）、内关（双）、合谷（双）、足三里（双）、太冲（双）及膻中、中脘。

针刺方法：患者仰卧位，各穴位皮肤常规消毒，使用 1.5 寸一次性针灸针。其中，攒竹向眉中斜刺 0.5 寸，内关直刺 1 寸、合谷直刺 1 寸、足三里直刺 1 寸，太冲直刺 0.5 寸，膻中向下平刺 0.3 寸、中脘直刺 1 寸。各穴均平补平泻，得气后留针 30 分钟，每日治疗 1 次。

治疗 2 天后，患者呃逆症状未见明显改善。第 3 天，于呃逆发作时单取人中穴：局部消毒，常规取穴，向鼻中隔方向斜刺 0.3 寸，行雀啄泻法 1 分钟，呃逆渐止，留针 30 分钟。当天发作 2 次，依前法治疗后症状消逝。后于发作时即针刺人中穴，均迅速消除患者呃逆症状。1 周后，患者呃逆症状消失，未再复发。

讨论：本例中，患者中风昏迷后出现剧烈呃逆，属窍闭神匿，气机逆乱，胃气衰败，上逆动膈，其本在于窍闭神匿气乱。初次常规取穴治以理气和胃，降气平呕，治轻症重，因而治疗无效。其后予以雀啄法强刺激人中穴，始得见效。究其原理，人中穴为督脉手足阳明经脉之会，而督脉上络于脑，别支于心，故人中穴有醒脑开窍，息风解痉之功效。石学敏院士创立的“醒脑开窍”针刺法即以人中穴为主穴之一，用来治疗中风及其并发症。而从西医学角度，郑煜等人的研究显示，刺激人中穴可对膈神经出现瞬时的抑制效应，对于中风患者，“凡刺之法，必先本于神”，脑窍开则神明得现，气机得通，而呃逆作为以气机逆乱为病机的中风并发症，自然得以缓解。针刺人中穴治疗中风并发的呃逆，操作简捷，效果明显，临床值得推广。

[实用医学杂志，2016，32（12）：1901.]

针刺治疗改善外伤后视野缺损1例

李伟　李军　贺军　张春红

视野缺损在眼科临床比较多见，其发病的原因各异，针灸治疗有一定优势，我们采用针刺治疗车祸伤后视野缺损1例，效果明显，报道如下。

患者，女，33岁，2013年11月20号就诊。主诉双眼视物不全3个月余。病史：2013年4月19日突发车祸，全身多发性骨折，就诊于当地医院，行相关治疗(具体治疗不祥)，颅脑CT平扫（2013年04月20日）示：双侧额部及大脑镰上部、前部硬膜下血肿；左侧颧弓及上颌窦外壁骨折。入院2个月余，患者自觉双眼视物不全，于7月15日行肌电诱发电位检查：双侧视觉传导通路障碍。视野检查（图1）：双眼均为左侧下方视野缺损。经营养神经药物（甲钴胺、鼠神经生长因子、神经节苷脂、鹿胍多尔、脑苷肌肽等）治疗后，症状未见改善，遂就诊于我院针灸科门诊，以针刺治疗。查体：双眼视物不全：有视野缺失，无头晕头痛，无恶心等不适症状，双眼无胀感，无流泪症状，二便调，寐安，舌淡，苔薄白，脉细。既往体健，无糖尿病、高血压等病史。眼科检查：视力：右0.8，左0.8，双外眼及眼前节未见异常。眼底检查：双眼视盘边界清楚，色鲜红，眼底动、静脉均未见异常，视网膜未见出血、渗出及其他异常，黄斑中心凹反光可见。眼压：右眼18mmHg（1mmHg=0.133kPa），左眼17mmHg。

综合患者资料，西医初步诊断：右侧视交叉以后的视神经损伤。中医诊断：脑源性青盲。视物不全，证属气血郁滞，病机为恶血内溜，阻滞经络，治以醒脑开窍配合活血祛瘀法。仰卧位取穴，主穴：内关、人中、三阴交、印堂、四神聪、百会、太冲、太溪、光明、合谷、睛明、四白；配穴：太阳、攒竹、眼周局部穴位。采用一次性华佗牌无菌针灸，规格0.25mm×40mm毫针，常规针刺，行提插捻转平补平泻法，睛明穴直刺0.5~0.8寸即可，均留针25~30分钟，每周6次，15次为1个疗程。

针刺前患者视野分析检查示左眼视野指数（VFI）为81%，右眼VFI为83%；治疗2个疗程后，视野计视野指数均为81%，每隔2~3个疗程，进行1次视野检查。2014年5月8日视野检查示：左眼VFI为87%，右眼VFI为86%。2014年6月9日，患者亦自觉视野缺损症状较前减轻，眼前节、眼底及眼压等均未见异常，视野检查较前改善，左眼VFI为89%，右眼VFI为88%。在接受针刺治疗的同时，嘱患者自行按摩眼周局部穴位。现因患者不便继续在本院治疗，故暂停。

讨论：造成视野缺损的病因较多，如视网膜中央动脉闭塞、视网膜静脉周围炎、急性视神经乳头炎、视网膜脱离、颅内肿瘤压迫等，治疗上困难较大。本例患者由颅脑外伤，损伤视觉通路神经引起的视野缺损，治疗上困难更大。石学敏院士对针刺治疗五官科疾病颇有研究，他认为“窍闭神匿”为此类疾病总的病机。根据中医基础理论，眼疾属目系受累，《灵枢·经脉》：“肝足厥阴之脉……上入颃颡，连目系……”《灵枢·脉度》说：“肝气通于目，肝和则目能辨五色矣。”本例患者因车祸伤后，恶血内溜，阻滞经络，脉络闭阻，邪壅于少阳，肝血不能上荣于目系，故考虑病位主要责之于肝，肝胆互为表里，予以醒脑开窍法为主，配合行气活血之穴，疏通郁闭之气机，导气通络。人中、内关、三阴交为醒脑开窍法的主穴，合用共奏醒神导气之效；百会为手足三阳经、足厥阴肝经和督脉之会穴，四神聪为经外奇穴，位于百会前后左右，两穴合用，具有健脑宁神，活血通络之功；太冲为足厥阴肝经之原穴，合谷系多气多血之手阳明大肠经原穴，通调经脉气血使精微归于目，两穴合用为“四关穴”：醒脑开窍，行气活血；光明为足少阳胆经之络穴，主治各种眼疾，有明目之功；睛明位于目内眦，改善眼部血供，开通闭塞的脉络，有明目之效。四白穴下的眶下孔里有血管穿出，供养面部组织；针刺眼周局部穴位，改善眼面部血供。按摩眼周局部穴位，可使眼内气血通畅，改善神经营养。针刺结合眼周穴位按摩，达到行气活血，舒经通络，开窍醒神，养睛明目的作用。

现代研究发现针刺内关穴主要激活左侧顶叶、额叶、枕叶、颞叶，而枕叶主要与视觉相关，其损害会导致视觉中枢的病变。针刺光明穴对视觉系统传导通路整合也有一定的影响。针刺太冲可激活双侧枕叶视皮层的视觉区，且视皮层激活强度强。在改变受损的视神经微环境后，视神经具有一定的再生潜能。

本例结果显示，针刺治疗外伤后的视神经损伤有一定的疗效，但视力及视神经功能恢复程度及具体作用机制尚有待于进一步研究。

[中国中医眼科杂志，2016，26（2）：83-84.]

石学敏以人迎为主穴治愈中风后视歧1例

高翔宇　张春红

石学敏院士为我国著名针灸学专家，在针灸领域建树颇多，尤其是在中风及中风后遗症的治疗中贡献卓著。我有幸跟随石院士学习，聆听教诲，受益良多。现将石院士治愈1例中风后视歧病例经验总结于下。

（一）病历介绍

王某某，男，43岁，已婚，复视1个月。2010年8月4日就诊于天津某医院，入院诊断为：脑干梗死；高血压Ⅰ级（极高危）；空腹血糖受损。2010年8月6日头颅核磁共振示：右侧基底节区及脑桥右侧腔隙性梗死；双侧辐射区轻度脑白质脱髓鞘改变；右侧大脑中动脉远端变细，分支变少。经治疗后，患者自觉复视未缓解遂转诊。予以眼罩遮盖患眼。经治疗一段时间后，自觉复视症状未缓解，并摘除眼罩后视物眩晕、头痛，恶心。于2010年9月3日就诊于天津中医药大学第一附属医院高血压门诊。现患者神清，精神可，眼球向右上偏斜，眼颤，右眼睑稍下垂，复视1月余，舌暗红、苔薄白，脉弦滑。高血压病病史10年，存在高血压、脑卒中家族史。服用拜新同、波立维，血压控制在130/90mmHg，既往血压最高为170/110mmHg，右侧轻度面瘫，四肢活动未见异常。

治疗：①人迎穴（喉结旁外侧手可触及颈动脉搏动最强处取穴），用0.25mm×40mm毫针迅速刺入真皮，缓慢垂直刺入1cm左右，见针柄随脉搏搏动为准。并使用“凤凰展翅”手法行针1分钟，留针30分钟。注意事项：要求患者仰卧位，使用颈枕，闭目养神。②双侧风池、翳风至风池线排刺2或3针、颈夹脊穴排刺、头皮针视区。风池（双侧），向对侧内眼角方向进针，针刺深度1~2cm，使患者自觉麻胀感向同侧头角放射为度。针感使整个后头部有连续的酸胀感，以患者可耐受为度。③患侧睛明、四白、阳白、太阳。睛明，取仰卧位，微闭双目，术者左手将患者眼球推向外侧，右手持针沿眼眶边缘缓缓垂直刺入，进针深度为2cm左右。四白，针尖稍偏向眼部。阳白，分别向印堂、眉冲、头维、丝竹空4个方向透刺。太阳，针尖稍偏向眼窝部。针刺以上4穴时，要使眼周有明显胀感为度。

每日治疗1次，患者连续针刺10次以后，眼球运动明显好转，患者家属述眼球明显向中正位偏移。针刺第16次（2010年9月21日），患者述当晚看电视未出现复视，针刺第18次（2010年9月23日），患者摘除眼罩，述平视不再双影，斜视及其他方向复视尚存在。继续针刺治疗 1 个月后，复视未再出现，血压平稳。复查核磁共振示：①右侧基底节区及脑桥右侧腔隙性梗死；②双侧辐射区轻度脑白质脱髓鞘改变。后又针刺 6 次巩固疗效。

（二）分析

视歧又名一视二物，在脑血管病涉及到脑干的疾病中较常出现。此病的描述见于《灵枢·大惑论》，言："精散则视歧，视歧见两物。"病机是邪逢人体虚时从颈入脑，使脏腑精气不能正常输注于目系，目系精气耗散而发生视歧。同时《灵枢·大惑论》亦认为，目系上属于脑，后出颈中。基于这一观点，治疗本例复视采用人迎、风池为主穴，颈夹脊排刺及翳风至风池线排刺为辅，视区、睛明、四白、阳白、太阳穴为使的治疗方法。人迎夹结喉两旁，位于足阳明胃经上，为足少阳与足阳明经的交会穴。《黄帝内经》记述足阳明精气入于此穴，为气海之输，其论述见于《灵枢·根结》："足阳明根于厉兑……入于人迎。"《灵枢·海论》："膻中者，为气之海，其输上在于柱骨上下，前在于人迎。"《针灸甲乙经》认为，仰刺人迎具有"候五脏气"的作用。因此，应用补法针刺人迎具有补纳宗气，祛邪，促进脏腑精气输布的作用。特别是促进精气上注于头的作用。现代研究表明，针刺人迎穴具有改善脑血液循环，纠正脑干缺血、缺氧状态，缓解脑水肿和脑功能恶化的作用。风池位于项颈部，平风府穴，并处于胸锁乳突肌和斜方肌之间的凹陷处，为风邪入脑之冲，足少阳胆经、阳维之会，是头颈部祛风除邪的要穴。此外，针刺风池穴对椎基底动脉的收缩与舒张有双向良性调节作用，并具有调节脑血管的张力，改善脑部血液循环的作用。《黄帝内经》曰："治病必求于本。"本例视歧之本在于邪乘虚时，从颈袭脑，扰乱脏腑精气上注于头。使精不明，不明故散，散则视两物。而人迎、风池为颈部前后诸经脉之要冲，补虚泻邪，一前一后，交相呼应，因此为主穴。从解剖生理学上亦可印证此点。人迎深部为颈动脉，而风池深侧为椎基底动脉，此两动脉总司人体头部的供血。针刺两穴显然具有显著的调节头部的供血作用。而颈夹脊穴、翳风至风池线排刺，是从横纵两个方向上，沟通多经经气，祛邪疏经、补益脑髓，辅助前后两大要冲（人迎、风池），使诸邪无遁形之处，无入侵之地。刺视区、患侧睛明、阳白、四白、太阳，使气直达病所，使精气输布于目。与人迎、风池、颈夹脊穴，起到补虚、除邪、明目的作用，进而达到治疗复视的目的。

［中医杂志，2012，53（11）：914–915.］

盘龙针配合醒脑开窍针法治疗急性脊髓炎恢复期验案 1 则

李新杰　高淑红

急性脊髓炎是由病毒或其他急性感染引起的急性横贯性脊髓损害性疾病，临床表现为脊髓病损以下肢体瘫痪或截瘫，传导束深浅感觉障碍和以膀胱、直肠功能障碍为主的自主神经功能障碍。本病属中医学“痿证”范畴，是外邪感染导致气血瘀阻不能濡养肌肉筋脉所致。近年来相关文献及临床研究表明，针灸在治疗急性脊髓炎恢复期方面疗效显著。现介绍盘龙针法配合醒脑开窍法治疗急性脊髓炎恢复期验案 1 则如下。

患者，女，62 岁。患者于 2015 年 3 月 31 日因外感风寒后出现感冒、低热（37.5℃），次日上午出现左下肢活动不利，由后背腰部向下肢呈放射性疼痛感，围绕躯体的束带感，小便潴留，大便秘。后就诊于天津市某院，头颅 MRI 示：未见新鲜梗死及亚急性出血。3 天后病情渐进性加重，查胸椎增强 MRI 示：T_9~T_{12} 水平脊髓偏左下方片状异常信号，诊断为急性脊髓炎。住院治疗 2 周后未见好转，遂来我院康复治疗。查体：左下肢肌力Ⅰ级且萎软无力、背腰部疼痛，卧床。口苦，纳少，寐欠安，小便频，大便便秘，舌红赤、苔黄，脉细数，体温正常。

西医诊断：急性脊髓炎恢复期。

中医诊断：痿证（肺热津伤，津失濡养证）。

予针灸治疗，以盘龙针法配合石学敏院士的醒脑开窍针刺法为主。先取俯卧位，以盘龙针法针刺华佗夹脊穴：取 1.5 寸针灸针，沿脊柱两侧旁开 0.5 寸，从上至下，T_7~L_2 左右交替针刺，针尖偏向脊中线椎体方向，针之纵轴与体表呈 75° 的内斜夹角，进针深度约 0.5 寸，禁止提插捻转以免造成气胸，加电针 15~100HZ 疏密波 20 分钟。后取仰卧位以醒脑开窍法针刺内关、人中（捻转提插泻法 1 分钟）、百会、三阴交（取患侧提插补法至肢体抽动 3 次为度）、委中（取患侧提插泻法至肢体抽动 3 次不留针）、孔最、阴郄、阳陵泉、血海、环跳（取患侧提插泻法至肢体抽动 3 次）、秩边、承扶、承山（4~5g 艾炷 2 壮温针灸）、阳明经排刺（提插补法）、气海、关元、外水道、外归来。每天 2 次，14 天为 1 个疗程。

针灸治疗 2 个疗程后，患者背腰痛缓解，左下肢肌力Ⅲ级，肌肉收缩力增强，可搀扶行走。纳可，寐安，小便自控力可，大便干。

按：盘龙针法即从上至下沿脊柱两侧左右交替针刺相应华佗夹脊穴，视之犹如一条长龙盘踞于背部，故名“盘龙针法”。华佗夹脊穴始见于晋代葛洪的《肘后备急方》，位于脊椎棘突间两侧背部正中线外侧0.5寸处，自T_1~L_5，左右共34穴。“盘龙针法”是选取1.5~2寸的针灸针，浅刺华佗夹脊穴约0.5寸，达到预定深度时，患者有沉困、走窜、触电样等感觉，术者也会感到手下沉紧，此时勿再深入。华佗夹脊穴与神经节段关系极为密切，脊神经节段性的分布是以头颈、胸腹、背、上下肢部的投影而形成的，对相关的华佗夹脊穴进行一定程度地刺激，能够使其周围的脊神经根通过脊髓内传导通路传到中枢系统，起到调节作用。痿证患者肢体筋脉迟缓，痿软无力，醒脑开窍针刺法可疏调经筋。其中内关、人中穴醒脑开窍；百会为诸阳之会，可提升阳气以行津濡养筋脉；孔最、阴郄以滋阴润肺；三阴交滋阴柔肝，疏通经络；阳陵泉疏调经筋；余穴则疏通经络、温阳行痹。根据《素问·痿论》“治痿独取阳明”的理论，因阳明为宗筋之长，阳明虚则宗筋纵，宗筋纵则不能束筋骨，以流利机关，此不能步履，痿弱筋缩之证作矣，故治疗痿证四肢瘫痪、肌肉萎缩取手足阳明经为主，下肢则取用足阳明经排刺提插补法以滋阴荣筋，补阳明之虚；同时调理脾胃，顾护胃气，使胃厚脾充，布散津液，化生气血，濡养肺胃，增加患者纳食；又使经脉气血流畅，筋脉得到濡养，从而使下肢功能得以恢复。《素问·痿论》载：“肝气热，则胆泄口苦筋膜干、筋膜干则筋急而挛，发为筋痿。”三阴交为肝脾肾三经交会穴，针刺也同时起到益肾健脾、滋阴柔肝、疏调气机的作用。

西医学认为针刺气海、关元等穴位可从中枢和外周神经两方面调节膀胱功能，既可以影响脑桥排尿中枢的兴奋水平进而调节膀胱功能，又可影响脊髓排尿中枢并由盆神经和阴神经传出，引起逼尿肌的收缩和尿道外括约肌开放，从而使膀胱的排尿功能障碍得以排除。外水道、外归来是高淑红主任医师基于石学敏院士醒脑开窍针刺法对中风病后遗症新开创的临床科研课题，对尿潴留效果显著。目前针灸治疗急性脊髓炎恢复期临床疗效肯定，可改善瘫痪肢体的血液循环，促进其运动功能的恢复，针对病损部位，还可配合红外线照射、推拿按摩、早期运动康复疗法以促进经络疏通，提高疗效。

［湖南中医杂志，2016，32（7）：111-112.］

醒脑开窍针刺法治疗脑卒中后强笑症验案1则

孔阳　高旸

强笑是脑卒中后情志障碍的主要表现之一，是一种难以控制的异常情绪表达，患者大多数情况下情绪表现正常，在无明显诱因或轻微刺激的情况下出现无法预期的、难以控制的大笑，每次持续数十秒到数分钟即可自行缓解，可反复出现，发作时表现较刻板，与患者当时情绪无相关性。现将采用“醒脑开窍”针刺法治疗脑卒中后强笑验案1则介绍如下。

患者，男，61岁，2014年10月14日初诊。主诉：右侧肢体活动不利伴语言不利1个月，间断强笑14天。患者于1个月前无明显诱因突然出现持续右侧肢体活动不利伴语言不利，时感头晕，饮食水偶呛咳，就诊于某医院，查颅脑CT示脑桥、两额叶区、双侧基底节、侧脑室旁多发腔隙梗死灶伴软化灶，考虑脑梗死，治以清除自由基、改善脑循环、脑代谢，经治病情好转，刻症：神清，精神可，与他人聊及病情或针刺等刺激时出现不可控制的大笑，不能反映患者当时情绪，语言不利，持续右侧肢体活动不利，右侧上肢可抬离床面约15°，下肢可抬离床面约30°，均不能抗阻力，纳寐可，二便调。舌暗红，苔黄腻，脉弦滑。查体：生理反射存在，右侧巴宾斯基征（+），余病理反射未引出，右侧上下肢肌力Ⅲ级。

西医诊断：脑梗死。

中医诊断：中风中经络（风痰阻络、脑神失用）。

施以“醒脑开窍”针刺治疗。取穴：印堂、上星透百会、四神聪、双侧内关、三阴交，双侧风池、完骨、天柱，患侧极泉、尺泽、委中，双侧合谷、太冲。操作：印堂向鼻根部斜刺0.2~0.3寸，轻雀啄以流泪或眼球湿润为度。上星透百会取额前督脉入发际0.5寸，选3寸毫针沿皮刺，透向百会，施用小幅度高频率捻转补法，即捻转幅度小于90°，捻转频率为120~160转/分钟，行手法1分钟；四神聪均向后斜刺0.3~0.5寸，施用捻转补法1分钟，留针30分钟，内关直刺0.5~1寸，采用捻转提插泻法；三阴交沿胫骨内侧缘与皮肤呈45°斜刺1~1.5寸，施提插补法，使患侧下肢抽动3次为度；双侧风池，向对侧眼角直刺1~1.5寸，双侧完骨、天柱，直刺1~1.5寸，均施用捻转补法；极泉沿经下移1~2寸，避开腋毛直刺1~1.5寸，施提插泻法，以患肢抽动3次为度；尺泽屈肘内角呈120°角，直刺1寸，施提插泻法，使手腕抽动3次为度；委中仰卧直腿抬高取穴，直刺 0.5~1 寸，施提插泻法，使下肢抽动 3 次为度；合谷、太冲直刺 0.8~1 寸，施用捻转泻法。

患者治疗 1 周后与他人聊天及针刺时强笑发作频次较前减少，能较好的控制自己情绪，针刺月余，强笑症状基本消失，随访数月，未再发作。

按：本病的发病机制目前尚不明确。从神经解剖学来看，陈仰昆等认为前额叶皮质—脑干—小脑系统在本病的发生上有重要的地位；神经递质方面，有研究认为该病与 5- 羟色胺能神经系统相关，也有学者认为本病的发生是皮质核脊髓束的随意运动通路与不随意运动通路间的一种失衡所导致。中医学认为中风后强笑的病位主要在脑，脑为元神之府，中风后神无所主，脑失所养，则见喜笑不休。《难经·二十八难》载："督脉者，起于下极之俞，并于脊里，上至风府，入属于脑。"督脉夹脊而行，统帅诸阳经，为"阳脉之海"，诸阳经皆与其会合，固有"病变在脑，首取督脉"之说。上星、百会均为督脉穴位，其中上星为"十三鬼穴"之一，别名鬼堂，为治疗神志病症的效穴。百会又名三阳五会，手足少阳、足太阳三阳经及督脉、足厥阴经均交会于此，为治疗督脉病、神志病的要穴，对该穴选用透刺手法，加强经气的作用以通督调神、醒脑开窍；针刺印堂以镇静安神；四神聪为位于颠顶，为百脉聚会之处，故可宁心调神；《灵枢·本神》载："心藏脉，脉舍神，神有余则笑不休。"内关为心包经络穴，又为八脉交会穴，通于阴维脉，相合于心胸部位，心主血脉，心藏神，《灵枢·本神》载："心气虚则悲，实则笑不休。"本症见患者喜笑无常，故泻内关以调理心神，疏通气血。人的情志活动的物质基础是精气血，神由精气所化生，而脾统血、肝藏血、肾主精血，三阴交为肝、脾、肾三条阴经的交会穴，故取本穴以补气调血，生髓益脑。极泉、尺泽、委中可疏通经络，改善患者肢体功能；风池、完骨、天柱可养血补髓，清利头目；合谷、太冲又名"四关"，可理气调神。诸穴合用，共奏通督调神、醒脑开窍之效。

[湖南中医杂志，2015，31（11）：104–105.]

醒脑开窍法治疗产褥中暑并发症案

吴凇　远慧茹

患者，女，29岁。主因发热伴意识障碍1个月，于2014年6月25日就诊于天津中医药大学第一附属医院。患者2014年5月17日自然生产，5月30日夜间发热，无寒战，体温38℃，未服药物。次日晨起高热，肢体抽搐，就诊于天津医科大学总医院ICU治疗，考虑中暑、缺氧性脑病？颅脑感染？等，予气管插管，呼吸机辅助呼吸，抗感染等治疗。刻诊：神清，体温41℃，言语不利，意识模糊，呕吐剧烈，无下腹疼痛，呼吸尚平稳，肢体活动不利，时有躁动，咳嗽，咯少量黄痰，鼻饲饮食，寐可，尿管通畅，小便量可，大便调，舌淡暗，苔白腻，脉弦数。血压125/102mmHg，双瞳孔L∶R约4∶4.5mm，对光反射存在。双肺呼吸音粗，可闻及少许干湿啰音，心率108次/分，律齐，双上肢屈肌张力增高，双下肢伸肌张力高，四肢肌力Ⅲ级，腱反射存在，双侧巴氏征（+），双下肢不肿。颅脑CT示：①左基底节区点状低密度影。②双侧上颌窦、蝶窦浑浊，双侧筛窦黏膜增厚，双侧鼻腔、鼻咽腔浑浊，请结合临床。颅脑MRI示：①左侧基底节区小条状长T2信号，考虑为扩大的血管周围间隙。②双侧筛窦、蝶窦及右侧上颌窦炎。③双侧乳突炎。血常规：白细胞5.73×10^9/L、红细胞3.97×10^{12}/L、血红蛋白106g/L、血小板5.8×10^9/L、中性粒细胞53.5%。尿常规：尿潜血2+、尿红细胞计数69个/μl、尿白细胞计数171个/μl。

中医诊断：产后发热（产褥中暑）。

西医诊断：产褥中暑、脑损伤、肺炎、泌尿道感染。

治疗原则：醒脑开窍、开塞启闭、疏通经络、补益脑髓。

选用醒脑开窍针法治疗，选穴：人中、廉泉，双侧三阴交、内关、风池、完骨、翳风、极泉、尺泽、肩髃、曲池、手三里、合谷、委中、足三里、阳陵泉和太冲。具体操作：嘱患者仰卧床上，均用0.25mm×40mm毫针，先刺双侧内关，行提插捻转泻法1分钟，人中行重雀啄手法，以流泪或眼球湿润为度，三阴交捻转补法，以下肢抽动3次为度；后刺极泉、尺泽、委中提插泻法抽动3次为度，风池、完骨、翳风、曲池、合谷和太冲，行捻转泻法1分钟；其余穴位平补平泻法1分钟。针刺1次/天，14天为1个疗程，每次留针30分钟。

治疗6个疗程后，患者尿管、胃管摘除，语言表达清晰，回答问题准确，情绪稳定，双下肢肌力Ⅳ级，患者可独立站立，家属搀扶下行走，纳可，寐安，二便调。嘱患者避风寒，节饮食，调情志，每 3 个月复查 1 次。

讨论：产褥中暑是指产妇产褥期间在高温闷热环境中因体内余热不能及时散发，而引起中枢性体温调节功能障碍的急性热病。患者在 5 月中旬分娩，室内闷热，体质虚弱，暑热之邪乘虚而入，邪正交争而发身热；暑邪侵袭，闭阻气机，扰乱心神，上蒙清窍，上犯于脑，造成元神之府脑窍闭阻。细观其发病机制与中风的病机之根本颇为相似。中国工程院院士石学敏教授提出“窍闭神匿，神不导气”为中风病的总病机。所谓“神”：神之所在—脑为元神之府；神之所主—人体的一切生命活动；神之所病—百病始生皆本于神；神之所治—凡刺之法必先调神。该患者中暑后各种病理产物化而为毒，加重脑神损伤，也正是窍闭神匿，神失其用，不能主宰人的精神意识思维活动，协调形体内脏功能出现神志障碍，语言、运动功能失调。故施以醒脑开窍针法：主穴选取内关、人中和三阴交，内关为心包经之络，又通阴维脉，系八脉交会穴之一，通过心主血脉的功能实现对元神的调节作用，现代研究发现先刺内关，这样就可及时保护心脏，加强心缩力与增加心输出量及冠脉血流量并为脑提供充足的血流灌注，延长脑缺血耐受时间；人中属督脉，督脉为阳脉之海，主一身之阳，督脉入络脑，继刺人中，可调脑醒神，同时通过对其分布区内面神经和三叉神经分支的刺激，兴奋被称为面部脑血管舒张中枢的蝶腭神经节以及三叉神经—脑血管系统，以激发血管自身的调节作用，缓解收缩痉挛的脑血管，改善微循环，舒张微血管以更好的接纳针刺内关作用下心脏供给的血液；三阴交系肝、脾、肾三经交会之穴，针补三阴交能益脑髓、调气血、安神志。极泉（取极泉下 1.0 寸）、尺泽、委中，针刺此 3 穴使针感直达手、足指而具有调神导气和通经活络之功。风池、完骨和翳风为脑府经络出入之门户，取之有通利机关之功。“三廉泉”为前廉泉、上廉泉和正廉泉，针此 3 穴同用可激发经气、通关利窍和活络利舌。患者肢体运动障碍，其病在阳，阳明多气多血，故取手、足阳明经腧穴，取肩髃、曲池、手三里和足三里穴，益气通络，配合阳陵泉以疏导阳经经气，使气血调和，筋肉得以濡养。太冲与合谷相配，有开关通窍之功。应用醒脑开窍针法治疗该例产褥中暑患者有效，说明该针法可以促进产褥中暑并发中枢神经系统症状的恢复，这也为针灸适应病谱填上重要的一笔。

［中华针灸电子杂志，2015，4（4）：191-192.］

醒脑开窍针刺法治疗韦尼克脑病1例

张莎莎 李世君

韦尼克脑病是维生素B1缺乏所引起的中枢神经系统疾患。主要典型表现为眼球运动障碍、小脑性共济失调、精神意识障碍等三联征。韦尼克脑病起病隐匿，症状不典型，易误诊、漏诊。酒精性韦尼克脑病多为慢性病程，对神经系统造成的损害更持久，因此，对于任何长期酗酒及存在营养障碍的，在想到韦尼克脑病的同时应积极行头颅MRI、腰椎穿刺、脑电图等相关检查，做到早诊断早治疗，从而使患者得到良好转归。

患者，男，30岁，主因“四肢无力伴头晕、恶心、干呕1天”，患者发病缘于2014年2月1日饮白酒约300ml后突发四肢无力，伴有头晕、恶心、干呕，遂就诊于天津医科大学总医院，急查颅脑CT示：未见明显异常，查脑电图示：慢波型提示重度异常脑电图，颅脑MRI示：双侧丘脑内侧，第三脑室旁T1WI高信号，T2WI高信号。血生化：钾3.3mmol/L，其余正常。患者既往饮酒10余年，饮白酒量约250ml/日，平素嗜食肥甘厚味。诊断为：韦尼克脑病。为进一步系统诊疗，于2014年2月3日就诊于我院针灸科门诊。刻下诊见：四肢无力，独自行走困难，偶有头晕、恶心、呕吐等症。查体：患者神清，对答切题，反应迟钝，双眼外展不到位，水平细震颤。四肢肌力Ⅳ级，肌张力正常，双侧上下肌容量正常，双侧指鼻及跟膝胫试验欠稳准，双侧Babinski征(+)，脑膜刺激征(-)，痛觉及振动觉对称存在。西医诊断：韦尼克脑病。西药予维生素B_1注射液（肌内注射，200mg，1次/12小时），维生素B_1片（口服20mg，3次/日），同时给予叶酸片口服。

中医诊断：痿证（湿热侵淫）。

针刺治疗原则：醒脑开窍、滋补肝肾、疏通经络、补益脑髓。

取穴：以水沟、极泉、内关，委中、足三里、三阴交、百会、四神聪、风池、睛明、四白、血海、梁丘、丰隆等主穴。

操作：水沟雀啄泻法以眼球湿润为度，内关捻转提插泻法1分钟，极泉、委中提插泻法至肢体抽动三次为宜，足三里、三阴交提插补法1分钟，余穴施平补平泻法，留针30分钟，日1次，14天为1个疗程。

2个疗程后，患者恶心呕吐症状消失，四肢无力较前好转，可独自行走，眼颤消失；4个疗程后，行走如常人，肌力Ⅴ级，为巩固疗效，继续治疗1个疗程。

随访至今无复发。

按语：中医学范畴无本病准确对应的病名，依其临床症状可诊断为痿证，究其病因为饮食不节，嗜食膏粱，脾运无权，滋生内湿，郁久化热，湿热浸淫，阻滞气血，筋骨失养，因而成痿。《素问·生气通天论》说："湿热不攘、大筋软短，小筋弛长，软短为拘，弛长为痿。"而西医则认为韦尼克脑病是由维生素 B_1 缺乏所致的严重中枢神经系统疾病，典型表现为眼球运动障碍、小脑性共济失调、精神意识障碍等三联征。一种严重的代谢性脑病，起病隐匿，症状不典型，嗜酒及胃肠道手术后可诱发。本例即为长期酗酒后引起。中医治疗则多以足阳明胃经及督脉穴为主，并辅以阳明经筋面部排刺，其一，以防引邪入里；其二，阳明为多气多血之脏，后天气血化生之源，针刺阳明经有补益后天、祛邪外出之效。足三里为足阳明胃经穴，为补益要穴，百会、四神聪、风池、四白可醒脑开窍，补益脑髓，三阴交为足三阴经之交会穴，可补益肝肾阴精不足，滋补肝肾，诸穴合用可起到醒脑开窍，滋补肝肾，补益脑髓，疏通经络，从而改善四肢无力，独自行走困难等症，临床疗效颇佳。

[内蒙古中医药，2015，(9)：47-48.]

实验研究篇

针刺治疗急性脑缺血的微血管机制研究——针刺对急性脑缺血模型鼠微血管自律运动等的影响

杜元灏　翟娜　石学敏

当脑缺血发生后，缺血区的微血管系统发生了什么变化？为此，我们采用了激光多普勒血流仪，以大脑中动脉阻断（MCAO）造成脑缺血模型，对微血管自律运动等进行了观测。以期从微血管角度探讨本病发生发展的病理机制和针刺治疗机制。

（一）材料与方法

1. 动物分组

Wsitar 大鼠 55 只，体重 180~200g，雌雄各半，随机分为模型组、针刺组、正常对照组、假手术组。前两组按 3、6 小时分两个时相组，每组 20 只，每时相 10 只。正常对照组 10 只，假手术组 5 只。

2. 动物模型的制作

动物经 1% 戊巴比妥钠（60mg/kg）腹腔麻醉后，侧卧位，于眼眶后至耳的中点纵形切开皮肤约 2cm 左右，分离并切去部分颞肌，暴露颞骨，作一约 3~5mm 的骨窗，轻抬脑，可见到横过嗅束向上走行的 MCA，用高频电刀轻轻接触靠近嗅束上缘的 MCA，使之快速凝闭，假手术组动物只开颅，而不阻断 MCAO。术后创面撒少许抗生素，缝闭切口。然后在规定时相于头顶开一直径为 3mm 的微循环观测窗，其圆心在距颅骨前后正中线 5mm 及额状线与人字缝距离的中点交点处。用微型镊子提起硬脑膜，用眼科剪刀剪成数瓣，翻至颅骨上，暴露出软脑膜，将激光多普勒血流仪探头通过定位器的机械臂固定在大鼠脑圆孔上。轻轻接触脑表面，部位在开颅圆心点处。至此模型建立完毕，启动监测系统。

3. 针刺穴位和方法

选择内关、人中。针刺组于 MCAO 后 1 小时进行针刺，先针刺内关，行捻转提插泻法，捻转频率为 120 次 / 分，持续 1 分钟；再针刺人中，施雀啄手法强刺激 10 次；均留针 10 分钟，留针期间行针 1 次。

（二）结果与分析

1. 微血管自律运动的振幅与频率（见表 4-1-1）

实验结果表明，正常动物脑微血管自律运动的波形清楚而规整，平均频率为

6.7 ± 0.5 次 / 分，振幅为 12.5 ± 2.1（相对单位）。当 MCAO 后 3 小时，自律运动出现了严重的障碍，振幅极低，频率已无法用肉眼观测到；6 小时时，自律运动稍有恢复，但依然很不规整，频率与振幅均很小而低，每分钟仅可看到 3.2 ± 0.5 次，振幅为 3.0 ± 0.3（相对单位）。与正常组动物相比有显著的差异（$P<0.05$）。经针刺处理后，动物脑微血管的自律运动有显著的改善，当 MCAO 后 3 小时，频率为 9.5 ± 0.7 次 / 分，显著高于正常组（$P<0.05$），振幅为 4.0 ± 0.1（相对单位），尚未达到正常值；6 小时时频率为 8.0 ± 0.6 次 / 分，高于模型组及正常组（$P<0.01$，$P<0.05$），振幅进一步恢复为 6.0 ± 0.2（相对单位），显著高于模型组（$P<0.01$）。

2. 缺血区脑血流量及血流速率、运动血细胞数（见表 4-1-2、4-1-3）

表 4-1-2 表明，MCAO 后 3 小时脑血流量急剧下降，6 小时时有部分回升，但明显低于正常组（$P<0.01$）。针刺组动物 3、6 小时血流量均有显著的回升，明显高于模型组（$P<0.01$），提示针刺可促进缺血区血流量的回升。

表 4-1-3 可见，当 MCAO 后 3 小时，缺血区血流速率异常增高，而单位体积内运动的血细胞数却异常减少，与正常组相比均有显著的差异（$P<0.01$）；6 小时时速率异常降低，运动血细胞数有大量回升但并未达到正常值，与正常组相比有显著的差异（$P<0.01$）。而针刺组动物 3 小时时血流速率并未见异常的增高现象，而是慢于正常组，但单位体积内运动的血细胞数明显高于模型组；6 小时时速率进一步提高并接近正常值，单位体积内运动的血细胞数进一步增加。

表 4-1-1　各组动物脑表面缺血区微血管自律运动振幅、频率均值比较（$\bar{X} \pm SE$）

	振幅（相对单位）		频率（次/分）	
	3小时	6小时	3小时	6小时
模型组	–	3.0 ± 0.3	–	3.2 ± 0.5
针刺组	4.0 ± 0.2	6.0 ± 0.2	9.5 ± 0.7	8.0 ± 0.6
*P*值	<0.01	<0.01		

注：正常组振幅为12.5 ± 2.1，频率为6.7 ± 0.5次/分，假手术组3小时振幅为12.1 ± 1.9，频率为6.2 ± 0.3次/分。

表 4-1-2　各组动物脑缺血区局部血流量均值比较（$\bar{X} \pm SE$）

	血流量（%）	
	3小时	6小时
模型组	9.6 ± 2.8	24.5 ± 6.8
针刺组	28.5 ± 5.2	43.2 ± 6.1
*P*值	<0.01	<0.01

注：正常组动物血流量为64.0 ± 4.6%，假手术组3小时为62.8 ± 4.2%。

表 4-1-3　各组动物血流速率及血细胞浓度均值比较（$\overline{X} \pm SE$）

	血流速率		血细胞浓度	
	3小时	6小时	3小时	6小时
模型组	8.2 ± 1.9	4.2 ± 0.8	1.2 ± 0.4	6.8 ± 1.6
针刺组	4.5 ± 1.2	5.8 ± 1.3	6.6 ± 1.4	8.7 ± 1.8
*P*值	<0.01	<0.05	<0.01	<0.05

注：正常组动物血流速率为6.5 ± 1.2，血细胞浓度为10.5 ± 2.0。
假手术组动物3小时血流速率为6.0 ± 1.5，血细胞浓度为10.1 ± 1.8。

（三）讨论

（1）MCAO 后 3 小时内，模型组动物脑表面缺血区微血管自律运动振幅极低，脑血流量急剧下降，单位体积内运动的血细胞数极少，而血流速率却异常增高，这意味着什么？

微血管的自律运动是一种从血管近心端向远心端传播的生物波，这种运动的频率和振幅与心率、血压及呼吸频率无直接的从属关系，自律运动本身对微循环的血流运动起到了“第二心脏”的作用。因此，极低振幅表明血管运动的有效力量不足。单位体积内有效的血细胞运动数极少有三种情况，一是单位体积内大量的血细胞淤滞，二是单位体积内的血管体积缩小而导致，三是血液性质稀。本实验只能是第二种情况，因为血液的性质无变稀的可能，而血流速率的异常增高又否定了第一种情况。

血流速率的异常增高，动力只能源于微血管本身，因为本模型是阻断了大脑中动脉，也就是说心源性的正常施加于大脑中脉的动力已经消失，心源性动力只能通过大脑前、后动脉侧枝逆向施加，促进代偿血流进入缺血区。如果模型组缺血区内血流速率的异常增高是心源性动力产生的结果，那么缺血区应得到比针刺组更多的血流量，因为它的速率显著高于针刺组，因此这种力量是血管本身运动的结果。

综合以上结果，我们不难得出这种结论，即当大脑中动脉阻断后，缺血区内脑血流急剧下降，微血管发生高度的痉挛，而其内残存着血液，于是微血管呈现动态的阶段性改变，使其内存的血液产生往复的高速无效运动，我们称其为“高速无效振荡现象”，这种现象大约持续 3 小时，正是这种现象的存在，使缺血区微血管内压力增高，阻碍了周边侧枝代偿血流进入缺血区。针刺则有效地解除了这种痉挛，使周边侧枝代偿血流及时涌入缺血区。

（2）MCAO 后 6 小时，模型组动物脑表面缺血区微血管自律运动小频率、低振幅及慢流速表明：微血管处于麻痹的舒张状态。因为随着时间的延续，微血管痉挛运动的耗能，代谢产物的堆积，微血管功能出现了麻痹状态。那么麻痹舒张的微血管能否有效地接纳周边侧枝代偿血流呢？

实验表明，此时缺血区血流量确有一定幅度的恢复，但血流速率却异常缓慢，血流量明显低于针刺组。与此同时，针刺组动物脑微血管的自律运动振幅和频率进一增加，血流速率加快，脑血流量增高，与模型组均有显著的差异（$P<0.01$ 或 0.05）。由于微血管本身是有独立运动功能的生命体，绝不是仅有弹性的输送管道，它对于血流运动进行着第二次赋能。高振幅伴随的高频率，是血管运动有力的表现；低振幅伴随的高频率则是微血管痉挛的表现；低振幅伴随的低频率则是微血管运动乏力或麻痹的表现；这三种状态有质的区别。针刺取得作用的关键在于，既解除了 3 小时前的痉挛，又活跃了其后的微血管运动，即减轻了微血管的麻痹状态；前者可使代偿血流及时涌入缺血区，后者则促进了微血管的自律运动，即使缺血区的微血管以“吸吮”的方式主动获得大量的代偿血流。

总之，实验提示：急性脑缺血发生后，缺血区微血管系统的功能状态是决定其能否及时有效地获得周边侧枝代偿血流的枢纽。针刺能有效地解除缺血早期的微血管痉挛，为周边侧枝代偿血流进入缺血区创造条件；血流的恢复使缺血组织获得了血氧供给，同时也使微血管本身减轻了缺血的损伤，免除了“高速无效振荡现象”及“麻痹乏力运动现象”的产生，使微血管和代偿血流间出现了良性循环。因此，及早应用针刺建立这种良性循环是取得良好疗效的关键。

［针刺研究，1998，（4）：275−278.］

"水沟"穴最佳刺激参数的筛选研究

樊小农　王舒　李雅洁　刘健　钱宇斐等

中医药（包括针灸）现代化，是当前中医领域研究的热点、重点和难点。针刺标准化是中医现代化的重要组成部分。确定选穴、针刺手段、得气、补泻手法、刺激时间、疗程，甚至效应指标的选择标准等等，都是影响针灸效应的重要因素。石学敏院士在针灸界率先提出针刺手法量学概念，并成为其创立的"醒脑开窍"针刺法的重要组成部分。该法治疗中风取得显著疗效、被广泛推广和应用，与其中针刺标准化量化操作不无关系。迅速恢复脑梗死急性期脑灌流的治疗策略，有助于恢复半暗带神经元功能，抑制缺血半暗带区向梗死区的发展，是治疗中风成功的前提和保证，因此，本实验以脑血流量为效应指标，考察"醒脑开窍"的主穴水沟及其特异性雀啄针刺方法的科学性，以针刺时间和针刺频率为影响因素，探讨研究针刺最佳刺激参数的手段和方法。

（一）材料与方法

1. 试剂与仪器

水合氯醛；DRT_4 激光多普勒血流仪；Strong90 牙钻。

2. 实验动物与分组

（1）实验动物：SPF 级 Wistar 成年健康雄性大鼠，260~280g，共 108 只。

（2）实验设计及分组：应用正交试验和析因分析的研究方案。确定针刺参数时希望能涵盖临床提插手法常用刺激参数类型。"醒脑开窍"针法明确规定水沟穴的操作标准为：施雀啄手法、以患者眼球湿润为度。在临床上，一般 5 秒左右患者就会出现眼球湿润，很少超过 60 秒。将水沟穴操作法分解为两因素三水平，即针刺频率的慢、中、快和针刺时间的短、中、长，采取 $L_9(3^4)$ 正交设计方案（详见表 4-2-1），其中有 9 个试验组，分别对应 9 种针刺方法（用罗马数字Ⅰ~Ⅸ表示），见表 4-2-2。大鼠随机分配，每组 12 只。

表 4-2-1　试验设计方案因素水平表

因素水平	A：针刺频率（次/秒）	B：针刺时间（秒）
水平1	1	1（5）
水平2	2	2（60）
水平3	3	3（180）

表 4-2-2　试验分组与针刺参数

组别	鼠数（只）	因素A水平（针刺频率，次/秒）	因素B水平（针刺时间，秒）
Ⅰ	12	1（1）	1（5）
Ⅱ	12	1（1）	2（60）
Ⅲ	12	1（1）	3（180）
Ⅳ	12	2（2）	1（5）
Ⅴ	12	2（2）	2（60）
Ⅵ	12	2（2）	3（180）
Ⅶ	12	3（3）	1（5）
Ⅷ	12	3（3）	2（60）
Ⅸ	12	3（3）	3（180）

3. 实验方法

（1）模型制备及造模成功判断

参照 Zea-Longa 线拴法复制大脑中动脉缺血模型（MCAO）。主要步骤：10%水合氯醛按 350mg/kg（即 0.875ml/250g）的剂量对大鼠进行腹腔注射麻醉，其麻醉深度至动物对疼痛刺激反应消失为止。背位固定于大鼠手术板，局部消毒后，取颈部正中稍偏左切口 2~2.5cm，分离两侧甲状腺，暴露左侧胸锁乳突肌和胸骨舌骨肌间的三角区，钝性分离左侧颈总动脉和颈外动脉，并用 0 号手术线结扎颈外动脉。在分叉处和近心端处分别用小动脉夹夹闭一段颈总动脉，然后用 1ml 注射器在近心端处扎一个小孔，用 0.26mm 的鱼线缓慢插入，待插进之后，放开分叉处的动脉夹，将鱼线继续插入颈内动脉，直至遇到阻力为止，鱼线进入颅内深度为 18~20mm，此时插入的鱼线正好封闭大脑中动脉开口，阻断大脑中动脉的血流。插线成功后结扎颈总动脉及针孔处，放开另一个动脉夹，清洗并分层缝合。

大鼠造模后，按 Zausinger 六分法对其神经功能进行评分，了解造模成功与否。去除评分为 4 分、5 分的动物。Zausinger 六分法评定如下，0 分：不能自发行走；1 分：自由走动状态下向病变对侧旋转；2 分：抓住鼠尾，大鼠向病变对侧旋转；3 分：对于施向病变对侧的侧压力抵抗力下降者；4 分：不能伸直病变对侧前爪，甚至全身向对侧屈曲；5 分：无神经功能缺损。

（2）针刺干预方法

参照华兴邦等“大鼠穴位图谱的研制”进行“水沟”穴定位：“水沟”位于

唇裂鼻尖下 1mm 正中处。造模成功后待大鼠清醒，即给予第 1 次针刺干预，之后每 12 小时用同样的方法再干预，共干预 3 天（72 小时，6 次）。各试验组针刺方法按照表 4–2–2 进行。

（3）观察指标及方法

观察不同针刺因素及其水平对 MCAO 大鼠脑血流的影响。脑血流量的测定：按包新民的方法：将大鼠固定在脑立体定位仪上，取头皮正中切口，剪开骨膜，暴露前囟，于前自后 1mm，中线向左旁开 3mm 处为中心用牙钻开一骨窗，用 DRT4 激光多普勒血流仪连续动态监测缺血局部脑组织血流量。

（4）统计学处理

采用 SPSS10.0 软件包，分别采用正交试验 [用 L_9（3^4）正交表]、析因分析和单因素方差分析。

（二）结果

9 种针刺方法干预 MCAO 大鼠后，各针刺组脑血流量结果见表 4–2–3。

1. 正交试验分析结果

分别用方差分析（见表 4–2–4）和直观分析法（见表 4–2–5）了解影响 MCAO 脑血流的针刺参数的作用及主次地位。表 4 中各因素均 $P<0.05$，表明针刺时间、针刺频率以及二者的交互作用都会对 MCAO 模型大鼠的脑血流产生影响。

表 4–2–3　不同针刺方法干预“水沟”穴对 MCAO 大鼠脑血流量的影响

组别	鼠数	Σ脑血流（计量加权值）	脑血流量（$\bar{x} \pm s$，ml/分钟）
Ⅰ	12	1963	185.75 ± 13.09 [1)]
Ⅱ	12	1736	187.75 ± 33.79 [1)]
Ⅲ	12	1986	209.92 ± 16.42 [1)]
Ⅳ	12	1686	229.67 ± 27.45 [2)]
Ⅴ	12	2361	195.25 ± 14.22 [1)]
Ⅵ	12	1977	262.75 ± 49.06
Ⅶ	12	1896	219.33 ± 22.10 [1)]
Ⅷ	12	2068	273.17 ± 15.11
Ⅸ	12	2442	221.17 ± 15.12 [1)2)]

注：与Ⅷ比较，[1)] $P<0.05$；与Ⅰ比较，[2)] $P<0.05$。

表 4-2-4　正交试验脑血流方差分析

方差来源	自由度	均方	F	P
A（针刺频率）	2	19 006.083	21.408	0.000
B（针刺时间）	2	3 578.861	4.031	0.021
C（AB：针刺频率和时间的交互作用）	2	11 028.361	12.422	0.000

表 4-2-5　两因素三水平针刺参数干预 MCAO 大鼠脑血流的直观分析（$\bar{x} \pm s$，ml/ 分钟）

K，R值	A（针刺频率）	B（针刺时间）	AB（A和B的交互作用）
K1	5 685	5 545	6 008
K2	6 024	6 165	5 864
K3	6 406	6 405	6 243
Ri	360.5	430	189.5

表 4-2-5 中 K、R 值为正交试验结果表示法。K 值反映考察因素水平的优劣（K 值旁边的数字，表示考察因素的水平数）：相应因素水平的 K 值愈大，表示这一水平在获得针刺效应中的作用愈大，即 K 值愈大愈好；表 4-2-5 中各因素均是 K3 值最高，则最佳刺激参数是 A3B3AB3，由于不能得知 AB 交互作用第三水平的具体参数，参照表 4-2-3 第 3 或第 4 列，用 3 次 / 秒的快频率持续刺激 60 秒、180 秒（针刺方法Ⅷ、Ⅸ），改善 MCAO 大鼠的脑血流较佳。

极差值 Ri 反映因素变化时试验指标变化的幅度，能考察因素影响力的主次，极差值越大，该因素对指标的影响越大，就越重要。本实验结果显示 BRi>ARi>ABRi，对针效影响作用的强度由大到小依次为针刺时间、针刺频率以及它们二者的交互作用。提示针刺改善脑梗死脑血流，应在保证足够针刺时间的前提下，尽可能提高针刺频率。而“醒脑开窍”对“水沟”穴的针刺手法量学定义，正符合以上要求：雀啄手法对应为中、快频率；持续刺激直到“患者眼球湿润”为止，是保证了足够的针刺时间，因此，“醒脑开窍”针刺法中“水沟”穴的操作量学要求正是获得最佳脑血流量的最佳针刺方法。

2. 析因分析结果

正交试验明确各因素的主次作用后，析因试验可进一步分析各因素的单独效应。首先固定 A 因素的不同水平，进行 B 因素各水平的比较；然后固定 B 因素的不同水平，进行 A 因素各水平的比较。应用 Student–Newman–Keul 统计法研究。见表 4-2-6。

表 4-2-6 频率、时间因素对 MCAO 模型脑血流量的影响（$\bar{x} \pm s$，ml/ 分钟）

频率因素			时间因素		
水平	鼠数（只）	脑血流	水平	鼠数（只）	脑血流
1（1次/秒）	36	194.47 ± 24.91[1)2)]	1（5s）	36	211.58 ± 28.38[2)]
2（2次/秒）	36	229.22 ± 42.87	2（60s）	36	218.72 ± 45.04
3（3次/秒）	36	237.89 ± 30.62	3（180s）	36	231.28 ± 38.00

注：与水平2比较，[1)] $P<0.05$；与水平3比较，[2)] $P<0.05$。

表 4-2-6 频率因素栏内水平 2（中频率）与水平 3（快频率）间结果无统计学意义，时间因素栏内水平 2（中时间）与水平 3（长时间）结果无统计学意义；而两因素的均值结果均是水平 1（慢频率和短时间）的针刺参数影响 MCAO 大鼠脑血流量的数值最低。结果表明，确定针刺参数时，要慎用慢频率和短时间。

3. 单因素方差分析结果

用单因素方差分析法对 9 种针刺手法干预 MCAO 模型后的脑血流量，进行组间多重比较，显示针刺方法 Ⅰ（慢频率短时间）对血流量的影响最小、针刺方法Ⅷ（快频率中时间）对血流量的影响最大，与多数其他针刺法的差异有统计学意义（$P<0.05$）；其他针刺法间对脑血流量的影响无统计学差异（$P>0.05$，见表 4-2-3 第 4 列）。

综合分析以上正交试验、析因分析和单因素方差分析结果，表明针刺频率、持续刺激的时间以及它们两者的交互作用都是影响针刺“水沟”穴干预 MCAO 大鼠脑血流量（针刺效应）的重要因素，其中，针刺时间是最重要的影响因素，慢频率和短时间的针刺参数对其影响相对不大，提示临床必须在保证一定刺激时间的前提下，尽可能提高针刺操作的频率。理论上取得最大脑血流（最佳针刺效应）的最佳刺激参数是：尽可能长时间地应用最快频率进行针刺，这正符合“醒脑开窍”针刺法中“水沟”穴的操作方法。但是，只要避免针刺频率慢和持续时间短的针刺手法，权衡好针刺频率和针刺时间，一般都可取得较好疗效。即取得良好效应的针刺参数，不是一个具体的、一成不变的固定参数，而应该是一个范围，只要符合一定原则，可以灵活选择不同参数进行组合。本研究结果符合临床患者个体特异性，并且表明可以通过采取某种措施来弥补医生技术水平的差异。

（三）讨论

针刺手法往往被认为是针灸治病取得临床疗效的关键。广义的针刺手法，是在确定选穴组方后，干预穴位的所有因素，包括进针、行针方法，针刺角度、方向，所用指力、腕力，针刺深浅，刺激频率、时间，留针时间，针刺间隔等众多因素。任何一个因素变化，都有可能影响针刺疗效。虽然近些年定性定量分析针刺手法的实验研究已经增多，但仍有相当程度停留在理论探讨上，这与研究方法应用不当有关。正交试验和析因分析非常适合研究这种典型的多因素多水平问题，尤其是正交设计法可减少试验次数提高实验效率，而被学者所倡导积极使用。正交试验设计能够同时观察几个因素的动态关系，如各因素的主次地位和各水平的优劣，而且能知道因素间存在什么性质的交互影响及其影响程度，最终找出诸因素各水平的最佳搭配，为临床提供确实可靠的试验依据。因为正交设计可以成倍地减少试验次数，因此考察试验因素越多，则该方法提高试验效率的优势越明显，但这种优势是以牺牲分析各因素的交互作用为代价的。

本实验的目的是通过了解不同针刺参数在针刺效应中的作用地位，进一步明确"醒脑开窍"针刺法中"水沟"穴操作的科学性，并筛选出最佳刺激参数，因此只选择了针刺频率和刺激时间这 2 个临床常用、又容易控制操作的因素，所以并未真正提高实验效率。但研究发现，当考察因素间的交互作用也是重要影响因素时，单凭正交试验的结果很难确定一个具体的"最佳参数"了。

基于以上原因，本研究同时进行了析因分析。析因分析是将两个或多个处理因素的各个水平进行排列组合，交叉分组进行试验，重点考察各因素间是否存在交互作用口当存在交互作用时，单独效应分析就尤为重要，可比较各因素不同水平的平均效应和因素间的不同水平组合下的平均效应，寻找最佳组合。所以，每种统计方法都有其自身特点，正交设计是非全面试验，是析因试验的部分实施；析因试验的缺点是不能像正交试验那样分析出处理因素的主要、次要作用。

单因素方差分析是医学研究中最常用的统计方法，用之来确定一个因素不同水平间结果的差异是否有统计学意义。本实验中，将针刺时间和频率的组合作为一个独立处理因素—针刺方法，就可用单因素方差分析研究不同针刺方法取得的各自针刺效应间的差异，并可弥补和完善正交试验、析因分析结果。

综上所述，受统计方法、解决方案的限制，选择和联合应用多种适当的方案和方法有利于获得正确研究结论。本研究结果显示不同针刺参数对脑血流的影响不同，证实针刺参数是影响针刺疗效的重要因素，加强针刺刺激量标准的研究，对于提高针刺疗效有重要意义。针刺"水沟"穴干预 MCAO 模型大鼠，理论上最大程度改善脑血流量的最佳针刺参数组合是："尽可能长时间地应用最快频率进行针刺。"针刺频率的快慢，受临床医师针刺技能的影响；针刺时间的长短，则受患者耐受度的影响。石学敏院士在“醒脑开窍”针刺法中明确规定“水沟”穴手法量学操作标准：施雀啄手法、以患者眼球湿润为度。雀啄术是指针入穴后、上下提插、如雀啄食状的一种针法，与本次实验针刺提插手法的 3 次 / 秒最快针刺频率符合；“以患者眼球湿润为度”，是适合于个体患者的“足够的”“适度”针刺时间，体现了以人为本和个体化治疗。因此，该量学规范是对针刺疗效与针刺时间和频率关系问题的最佳诠释。

对醒脑开窍针法作用机制的研究众多，但本实验首次从针刺参数角度证实“醒脑开窍”主穴“水沟”穴所定义的操作方法，既与数理研究下的较佳理论结果符合，又可指导实际操作，是最优方案。同时从实验角度证实提高针效必须重视针刺参数标准化、针刺手法规范化研究，为促进临床医师专业技术的培训和提高提出了明确方向，为临证时更好地与患者沟通提供新的定量实验依据。

[中国针灸，2008，28（12）：913-917.]

不同参数针刺“水沟”穴对脑缺血模型大鼠脑组织病理形态学的影响

李雅洁　樊小农　王舒　石学敏

针刺疗效的取得受许多因素的影响，如正确选穴、规范操作及有效刺激量等，其中，有效刺激量是保证临床疗效的关键。刺激量包括针刺的时间、频率及强度等刺激参数，研究表明，针刺频率的变化与临床疗效存在着一定的相关性，同时，在相同刺激强度下，有效的针刺时间也是影响针刺效应的关键因素，因此探索特异性的针刺参数（时间、频率），对提高针刺治疗脑缺血的临床疗效及规范手法操作具有重要意义。本课题组对醒脑开窍针刺法治疗脑缺血的参数优化作了系统研究，本文仅从病理形态学角度对醒脑开窍针刺法的主穴“水沟”穴的针刺参数优化作一报告。

（一）材料与方法

1. 实验动物与分组

（1）实验动物：SPF 级 Wistar 成年健康雄性大鼠，体重 250~280g。

（2）实验分组：以上大鼠共 108 只，随机分为 9 组，分别为：参数 1 组、参数 2 组、参数 3 组、参数 4 组、参数 5 组、参数 6 组、参数 7 组、参数 8 组、参数 9 组，每组 12 只。

2. 试剂与仪器

水合氯醛；甲醛溶液；光镜检测与天津市中医药研究所合作。

3. 实验方法

模型制备及造模成功与否的判断：参照 Zea-Longa 线栓法，复制大脑中动脉缺血模型（MCAO），主要步骤：10% 水合氯醛按 350mg/kg（即 0.875ml/250g）的剂量对大鼠进行腹腔注射麻醉，其麻醉深度至动物对疼痛刺激反应消失为止。背位固定于大鼠手术板，局部消毒后，取颈部正中稍偏左切口 2~2.5cm，分离两侧甲状腺，暴露左侧胸锁乳突肌和胸骨舌骨肌间的三角区，钝性分离左侧颈总动脉和颈外动脉，并用 0 号手术线结扎颈外动脉，在分叉处和近心端处分别用小动脉夹夹闭一段颈总动脉，然后用 1ml 注射器在近心端处扎一个小孔，用 0.26mm 的鱼线缓慢插入，待插进之后放开分叉处的动脉夹，将鱼线继续插入颈内动脉，直至遇到阻力为止，鱼线进入颅内深度为 18~20mm，此时插入的鱼线整好封闭大脑中动脉开口，阻断大脑中动脉血流，插线成功后结扎颈总动脉及针孔处，放开另一个动脉夹，清洗并分层缝合。

大鼠造模后，按 Zausinger 六分法对其进行神经行为学评定，去除评分为 4 分、5 分的大鼠。Zausinger 六分法评分如下：不能自发行走为 0 分；自由走动状态下向病变对侧旋转为 1 分；抓住鼠尾，大鼠向病变对侧旋转为 2 分；对于施向病变对侧的侧压力抵抗力下降为 3 分；不能伸直病变对侧前爪，甚至全身向对侧屈曲为 4 分；无神经功能缺损为 5 分。

4. 针刺干预方法

参照《实验针灸学》的常用实验动物针灸穴位进行“水沟”穴定位：水沟位于唇裂鼻尖下 1mm 正中处。造模成功待大鼠清醒后，即按照其所属分组给予第 1 次针刺干预，之后每 12 小时用同样的方法再干预，共治疗 3 天(72 小时,6 次)。各组针刺方法按照表 4–3–1 进行操作由两人配合完成，一人以手固定大鼠头部及四肢，另一人根据大鼠所属组别进行相关参数的操作，所有针刺操作均有固定的两人完成。

表 4–3–1　针刺参数表

项目	参数1	参数2	参数3	参数4	参数5	参数6	参数7	参数8	参数9
针刺时间（s）	5	60	180	60	180	5	180	5	60
针刺频率（次/s）	1	2	3	1	2	3	1	2	3

5. 观察指标及方法

干预结束后，麻醉状态下将大鼠快速断头取脑，迅速剥离脑组织，生理盐水冲洗干净，迅速置于 10% 中性甲醛溶液中，标本固定 24 小时后，取皮层海马及纹状体分别制备光镜标本，经过酒精梯度脱水，二甲苯透明，石蜡包埋，制成 5mm 石蜡切片常规 HE 染色树胶封固，每个标本做 2 张切片，于 400 倍光镜下，每个切片观察 2 个相对完整的视野，计数神经细胞、微血管、炎性细胞、阳性细胞及噬神经现象的数量，两个视野取其平均值。

6. 数据分析

本实验分别对脑缺血大鼠脑组织不同部位（皮层、海马及纹状体）所得数据进行了灰色关联度分析，由于篇幅所限，本文仅列举皮层区的灰色关联度分析步骤实验的原始数据见表 4–3–2，主要步骤如下。

表 4-3-2 不同参数针刺水沟穴对皮层区效应指标影响的原始数据表

参数/指标	神经细胞数	微血管数	炎性细胞数	噬神经现象	阳性细胞数
参数1	21.4167	5.3333	6.7500	1.2500	4.8333
参数2	26.0833	5.8333	2.8333	0.7500	14.0000
参数3	26.3333	5.6667	3.5633	0.9167	12.9167
参数4	18.0833	5.4167	7.8333	0.4167	5.2500
参数5	27.0833	2.5833	0.8333	0.0833	15.1667
参数6	18	5.6667	3.5833	0.0833	3.7500
参数7	21.8333	3.7500	1.0833	0.1667	15.8333
参数8	19.4167	2.7500	0.2500	0	10.6667
参数9	22.3333	3.4167	1.0833	0.1667	14.3333

对原始数据进行无量纲化处理，本实验采用初值化法，根据正负指标的最佳数值拟构成参考序列 X_0（本实验中神经细胞、微血管为正指标；炎性细胞、噬神经细胞及阳性细胞为负指标）按照公式：

$$\Delta i\ (k)=IX_0\ (k)\ -X_{\mathrm{i}}\ (\mathrm{k})\ I\ (i=1,\ 2\cdots\cdots 9,\ k=1,\ 2\cdots\cdots 5)$$

计算差序列，求出最大最小极差，M（最大极差）=2.5，m（最小极差）=0。按照以下公式计算关联系数

$$\xi_{0.1}\ (k)\ \frac{\underset{i\ \ k}{\mathrm{minmin}}\left|X_0(K)-X_i(K)\right|+\xi\underset{i\ \ k}{\mathrm{maxmax}}\left|X_0(K)-X_i(K)\right|}{\left|X_0(K)-X_i(K)\right|+\xi\underset{i\ \ k}{\mathrm{maxmax}}\left|X_0(K)-X_i(K)\right|}$$

根据以下公式计算关联度

$$\gamma_{0.1}=\sum_{k=1}^{n} w(k)\ \xi_{0.1}\ (k)\quad (i=1,\ 2\cdots\cdots,\ 9,\ k=1,\ 2\cdots\cdots 10)$$

式中，ω（k）是各指标的权重系数，本实验视各指标的权重相同，故 ω（k）=1/5=0.2，即 W=［ω（1），ω（2），……，ω（15）］=0.2。

7. 结果

不同参数针刺“水沟”穴对皮层区效应指标影响的关联系数见表 4-3-3，关联度的计算结果为：$\gamma_{0.1}$=0.7448，$\gamma_{0.2}$=0.7552，$\gamma_{0.3}$=0.7388，$\gamma_{0.4}$=0.7614，$\gamma_{0.5}$=0.7806，$\gamma_{0.6}$=0.8777，$\gamma_{0.7}$=0.7490，$\gamma_{0.8}$=0.7855，$\gamma_{0.9}$=0.7521 将各参数的关联度进行排序，结果为：$\gamma_{0.6}>\gamma_{0.8}>\gamma_{0.5}>\gamma_{0.4}>\gamma_{0.2}>\gamma_{0.9}>\gamma_{0.7}>\gamma_{0.1}>\gamma_{0.3}$，即：参数 6> 参数 8> 参数 5> 参数 4> 参数 2> 参数 9> 参数 7> 参数 1> 参数 3 按照以上分析步骤，可以分别得到不同参数针刺“水沟”穴对海马区及纹状体区效应指标影响的关联序，如下：海马区

的关联序：参数 6> 参数 1> 参数 2> 参数 9> 参数 3> 参数 8> 参数 4> 参数 9> 参数 7；纹状体区的关联序：参数 6> 参数 5> 参数 2> 参数 3> 参数 9> 参数 8> 参数 7> 参数 4> 参数 1 结果提示：针刺“水沟”穴治疗脑梗死的较优参数为：参数 6（针刺时间为 5 秒，针刺频率为 3 次 / 秒），此参数可明显减少 MCAO 大鼠皮层海马及纹状体的炎性细胞、噬神经现象及阳性细胞数，并增加以上三个区域的神经细胞数及微血管数。

表 4-3-3　不同参数针刺水沟穴对皮层区效应指标影响的关联系数表

参数/指标	神经细胞数	微血管数	炎性细胞数	噬神经现象	阳性细胞数
参数1	0.8253	0.9302	0.5649	0.5556	0.8480
参数2	0.9640	1.0000	0.7656	0.6757	0.3708
参数3	0.9727	0.9756	0.7180	0.6302	0.3973
参数4	0.7484	0.9412	0.5267	0.7895	0.8011
参数5	1.0000	0.6723	0.9353	0.9494	0.3461
参数6	0.7467	0.9756	0.7168	0.9494	1.0000
参数7	0.8360	0.7619	0.9101	0.9036	0.3333
参数8	0.7774	0.6838	1.0000	1.0000	0.4662
参数9	0.8493	0.7339	0.9101	0.9036	0.3634

（二）讨论

针刺参数即针刺的刺激量，是对刺激进行计量，中医学早在《内经》中就有了关于针灸计量的记载，如《灵枢·逆顺肥瘦》中提到：“广肩腋项肉薄，厚皮而黑色……其气涩以迟……刺此者，深而留之，多益其数也。瘦人，皮薄色少……其血气清，易脱于气，易损于血，刺此者，浅而疾之。”杨继洲在《针灸大成》中也提到刺有大小，有平补平泻，谓其阴阳不平而后平也，有大补大泻，惟其阴阳俱有盛衰。可以看出，针刺手法计量学早已被古代医家高度重视。随着针灸学向世界推广步伐的加速，越来越多的现代针灸学者意识到，针灸疗法作为一种治病方法，必定同药物或其他理化疗法一样，其对疾病的治疗作用存在着一个最佳剂量的问题，要想获得最佳效应，必须找到最佳剂量，即设定最优针刺参数，运用正确的针刺参数是保证临床治疗安全、有效、可靠的前提。

水沟穴属督脉经穴，为督脉与手足阳明经之交会穴，其不仅为急诊科的常用急救要穴，也是脑血管病治疗中的效穴。大量实验研究证实，针刺“水沟”穴可以通过增快微血管流速，升高微血管密度，解除微血管痉挛等以改善脑微循环；

通过促进 CGRP 合成分泌及释放等以调节血管舒缩功能，增强脑内循环；同时，针刺“水沟”穴还可以平衡凝血及纤溶系统；减轻脑免疫炎性损伤；抑制神经细胞凋亡；调节细胞信号传导等，以上实验结果充分说明，“水沟”穴在针刺治疗脑缺血中发挥着重要的作用。

脑组织病理形态学从微观的角度阐述疾病的病理机制，为基础研究提供客观依据，但是，脑缺血是一个复杂的病理变化过程，选择脑组织的什么部位进行观察对针刺疗效的判定更有意义？实验研究证实，海马皮层\纹状体是脑缺血缺氧易受损伤的部位，针刺可以降低海马神经元（Ca^{2+}）i；良性调控 c-fos 基因在海马的表达，参与细胞内的抗损伤与修复机制；增高 HSP70mRNA 在皮质、纹状体的表达。以上证据说明，皮质、海马和纹状体是针刺的重要靶位，针刺此三区可干预脑缺血的异常病理机制，改善脑缺血状态，故本实验选取脑组织的这 3 个部位进行研究。

本实验以灰色关联度分析法比较了采用 9 种参数（针刺时间，针刺频率）针刺“水沟”穴对 MCAO 大鼠皮层、海马、纹状体的病理形态学影响，虽 3 个部位参数的灰色关联度排序不同，但均提示参数 6（针刺时间 5s，针刺频率 3 次 / 分钟）为针刺“水沟”穴对治疗脑缺血大鼠的最优参数。出现以上结果的原因为：参数 1 对 MCAO 大鼠噬神经现象的减少作用在 9 中参数中最不显著；参数 2 对微血管的增加作用最明显，参数 8 对炎性细胞的减少作用最明显，但此 2 参数对其他指标的影响较其他参数不显著；参数 3 及参数 9 对各指标的影响均较平均，无突出之处；参数 4 及参数 7 在对炎性细胞及阳性细胞的影响方面分别为最不理想的参数，并且对其他效应指标的良性调整作用也均在中等水平；参数 5 对神经细胞的增加作用最显著，但对微血管的增加作用最不显著，总之，以上参数或对某些效应指标的影响显著，但对其他指标的影响不明显，或对每项指标的影响均较平均，无显著性作用，所以导致其对 MCAO 大鼠的治疗效果不能达到最优，而参数 6（针刺频率，3 次 / 秒；针刺时间，5 秒）可以明显减少阳性细胞数，在增加微血管数，减少炎性细胞数及噬神经现象方面也均处于中等偏优的水平，总之，其对所有效应指标的整体良性调节作用较明显，所以，本实验结果表明，针刺频率 3 次 / 秒；针刺时间 5 秒是针刺“水沟”穴治疗脑缺血大鼠的最佳参数，此参数与“醒脑开窍”针刺法中对“水沟”穴的针刺量化要求，针至眼球湿润或流泪为度所需要的针刺时间与针刺频率较吻合，进一步证明了“醒脑开窍”针刺法量化标准的正确性。同时，通过分析不同参数对脑组织不同部位的病理形态学的GRA结果，发现如下规律：①刺激时间过长，不能提高针刺疗效（如参数7与参数3），其原因可能与长时间针刺，动物的依从性降低有关；②针刺时间短，频率慢，疗效不稳定（如参数1与参数8），其原因可能与短时间内，针刺效应未能体现有关；③相对短时间的快频率刺激，在一定程度上可以提高针刺疗效（如参数6及参数2）。

［辽宁中医杂志，2012，39（6）：1165-1168.］

基于脑梗死大鼠模型的针刺指标对针刺效应影响的均值加权分类评价

常晓波　樊小农　王舒　孟智宏　杨雪　石学敏

脑血管病是神经系统常见病及多发病，目前已成为危害我国中老年人群人身健康和生命的主要原因，其发病率、致残率、死亡率均高，是导致人类死亡的三大疾病之一，给社会和家庭造成严重的经济负担。本病是最广泛应用针灸治疗的适应证之一，其疗效已为针灸界公认。但效应评价指标不一，取穴及手法各异，电针参数不统一，使各个研究的疗效不具可比性，没有形成规范化的治疗方案，而且大样本随机对照实验较少见。为此，本研究以大样本随机对照法为实验原则，以评价针刺指标对大脑中动脉梗死（MCAO）大鼠模型的针刺效应的影响，从而探讨针刺治疗脑梗死的作用机制，为脑梗死针刺治疗方案提供理论依据。

（一）实验材料与方法

1. 动物来源及分组

选用体重 250~300g 的三级动物（specific pathogen free animals，SPF）的成年健康雄性 Wister 大鼠。随机分组：对照组（包括正常组、模型对照组、模型未干预组）和针刺组（包括人中组、尺泽组、内关组、三阴交组、委中组、非穴组）。其中，每个经穴组又分为 9 个针刺参数组。每组 12 只，共 57 组。

2. 动物模型的复制及造模成功判定

参照 Zea-Longa 线拴法复制大脑中动脉缺血模型（middle cerebral artery occlusion，MCAO）。大鼠造模清醒后，按 Zausinger 六分法对其神经功能进行评分，去除评分为 4 分和 5 分的动物。

3. 针刺干预方法

依据《实验针灸学》的常用实验动物针灸穴位定位，选用内关、委中、尺泽、三阴交、人中和非穴等共 6 个穴位进行提插手法针刺，非穴点取胁下固定点（穴取患侧肋下髂嵴上 10mm 的固定点处）作为对照。非穴组：造模成功后待大鼠清醒，选取大鼠患侧（即右侧肢体）胁下处一个非经非穴点针刺，每 12 小时 1 次，共干预 6 次。正常组：不实施造模手术及针刺干预，但也同等条件抓取，同样抓取 6 次。模型对照组：造模成功后，待大鼠完全清醒，不实施任何针刺，立即给予脑血流量、微循环的测定，之后断头取材（脑组织）测量光镜、梗死率等指标。模型未干组（未针刺组）：造模成功后在相应时间段内，用与针刺组实施同等条件的抓取，但不实施任何针刺干预，共抓取6次。针具用苏州某医疗用品厂生产的“华佗牌”毫针，长1.5寸，直径0.32mm。除对照组外，其余各组干预方法，依据针刺参数的2因素（针刺频率与针刺时间）与3水平（频率的快中慢，即180次/分钟、120次/分钟、60次/分钟；与时间的短中长，即5秒、60秒、180秒）的正交设计法，进行神经行为学的研究（针刺参数组合参见表1）。造模成功后待大鼠清醒1小时左右，即给予第1次针刺干预。以后每12小时干预1次，72小时共针刺6次。

表4-4-1　九种不同针刺参数组合

针刺参数	2	3	4	5	6	7	8	9	10
针刺频率（次/分钟）	60	120	180	60	120	180	60	120	180
针刺时间（秒）	5	60	180	60	180	5	180	5	60

注：参数1是留针组，本文重点讨论针刺的持续时间和频率对针刺效应的影响，故在此不予讨论。模型未干组即未针刺组。

4. 效应指标 MCAO

大鼠神经功能评分、软脑膜脑血流及微循环的测定、脑缺血面积（梗死率）的测定、光镜观察的具体方法请参阅本课题的相关研究，在此不再赘述。

5. 统计方法

采用SPSS17.0计算下的各个经穴的每个测量指标的平均值，以均值加减标准差表示。然后按照平均值加权分类法经穴组的总得分并比较大小。

（二）结果

1. 对照组均值比较经过均值比较，以正常组、模型对照组、模型未干组等三个组作为分界点或标准是有统计学意义的（除外A/V比值和微血管数各组别的均值变化不大，所以在此无法做比较）。虽然有些指标如微循环输入枝中的正常组与模型未干组比较 P=0.086，大于0.05小于0.1，还是可以接受的，所以用这几个对照组作为标准还是可行的。

2. 各个指标分类比较见表4-4-2~表4-4-10。结果显示，内关穴在降低梗死率、扩张输入枝管径、提高神经行为学评分表现的最突出；委中穴在增加脑血流、提高神经行为学方面表现最佳；尺泽穴在增加脑血流、扩张输出枝管径、提高正常神经细胞数方面表现最好；三阴交在减少坏死神经细胞和噬神经细胞、降低坏死神经细胞率、提高神经行为学评分方面表现最优。说明针刺治疗脑梗死疗效确切，其机制可能是通过改善微循环、增加脑血流量、降低梗死率、降低坏死神经元细胞数、减少噬神经细胞数从而提高神经行为学评分来实现的，为脑梗死的针刺治疗方案提供了理论依据。

表 4-4-2　梗死比率指标分类比较

	痊愈（0.4）	显效（0.3）	有效（0.2）	无效（0.1）	总分
内关	0	9	0	0	2.7
委中	0	8	1	0	2.6
尺泽	0	6	3	0	2.4
三阴交	0	5	4	0	2.3
人中	0	6	3	0	2.4
非穴	0	4	5	0	2.2

由表 4-4-2 可知：在降低梗死率指标上，内关穴最好，其次是委中，再次是尺泽和人中，然后是三阴交，最次的是非穴。

表 4-4-3　脑血流量分类比较

	痊愈（0.4）	显效（0.3）	有效（0.2）	无效（0.1）	总分
内关	3	6	0	0	3.0
委中	8	1	0	0	3.5
尺泽	8	1	0	0	3.5
三阴交	5	4	0	0	3.2
人中	0	9	0	0	2.7
非穴	0	8	1	0	2.6

由表 4-4-3 可知：在增加脑血流指标上，委中、尺泽表现最好，其次是三阴交，再次是内关，然后是人中，最后是非穴。

表 4-4-4　输入枝（A）分类比较

	痊愈（0.4）	显效（0.3）	有效（0.2）	无效（0.1）	总分
内关	3	6	0	0	3.0
委中	0	1	8	0	1.9
尺泽	0	1	8	0	1.9
三阴交	0	1	8	0	1.9
人中	0	0	9	0	1.8
非穴	0	0	9	0	1.8

由表 4-4-4 可知：在微循环输入枝指标中，内关表现最好，其次是委中、尺

泽、三阴交，再次就是人中和非穴。

表 4-4-5　输出枝（V）分类比较

	痊愈（0.4）	显效（0.3）	有效（0.2）	无效（0.1）	总分
内关	0	0	9	0	1.8
委中	0	1	8	0	1.9
尺泽	1	0	8	0	2.0
三阴交	0	1	8	0	1.9
人中	0	0	9	0	1.8
非穴	0	0	9	0	1.8

由表 4-4-5 可知：在微循环输出枝指标中，最好的是尺泽，其次是委中和三阴交，再次就是内关、人中和非穴。

表 4-4-6　正常神经元细胞数分类比较

	痊愈（0.4）	显效（0.3）	有效（0.2）	无效（0.1）	总分
内关	0	5	4	0	2.3
委中	0	6	3	0	2.4
尺泽	0	9	0	0	2.7
三阴交	0	2	7	0	2.0
人中	0	3	6	0	2.1
非穴	0	4	4	1	2.1

由表 4-4-6 可知：在光镜 - 正常神经元细胞数指标中，尺泽最好，其次分别是委中、内关、人中、非穴，最后的是三阴交。

表 4-4-7　坏死神经元细胞数分类比较

	痊愈（0.4）	显效（0.3）	有效（0.2）	无效（0.1）	总分
内关	0	9	0	0	2.7
委中	0	9	0	0	2.7
尺泽	2	7	0	0	2.9
三阴交	3	6	0	0	3.0
人中	2	7	0	0	2.9
非穴	1	8	0	0	2.8

由表 4-4-7 可知：在光镜 - 坏死神经元细胞数指标中，最好的是三阴交，其次是尺泽、人中，再次是非穴，最后的是内关和委中。

表 4-4-8 噬神经细胞数分类比较

	痊愈（0.4）	显效（0.3）	有效（0.2）	无效（0.1）	总分
内关	1	8	0	0	2. 8
委中	0	9	0	0	2.7
尺泽	3	6	0	0	3.0
三阴交	5	4	0	0	3.2
人中	2	7	0	0	2.9
非穴	1	8	0	0	2.8

由表 4-4-8 可知：在光镜 – 噬神经细胞数指标中，最好的是三阴交，其次是尺泽，再次是人中，然后是内关、非穴，最后的是委中。

表 4-4-9 坏死神经元细胞率分类比较

	痊愈（0.4）	显效（0.3）	有效（0.2）	无效（0.1）	总分
内关	0	9	0	0	2.7
委中	0	9	0	0	2.7
尺泽	2	7	0	0	2.9
三阴交	5	4	0	0	3.2
人中	2	7	0	0	2.9
非穴	0	9	0	0	2.7

由表 4-4-9 可知：在光镜 – 坏死神经元细胞率指标中，最好的是三阴交，其次是尺泽和人中，再次就是内关、委中、非穴。

表 4-4-10 神经行为学评分

	痊愈（0.4）	显效（0.3）	有效（0.2）	无效（0.1）	总分
内关	0	9	0	0	2.7
委中	0	9	0	0	2.7
尺泽	0	8	1	0	2.6
三阴交	0	9	0	0	2.7
人中	0	9	0	0	2.7
非穴	0	7	2	0	2.5

由表 4-4-10 可知：在神经行为学评分指标中，最好的是内关、委中、三阴交、人中，其次是尺泽，最次的是非穴。

（三）讨论

中风病是针刺治疗的首选适应证之一，但是确定最适针刺治疗方案还存在许多不确定因素。正确选穴是取得临床疗效的关键之一，临床上多以“局部选穴，邻近选穴，远端选穴，辨证选穴，随证选穴”为选穴原则。“醒脑开窍”针刺法以内关、人中、三阴交为主穴，其中人中为督脉与手足阳明经脉会穴，可调督脉，开窍启闭，醒脑开窍，宁神定志；内关为八脉交会穴，通阴维脉，有宁心安神、疏通气血之功；三阴交滋补肝肾。该针法治疗中风病，疗效显著，实验研究证实该针法可明显改善患者血液流变学，改善微循环，增加微血管数，增加脑血流量，提高脑缺血模型大鼠缺血脑组织SOD活性，抑制MDA含量，抑制钙离子内流和炎症反应，调节中枢神经递质代谢，促进缺血区侧枝循环的建立，改善缺血区软脑膜微血管自律运动紊乱，改善脑灌流，调节脑缺血区能量代谢，减轻兴奋性氨基酸毒性，对抗自由基损伤，减少炎性反应，对缺血后脑细胞有保护作用等。以上实验大多从分子生物学角度出发来研究“醒脑开窍”针法的作用机制，但是效应评价指标不一，取穴及手法各异，电针参数不统一，使各个研究的疗效不具可比性，没有形成规范化的治疗方案，而且大样本随机对照实验研究较少见。为此，本研究以大样本随机对照法为实验原则，以脑梗死大鼠模型为载体，以神经行为学评分、微循环、脑血流量、梗死率、光镜等为测量指标，以均数加权法为数据处理方法，来评价针刺指标对MCAO大鼠模型的针刺效应的影响。研究表明：内关穴在降低梗死率、扩张输入枝管径、提高神经行为学评分表现的最突出；委中穴在增加脑血流、提高神经行为学方面表现最佳；尺泽穴在增加脑血流、扩张输出枝管径、提高正常神经细胞数方面表现最好；三阴交在减少坏死神经细胞和噬神经细胞、降低坏死神经细胞率、提高神经行为学评分方面表现最优。说明针刺治疗脑梗死疗效确切，针刺治疗脑梗死的机制可能是通过改善微循环、增加微血管数、增加脑血流量、降低梗死率、降低坏死神经元细胞数、减少噬神经细胞数从而提高神经行为学评分来实现的，为脑梗死的针刺治疗方案提供理论依据。

另外，从本研究的结果来看，似乎人中穴在脑梗死的针刺治疗中所起的作用不是很大，人中穴在临床与生活中以急救穴抗休克而被大众所知所用。分析原因可能是所选择的针刺测量指标不全，没有针对人中穴的测量指标，所以今后人中穴治疗脑梗死的作用机制也是我们研究的重点。

［实用中医学结合临床，2013，13（8）：1–4.］

电针人中穴改善大脑中动脉闭塞模型大鼠神经功能评分的最优参数筛选研究

孙媛媛　王舒　马津全　沈燕　韩林

（一）引言

针灸治疗脑血管病的疗效已得到国际公认，目前关于其作用机制的研究成果有很多种，尚不能达到统一，但有一点已成为针灸学界的共识：针刺刺激量是影响针刺疗效的关键因素之一。人中穴是石学敏院士“醒脑开窍”针刺法的主穴之一，具有醒脑开窍、调神导气的作用；电针较之手针具有客观可控的特点。基于这两点，本实验利用正交设计实验筛选出电针人中穴干预MCAO大鼠的最佳参数组合，为进一步深入针刺量学研究及临床治疗提供参考。

（二）材料与方法

1. 试剂与仪器

（1）主要试剂：水合氯醛。

（2）主要仪器：韩氏神经穴位刺激仪。

2. 动物选择及分组

选用成年雄性Wistar大鼠（SPF级）体重200~250g，由北京某实验动物技术有限公司提供，实验动物合格证编号：SCXK（京）2007-0001实验动物于二级动物房喂养，室温（20~25℃），光照时间（7：00~19：00），自由摄食、饮水。实验动物随机分为假手术组、模型组和人中组，中组按正交设计方案又分为9个不同电针参数组，每组10只。

3. 模型制作

参照ZeaLonga线栓法加以改进制作大脑中动脉缺血模型（MCAO）大鼠禁食12小时，称重，根据体重腹腔注射10%水合氯醛麻醉（3ml/Kg），背位固定于大鼠手术板，颈部手术区域备皮，消毒后取颈部正中稍偏左切口1.5~2cm，钝性分离皮下筋膜，暴露左侧胸锁乳突肌和胸骨舌骨肌间的三角区，钝性分离左侧颈总动脉和颈外动脉，结扎颈外动脉，在分叉处和近心端处分别用动脉夹夹闭一段颈总动脉，用1ml注射器针头在近心端血管壁进行穿刺，将直径0.260mm的尼龙线栓沿针孔缓慢插入（线栓尖端经细砂纸打磨圆顿、光滑），待线栓前段抵达分叉处，放开此处动脉夹，将线栓继续送入颈内动脉，直至微遇阻力为止，线栓进入颅内深度为18~20mm，此时线栓正好封闭大脑中动脉开口，阻断大脑中动脉的血流插线成功后结扎颈总动脉及针孔处，放开另一个动脉夹，分层缝合。假手术组除不插尼龙线栓外其余步骤同模型组。

模型成功的标准：动物苏醒后，按 Zausinger 六分法对其神经功能进行评分：去除评分为 0 分、4 分和 5 分的动物及死亡的动物，不做实验对象，符合标准的动物每组保证 10 只，进入下一阶段实验。

4. 电针治疗

（1）穴位及针具选择

人中穴的定位在面部鼻唇沟上 1/3 与中 1/3 交界处。根据中国针灸学会实验针灸研究会制定的“动物针灸穴位图谱”，并参考大鼠的解剖结构和体表标志，我们选择鼻尖下 1mm 唇裂正中作为大鼠人中穴，针具选用苏州某医疗用品厂生产的“华佗牌”毫针，长 1.5 寸，直径 0.30mm，电针仪选用韩氏神经穴位刺激仪 HANS-200E。

（2）刺激参数

人中组的不同电针参数组于造模成功后开始针刺。电针频率及电流按照 L9（34）正交设计方案选择。电针波形为连续方波，波宽 0.2ms，刺激时间为 10 分钟，12 小时 / 次，共 3 天。假手术组、模型组大鼠同样抓取但不实施电针刺激。见表 4-5-1。

表 4-5-1　因素水平表

因素	水平	1	2	3
A	电流	1mA	3mA	5mA
B	频率	2Hz	50Hz	100Hz

5. 效应指标

神经功能评分由专人完成，该人员并未参与手术造模和电针治疗。分别于手术造模后和治疗 3 日后对所有大鼠神经功能进行评分，记录评分结果评分法选用 Zausinger 六分法，评分越低，神经功能缺损越严重。Zausinger 六分法评分标准如下：0 分不能自发行走；1 分自由走动状态下向病变对侧旋转；2 分抓住鼠尾，大鼠向病变对侧旋转；3 分对于施向病变对侧的侧压力抵抗力下降者；4 分不能伸直病变对侧前爪，甚至全身向对侧屈曲；5 分无神经功能缺损。

6. 统计方法

治疗前评分用单因素方差分析进行方差齐性检验，治疗后评分采用 SPSS16.0 软件和正交实验助手进行正交设计直观分析方差分析。

（三）实验结果

经电针治疗 3 天后，25 只大鼠脱落，共 85 只大鼠进入实验数据分析阶段。所有动物在造模清醒即刻进行神经功能评分，模型组、人中穴各参数组大鼠神经功能评分经非参数 Kruskal-WallisH 检验，x^2=16.052，df=9，P=0.066>0.05，说明模型组、人中穴各参数组大鼠针刺治疗前神经功能评分基线一致，具有可比性。经电针治疗 3 天后，对各组大鼠再次进行神经功能评分，结果见表 4-5-2。

1. 人中组正交结果分析

如表 4-5-2 所示，以电针后神经功能评分为考察指标时，值大为好。对于电流因素 K2>K1>K3，电流因素 2 水平效果最好；对于频率因素 K1>K2>K3，频率因素 1 水平效果最好；因 R 电流 >R 频率 > R R 交互作用，且 R 电流 >2×R 交互作用，R 电流约等于 2 倍的 R 频率。所以电流因素是影响神经功能评分的主要影响因素，电针人中改善神经功能评分的最佳参数的筛选应当满足电流因素的最佳水平因此符合标准的参数组合为 A2B1、A2B2、A2B3，分别为 2Hz、3mA；50Hz、3mA；100Hz、3mA 考虑临床患者及实验研究中小鼠的耐受水平，同时参照表 4-5-4 两因素三水平交互作用表频率的水平筛选出电针人中改善神经功能评分的最佳参数组合为 A2B1，即 2Hz，3mA。所以，各因素对神经功能评分影响作用的大小依次为电流 > 频率 > 交互作用。电针人中改善神经功能评分的最佳参数的筛选当满足电流因素的最佳水平和频率的最佳水平。由表 4-5-3 交互作用表筛选出电针人中改善神经功能评分的最佳参数组合为 A2B1，即 2Hz，3mA。

表 4-5-2 人中穴各电针参数组治疗后神经功能评分直观分析表

列号	1	2	3	4	治疗后评分
实验号	A电流	B频率	交互作用1	交互作用2	
1	1	1	1	1	2.200
2	1	2	2	2	2.714
3	1	3	3	3	2.375
4	2	1	2	3	3.714
5	2	2	3	1	3.000
6	2	3	1	2	3.143
7	3	1	3	2	2.857
8	3	2	1	3	2.000
9	3	3	2	1	1.429
K1	2.430	2.924	2.448	2.210	

续表

列号	1	2	3	4	治疗后评分
实验号	A电流	B频率	交互作用1	交互作用2	
K2	3.286	2.571	2.619	2.905	
K3	2.095	2.316	2.744	2.696	
Ri	1.191	0.608	0.296	0.695	

交互作用的平均R值为：R交互作用1+R交互作用2/2=0.296+0.695/2=0.496。

表 4–5–3　两因素三水平交互作用表

B频率（Hz）	A电流（mA）		
	1（1）	2（3）	3（5）
1（2）	2.200	3.714	2.857
2（50）	2.714	3.000	2.000
3（100）	2.375	3.143	1.429

由表 4–5–4 可知，经正交实验方差分析，电流因素 $P<0.05$，电流因素的不同水平对于改善 MCAO 大鼠神经功能评分有明显差异，在选择电针频率时应重点考察电流因素的不同水平而频率因素及交互作用因素 $P>0.05$，二者均非主要影响因素，二者的不同水平对神经功能评分的影响无明显差异。

表 4–5–4　人中穴各电针参数组治疗后神经功能评分方差分析

因素	偏差平方和	自由度	均方	F	sig
电流	15.395	2	7.697	10.506	0.000
频率	4.228	2	2.114	2.885	0.064
交互作用	7.001	4	1.750	2.389	0.061
误差	41.761	57	0.733		

2. 治疗后各组间神经功能评分的比较

通过单因素方差分析，组间两两比较用单因素方差分析的 LSD 法，结果见表 4–5–5，人中（2Hz，3mA）组与模型组比较有显著意义（$P<0.01$），说明电针人中穴（2Hz，3mA）可以明显改善神经功能评分；模型组与假手术组比较有显著意义（$P<0.01$），说明实验性脑梗死影响神经功能；人中（2Hz，3mA）组与假手术组比较无统计学意义（$P>0.05$），说明电针人中穴（2Hz，3mA）可以改善神经功能评分至脑受损前水平。

表 4-5-5　3 天后各组间神经功能评分比较结果

分组	例数（n）	神经功能评分
假手术组	10	4.300 ± 0.823*
模型组	9	2.000 ± 0.866
人中（2Hz，3mA）组	7	3.67 ± 0.516*

（四）讨论

1. 选用正交试验设计的重要性

电针参数选择是一个典型的多因素多水平问题，用单因素设计法显然不能得到客观结果而正交实验设计是研究多因素多水平的一种设计方法，计算简单却可明确各因素的主次地位和各水平的优劣，找出诸因素各水平的最佳搭配，同时节省大量实验样本数等优势，可避免单因素法结论局限，说服力不强等缺陷。张俊清等通过正交实验设计方法，以脑血流量为效应指标，研究内关穴治疗缺血性中风的参数：针刺频率的慢、中、快（123 次 / 秒）和针刺时间的短、中、长（5 秒、60 秒、180 秒）的主次地位及各水平的优劣，筛选出了针刺最优化参数。解秸萍等通过正交实验设计方法，研究电针丰隆穴调节血脂的参数（频率、强度、留针时间、治疗频次）、主次地位及各水平的优劣，筛选出了电针丰隆穴调节血脂的优化参数方案。在针刺量效学的研究领域中，应用正交设计法不但能分析出某一穴位在具体病症中有效刺激量的关键影响因素，而且还可以筛选出某一穴位在具体病症中的最优针刺量学参数，值得推广。

2. 选用神经功能评分为评价指标的重要性

在脑梗死的科学研究中，对脑梗死动物模型的疗效评价通常分为两种，一种是组织学评价如梗死体积、神经元密度等，另一种是行为学评价，最常用的就是神经功能评分、行为学评价与组织学评价有相关性，如有实验证实神经行为缺损评分与脑梗死率有相关性，而也有实验发现两者的相关性不明显。一般而言，组织学的改变未必会有神经功能的恢复，而神经功能的改善必然伴随着组织学的变化，并且临床上患者最终的期望目标是功能的恢复，虽然神经功能与梗死灶体积有一定相关性，但在治疗过程中则希望治疗手段在脑缺血后改善神经功能的作用更加显著。所以，神经功能评分可作为终点效应指标因此，我们的研究以神经功能评分为评价指标，应用正交设计，筛选电针人中穴干预 MCAO 大鼠的最优参数组合，且明确各个因素的主次地位。

正交试验筛选出的电针人中穴改善 MCAO 大鼠神经功能评分的最佳参数组合为 2Hz，3mA，电流为主要影响因素，以此参数电针人中穴可以明显提高 MCAO 大鼠神经功能评分。

［生物医学工程研究，2012，32（2）：88-90，100.］

针刺对脑缺血再灌注大鼠皮质缺血半暗带细胞超微结构的影响

许军峰　张浪　田骞　郭士明　郑亚玲　汪晓晴

在世界范围内，脑卒中是死因排第二位的疾病，同时也是致残的主要原因。随着人口的老龄化，脑梗死的发病率还在不断地攀升。而缺血性卒中（脑梗死）约占脑卒中的80%，目前被证明有效的药物仅有溶栓药和抗血小板剂。溶栓治疗是目前最有效的治疗手段，但溶栓治疗的适应证非常严格而且具有潜在的风险（如颅内出血）导致仅有极少数病人能接受溶栓治疗。针刺治疗脑卒中疗效显著，本文将从脑缺血再灌注大鼠皮质缺血半暗带细胞超微结构方面研究针刺的作用。

（一）材料与方法

1. 动物

SPF级健康成年雄性SD大鼠46只，体重280~300g，由中国医学科学院实验动物中心提供。

2. 分组与取材

选择清洁级健康成年雄性的SD大鼠36只，体重280~330g，按随机数字表法分为模型组（即手术组）、假手术组和针刺组，每组12只。手术组和针刺组按再灌注时间点和脑组织取材来源再分为：6小时缺血侧（I1）、6小时缺血对侧（C1）、5天缺血侧（I2）、5天缺血对侧（C2）4个亚组。I1和I2在梗死灶边缘区顶叶皮层取材，C1和C2则在大脑对侧相应皮层取材。相同再灌注时间点的缺血侧与缺血对侧的脑组织取材于同一大鼠，6小时和5天各5只。假手术组再分为6小时（S1）和5天（S2）2个亚组，各5只，取材部位与I1、I2一致。

3. 大鼠脑缺血再灌注模型的建立

参照改良Longa线栓法制备右侧大脑中动脉闭塞模型，在阻塞大脑中动脉90分钟时将栓线拔出至颈外动脉内实现再灌注。大鼠清醒后出现左上肢瘫痪、转圈、追尾征等为成功模型。假手术组不插入线栓，其余操作同手术组。术中及大鼠苏醒过程肛温保持在37℃。

4. 醒脑开窍取穴及针刺方法

根据中国针灸学会实验针灸研究会制定的“动物针灸穴位图谱”，选用人中、内关、三阴交共3个穴位进行针刺，非穴点取肋下固定点作为对照，针具用苏州某医疗用品厂生产的“华佗牌”毫针，长1.5寸，直径0.32mm。先刺双侧内关：直刺0.5~1寸，用捻转提插结合泻法，施手法1分钟；继刺人中：向鼻中隔方向斜刺0.3~0.5寸，用重雀啄法，施手法1分钟；再刺三阴交：沿胫骨内侧缘与皮肤呈45°角斜刺，进针1~1.5寸，用提插补法，使患侧下肢抽动3次为度。非穴点进针0.5~1寸，施平补平泻手法1分钟。6小时组针刺1次，5天组针刺3天。

5. 主要试剂

醋酸铀和枸橼酸铅、树脂、多聚甲醛、输液瓶及输液管、戊二醛、锇酸、乙醇和环氧丙烷、醋酸铀、环氧丙烷、EPON包埋液等。

6. 主要步骤

麻醉行脑灌注固定，分离皮质、海马，固定、脱水、树脂包埋、超薄切片、醋酸铀和枸橼酸铅双重染色后，HU-12A型电镜下观察并摄片。

灌注：麻醉后开胸，暴露充分些容易心脏穿刺及剪开右心耳。心尖插入灌注针头，剪开右心耳，开放静脉血。先灌注生理盐水约100ml，见到老鼠两前肢及两肺变白可改灌注多聚甲醛。灌注成功的标志：刚开始灌注时老鼠前肢剧烈抽动（下肢不抽动证明腹主动脉夹闭完全），前肢及颈部僵硬，所灌注的脑组织白而硬。

取脑：剪开皮肤暴露头及颈段，从颈椎处剪断颈髓，分离除去后颈部肌肉，用弯钳仔细剔除颅骨，分离颅骨时注意硬脑膜，避免硬脑膜划伤脑组织。取脑时可以从延髓开始，慢慢分离颅底组织。取脑缺血灶边缘区皮质组织1m^3，用6%的戊二醛固定剂2小时。

切片：固定的组织以0.1mol的PBS洗2遍，加入1%锇酸固定1小时，以蒸馏水将标本洗2遍，继之以30%、70%、90%、100%乙醇和环氧丙烷各脱水10~15分钟，用1∶1环氧丙烷和EPON包埋液的混合液浸透标本2小时后加入包埋液浸透，将标本挑入胶囊中放入烤箱（60℃，24小时）。用德国LKB8870超薄切片机切片，厚度500nm，醋酸铀染液染10分钟，铅染液染8分钟，用HU-12A电子显微镜观察。

（二）结果

电镜下可见脑皮质缺血灶周围皮质部分假手术组6小时组神经元胶质细胞结构正常，无炎性细胞侵润，无水肿坏死，线粒体机构正常；模型组6小时神经元轻度损伤，染色质边集凝固，血管周围水肿，水肿渗出明显，毛细血管管腔狭窄，脑组织散在水肿，脑细胞破坏；针刺组6小时胶质细胞轻度损伤，髓鞘退行性变，大部分毛细血管接近正常，偶见角质细胞凋亡，大部分神经元细胞结构正常，少数水肿。假手术组5天神经元、胶质细胞、毛细血管、血管内皮细胞结构正常，脑组织无水肿或渗出；模型组5天部分脑组织局灶性坏死，周围水肿，血管内皮损伤不明显；针刺组5天神经元结构正常，血管通畅，毛细血管内皮细胞无损伤，脑组织无水肿、渗出、无坏死区域，新生毛细血管增多。

（三）小结

JIANG Bin、杨文娟指出我国的脑梗死及脑出血发病率高于西方国家，尤其是≥55岁的个体。MICHAEL HLEV等研究表明，急性期应予以溶栓治疗为主，对于没有溶栓使血管完全再通的患者，病灶具有进一步扩大的趋势。HAROLDP、梁磊研究报告也指出目前治疗方法主要包括动脉内溶栓，加强脑灌注、搭桥、抗血凝、抗血小板聚集率等对症处理，但是这些改变血流变化的方案，会引发神经系统和心血管系统的并发症，往往需要严密的临床监测，急性外科手术治疗的安全性和有效性缺乏具体的数据支持。WU Bo等对2004年前国家现用的中成药治疗中风的作用做出了系统评价，结果显示，无充分证据表明中成药对此有很好的治疗与预防效果，然因其无毒性和潜在的治疗意义，仍值得进一步研究。石磊等研究表明电针干预可显著提高MCAO模型大鼠局部脑血流量，可同步提高梗死灶对侧半球局部脑血流量，由此可增加梗死区周围脑血流灌注。ZHANG Yannan等研究表明针刺内关穴可以改善大鼠的运动功能，能增加脑血流量，缩小梗死病灶，即使在临床中细微改变肢体的运动功能也能较大程度改善患者的生活水平。本实验显示，针刺能够减轻脑水肿，较少神经元细胞的损伤，促进新生毛细血管的增生，从而达到保护脑组织的目的。

［长春中医药大学学报，2016，32（3）：455-457.］